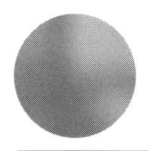

看護師の熟練形成

看護技術の向上を阻むものは何か

下野恵子・大津廣子 ── 著
Shimono Keiko　*Otsu Hiroko*

名古屋大学出版会

はしがき

　この本のテーマは，「看護師の技術水準は必ずしも経験とともに向上していかない，むしろ，新人看護師のほうが丁寧で正確な対応をしているのはなぜか」という問いに対する解答を見いだすことである。私たちは，"看護師の労働条件が看護技術向上に向けた看護師の時間的・身体的な余裕を奪っていること"，"看護基礎教育と職場研修との連携がうまくとれていないこと"，"看護技術向上への組織的取り組みが欠けていること"が，看護技術の向上を妨げていることを具体的なデータやデータ分析結果によって示す。
　さらに，本書では，看護技術の維持・向上を進めていくために必要と思われる制度の変更や新しい制度の導入を提案している。制度の変更は人々の行動を確実に変えるので，よりよい制度を持つことが非常に重要となる。よりよい制度を考えていくためには，看護師を取り巻く現行の制度を十分理解することが前提となるので，本書では現在の医療制度の説明にもかなりのページを割いている。

　さて，下野は大津とともにこの本を書くために，内外の多くの医療関係の文献を読んだが，最初に驚いたことは，日本の病院における看護師の労働環境の悪さである（医師も同様である）。それまでも病院の看護師が忙しそうであると感じていたが，他の先進国のデータと比較して驚いた。
　読者は，日本の病院では日勤時でも看護師1人で入院患者10人を看ていること，夜勤時の看護師数は50人の入院患者に対してもせいぜい2人から3人であり，受持患者数が20人前後にもなることを知っておられるであろうか。現在でも病院の三交代制では夜勤回数が月8回にもなること，また，最近増加傾向にある日本の二交代制では夜勤時間が16時間にも及ぶこと，その16時間に仮眠時間90分が含まれていても夜勤の看護師数が少ないために実際にはほとんど仮眠もとれないままに働いていることを知っておられるであろうか。

1970年以降，夜勤回数がわずかしか減少していないこと，夜勤時の看護師数が増えていないことも驚きであったが，日本の二交代制では16時間もの長時間労働が許されているとは考えもつかなかった。欧米では労働者の安全と健康を考慮して連続勤務は10時間までとされており，看護師の二交代制は昼夜とも休憩時間2時間以上を含む12時間勤務体制を意味する。下野はこの本を書くまでは，当然日本の二交代制も欧米と同じであると思い込んでいたので，日本の二交代制の実態を知ったときには大きなショックを受けた。

　看護師は人命を預かる職業である。疲弊した状態での就業は，入院患者にとっても危険であろう。本書では，なぜこのような長時間労働が許されているのかについても詳しく説明している。

　また，看護師養成所で基礎看護技術を十分身につけないまま，就業している看護師が存在することを知り，患者になる可能性のある身として恐ろしく感じたことも事実である。そして，人命を預かる看護師の技術の維持・向上が個々の看護師の意欲に任されており，組織的取り組みがほとんどなされていないことにも愕然とした。

　看護師や医師が余裕を持って笑顔で働けるよりよい医療・看護体制の整備は，病院経営者（自治体を含む）だけではなく，医療サービス需要者であり医療保険料を支払うことにより日本の医療制度を支えている私たち国民一人ひとりの義務でもあり権利でもある。日本の医療・看護体制は医療保険（国民の保険料と税金）によって支えられており，我々が医療に関する意見を持ち投票や投書などを通じて意思表示することにより，我々の身近な地域の診療体制，そして日本の医療制度が決まっていくことを忘れてはならない。

　地域医療の決定権（特に，公立病院の統合や民営化など）を安易に官僚や政治家に委ねて後で文句をいうよりも，決定権は地域住民にあることを思い出し，一度は自分で考えていただきたい。その際，本書が，看護師をめぐる状況を通じて日本の医療体制を理解する一助となれば，望外の喜びである。

　なお，経済学者である下野と看護技術教育を専門とする大津では，看護師資

格や看護技術教育への評価，看護師の置かれている状況に対する優先課題の認識はかなり異なっている。そのため，認識の異なる場合にはできる限り名前を明示しているが，終章の提言などは，下野の考えが前面に出ていることをあらかじめおことわりしておきたい。

オックスフォードの春に　下野恵子

目　次

はしがき　i

序　章　看護師の熟練形成のために：本書の目的と構成…………1
    1. 本書の分析対象　1
    2. 本書の目的と構成　5

第Ⅰ部　看護師に対する期待と看護師の実践能力

第1章　看護師をめぐる医療制度と看護師に対する期待…………12
    1. はじめに　12
    2. 看護師養成制度と看護師の現状：1つの職務に2つの資格　13
    3. 日本の医療制度の特徴と看護サービスの位置づけ　19
        3-1. 日本の医療保険制度と高齢社会への対応　19
        3-2. 国際比較からみる日本の医療の特徴　22
        3-3.「診療報酬点数表」における看護サービスの位置づけ　30
    4. 看護師に対する期待：専門家としての確実な技術と知識　32
    5. まとめ　37

第2章　看護師の経験年数と看護技術の実践能力………………39
    1. はじめに　39
    2. 調査対象と調査方法　41
    3. 聞き取り調査の結果：経験年数と看護行為の選択　43
    4. VTRによる看護行為の分析：経験年数と看護技術の実施率　50
    5. 看護技術の評価について　52
    6. まとめ　53

第Ⅱ部　看護師の労働供給と労働条件

第3章　病院における"看護師の忙しさ"：「看護師不足」の意味 ················ 56

1. はじめに　56
2. 看護師の需要と供給：「看護師不足」解消までの動き　59
3. 日本固有の"看護師の忙しさ"の要因　64
   - 3-1. 多すぎる病院：病床あたり看護師数の不足　64
   - 3-2. 間接部門の人員不足と本来業務以外の仕事の増加　70
   - 3-3. 2つの看護師資格の並存：准看護師の就業選択　72
4. 「看護師不足」と看護師の国際移動：日本において外国人看護師の受入は可能か？　74
5. 病床数の削減と医療サービス水準維持のための政策　78
6. まとめ　86

第4章　日本における看護師の賃金水準と労働環境 ···················· 88

1. はじめに　88
2. 看護師養成の困難と看護師の離職率の上昇　90
3. 看護師の賃金水準：長期的傾向と正看・准看の賃金格差　94
4. 看護師の離職要因と労働環境　100
   - 4-1. 看護師の離職要因：家庭生活との両立　100
   - 4-2. 病院における看護師の夜勤：「二交代制」導入のすすめ　102
   - 4-3. 出産・育児への対応と制度　109
5. まとめ　113

第Ⅲ部　看護技術教育と看護師の熟練形成

第5章　看護師養成制度と看護師国家試験：看護技術の位置づけ ················ 116

1. はじめに　116

2. 日本の看護基礎教育：看護技術教育の位置づけ　117
　　3. 日本における看護師養成・資格制度の特徴　122
　　　　3-1. 諸外国の看護師養成・資格制度　122
　　　　3-2. 日本における看護師養成・資格制度の特徴　129
　　4. 看護師国家試験における看護技術関連問題の分析　130
　　　　4-1. 分析の目的と使用データ　130
　　　　4-2. 分析結果　132
　　5. まとめ　134

第6章　看護基礎教育における「技術教育」：基礎看護技術 ……… 137
　　1. はじめに　137
　　2. 使用したデータと分析対象者の属性　138
　　3. 基礎看護技術の授業時間：看護系大学と看護専門学校との比較　141
　　4. 基礎看護技術教育における到達目標レベル　144
　　5. まとめ　150

第7章　職場研修における「技術教育」：看護技術研修 ………… 155
　　1. はじめに　155
　　2. 職場研修の実態　156
　　3. 新人看護師に対する看護技術研修：看護基礎教育と職場研修の連携　162
　　4. 職場研修の問題点　168
　　5. まとめ　172

第Ⅳ部　看護技術向上のインセンティブ

第8章　病院における看護サービスの価格づけの可能性 ………… 176
　　1. はじめに　176
　　2. 調査の目的と調査方法　180
　　　　2-1. 調査の目的　180
　　　　2-2. 調査対象と調査方法　181
　　3. 調査対象者の属性と看護サービスに関係する回答　184

4. 看護サービスの価格づけ：一般人と看護師の比較　187
　　5. 看護師の看護サービス価格の決定要因　192
　　6. 看護サービスの価格づけと看護技術の向上，その問題点　196
　　7. まとめ　198

第9章　看護技術向上のためのインセンティブの制度化……201

　　1. はじめに　201
　　2. 新たな看護師資格制度の導入　202
　　　2-1. 認定看護師制度　202
　　　2-2. 専門看護師制度　205
　　　2-3. 専門的な看護師資格制度と看護師の熟練形成　208
　　3. 看護師の看護技術向上のための制度　210
　　　3-1. 看護師資格の統一と看護技術の評価　210
　　　3-2. 看護師免許更新制度の導入　213
　　4. 看護サービスの価格づけと看護技術の向上　214
　　　4-1. 看護サービスの価格づけと病院経営：看護技術向上への組織的取り組み　214
　　　4-2. 看護師・看護学生の経済感覚　216
　　5. まとめ　219

終　章　看護師の熟練形成を支援するための提言……………223

　　1. 病院看護師の就業継続：“看護師の忙しさ”の緩和と労働環境の改善　223
　　　［提言1］病院の統廃合による病床数の削減：患者5人に対して看護師1人を目指す　223
　　　［提言2］“看護師”資格の統一　224
　　　［提言3］三交代制から「二交代制」への転換を進める　225
　　　［提言4］病院事務職（間接部門）の増員　226
　　　［提言5］出産・育児期の看護師に対する優遇制度　227
　　2. 継続的な看護技術教育の必要性：看護基礎教育と卒業後の研修　228
　　　［提言6］看護基礎教育における"基礎看護技術"，"臨地実習"時間の増加　228
　　　［提言7］看護基礎教育と新人看護師に対する職場研修の連携　229
　　　［提言8］長期的な看護技術向上のための職場内・職場外の看護技術研修　230
　　3. 看護技術向上のためのインセンティブの制度化　231
　　　［提言9］看護サービスの価格づけ＝看護サービスの出来高払い化　231

［提言10］認定看護師資格制度の拡充　231
　　［提言11］看護師免許更新制度の導入　233
　　［提言12］日本看護協会による看護技術研修と看護技術評価　233

あとがき　235
参考文献　239
図表一覧　245
索　　引　247

序章

看護師の熟練形成のために
本書の目的と構成

1. 本書の分析対象

　本書のテーマは，わが国の看護師の熟練形成がうまくいっていないことを示し，さらに看護技術の熟練形成を妨げている理由を提示することである。ただし，看護師は病院以外でも診療所や介護施設など多くのところで就業しており，その就業形態（夜勤の有無，労働強度など）には大きな差がある。そのなかで本書が分析対象とするのは"病院で就業する看護師"である。病院は医療サービス供給体制を支える最も重要な施設であり，診療所や介護保険関連の施設や事業所に比べて夜勤を含めた労働条件も厳しいなかで，高度の医療知識と看護技術が求められる場であることを勘案して，対象をそこに絞っている。病院はまた，看護師が最も多く就業している場所でもある。

　なお，本書では，外国人看護師は議論の対象としていないことを前もって明らかにしておく。第3章4節でも述べるように，その理由は，看護サービスがチーム・ワークを必要とするためである。チーム・ワークにはコミュニケーション能力，患者に対する共通理解が求められ，記録を残しお互いの仕事を確認する必要がある。日本は，イギリスやアメリカ，カナダのように実際上世界の共通語となっている英語を話しているわけではなく，文化的な共通性を持つ旧植民地が存在するわけでもない。そのため，十分な日本語力と日本文化に対する理解力が備わった外国人看護師は限られる。

　日本政府は，2008年10月にEPA（二国間経済連携協定）を通じてインドネ

シア人の看護師候補者および介護士候補者の受入を始めており，2009年5月にはフィリピン人の受入も開始された。看護師候補は3年，介護福祉士候補は4年の間に，それぞれ看護師資格試験，介護福祉士の試験に合格することが求められ，それができなければ帰国するというプログラムである。

このプログラムでは受入時には日本語能力は問題とされず，最初に半年間の日本語研修を受けたうえで（研修費用は受入施設が負担），病院や施設で就労・研修を行うこととなっている。しかし，本書の第6章で明確に示されるように，看護師（介護士も同様）に必要とされる基本的な技能には"コミュニケーション能力"が含まれ，看護師に必要とされるコミュニケーション技術には，患者と話し適切な世話をするだけではなく，正確な看護記録を残すことも含まれる。日本語を書けない看護師がチームの一員として就業することは非常に難しい。さらに，一定水準の看護サービスの提供のためには，言語能力だけではなく，日本における看護師の地位，職務，医療制度，また，日本の家族関係や文化に対する理解も必要とされる。上記の理由から，私たちは，日本語能力，日本の医療制度や日本文化の理解の程度をチェックしない形での外国人看護師の導入には，否定的な意見を持たざるを得ない。

イギリス，カナダ，スペインなど多くの国が看護師や介護士を海外から受け入れているが，旧植民地であるといった理由で出発国において受入国の言葉が話されていること，文化の共通理解があることを無視してはならない。また，言語能力の不足，就業する国の文化に対する理解（家族の役割や医療・介護制度に対する理解など）が十分でない場合には，たとえ本国で看護師や介護士の資格を持っていても，正規の看護師や介護士ではなく"助手"にしかなれない。多々良・塚田・Harper・Leeson（2006）は，イギリス，ドイツ，オランダの現地調査を通じて，医療・介護労働における言語能力の重要性を明らかにしている。なお，看護師の国際移動と日本における外国人看護師の継続的な確保の可能性に関しては，第3章4節で詳細に論じる。

さらに，第1章3節，第3章3節で明らかにされるように，現在の日本において，人口あたり看護師数は他の先進国並みになっているという事実を考慮すれば，「看護師不足」による外国人看護師の導入の根拠はないと思われる。日

本は高齢人口が急増しており看護師がより多く必要とされるとしても，看護師学校養成所（以下では，看護師養成所と表記）の整備も進み，今後も看護師の増加が見込まれることに加えて，資格を持ちながら現在就業していない看護師の数は55万人（厚生労働省の推計）にものぼる。上述したコミュニケーション上の理由などにより，私たちは外国人看護師を導入するよりも，新人看護師の離職率を下げ，看護師資格を持つ日本人の再就業を促進するほうがよいと考える。再教育による就業促進効果は必ずしも大きくないことが実証研究により示されている（Kawaguchi, Yasukawa and Matsuda（2008）を参照）が，育児期の家庭生活に配慮して労働条件を改善すれば再就業者を増加させることができるであろう。労働条件の改善は，同時に，看護師の就業継続（離職率の低下）を支えることにもなる。さらに，外国人看護師を導入した場合に必要となる語学研修費用や臨床現場での研修期間に必要となる費用を考えれば，日本人看護師を再教育する費用のほうが相対的に安く済むことは明らかである。

　さて，日本で看護に関する資格には「保健師」，「助産師」，「看護師」，「准看護師」があり，看護職の就業者総数は，2005年現在で131万人になる。看護職のうち90％以上が「看護師」と「准看護師」である。「保健師」と「助産師」になるためには，「看護師」資格を持ち，さらに1年かけて専門的な知識を身につける必要があり，「保健師」・「助産師」は"看護師"とは別の資格と考えるべきであって，就業する職務もそれに対応したものとなっている場合が多い。

　この「保健師」と「助産師」を除いた，いわゆる"看護師"として就業する「看護師」と「准看護師」は，2005年現在で，それぞれ82万人，41万人となっており，合計で123万人になる。"看護師"は，病院，診療所などの医療施設だけでなく，介護老人保健施設，介護老人福祉施設，訪問介護ステーションなどの介護保険関連施設などでも就業しているが，前述のように，最も多くの"看護師"が就業しているのが，病院である。ちなみに，病院と診療所の違いは病床数の違いであり，病床数が20床以上は病院，病床数が19床以下または病床を持たない場合には診療所とよばれる。

　"看護師"123万人のうち，本書の分析対象となるのは，病院で"看護師"

として働く「看護師」と「准看護師」を合計した約80万人になる（"看護師"全体の65％）。なお、"看護師"のうち病院での就業者数は、1996年の70万人から2005年の80万人へと順調に増加しているが、全体に占める割合は年々下がっている。1966年には"看護師"の72％が病院で就業していたが、介護保険が導入された2000年には68％となり、2005年には65％になっている。2000年の介護保険の導入に伴って、訪問看護ステーションや介護老人保健施設など介護分野での"看護師"の就業者数が着実に増加しているのである。

また、「看護師」の73％が病院で働いている一方で、「准看護師」のうち病院で就業する割合は48％と半数以下となっている。病院での就業人数でみると、1996年の看護師46万人、准看護師24万人から、2005年には看護師60万人、准看護師20万人となっており、病院で働く准看護師数は減少している（准看護師資格での就業者総数も2003年から減少し始めている）。准看護師は、病院以外の診療所、介護保健老人施設、介護老人福祉施設などでの就業割合が高くなる傾向にある。

このように、日本では"看護師"として働くための資格として、「看護師」と「准看護師」の2つがあり、医療関係者は「看護師」を"正看"、「准看護師」を"准看"とよぶことも多く、別の資格・職位として認識している。しかし、臨床現場での両者の職務内容には差がない。具体的にいうと、実施できる看護技術の範囲に差はなく、資格による上下関係もない。制服の違いもないので、看護サービスの需要者である患者が「看護師」と「准看護師」を区別することも不可能である。このように、資格が異なるにもかかわらず、病院という臨床現場では看護師と准看護師は同じ仕事をしており、職務上の上下関係もないことは、日本の"看護師"を考える重要な視点である。1つの職務に2つの資格が並立していることは、看護技術水準の維持・向上を考える際にも大きな問題となる（第1章2節、第9章3-1節などを参照）。

国際的にみると、1つの職務に2つの資格という上記の日本の状況は特殊である。発展途上国を含めてほとんどの国では看護師資格は統一されており、2つの資格がある場合には、1つの資格は看護師になる前段階と位置づけられており、明確に職務内容が異なり、看護師の指導の下で実践を重ね看護師を目指

すことになる（第5章3-1節を参照）。

これ以降，簡単化のために，看護師・准看護師の両方を含める場合には"看護師"を用いる。ただし，2つの資格を明確に区別したい場合などには，看護師を"正看"，准看護師を"准看"とよぶこともある（第4章など）。

2. 本書の目的と構成

本書のテーマは看護師の看護技術に関する熟練形成であるが，理念を語るのではなく，経済学の手法にのっとり，多くの公表データ，アンケート調査データをまとめ，さらに，データ分析結果（計量分析を含む）を示すことにより，できるだけ具体的に看護師の熟練形成の問題に取り組む。観念論ではなく，データを読者に提供することで，病院で働く看護師の置かれている状況が客観的に理解されることを願っている。

本書の目的は，看護師の看護技術に関する熟練形成がうまくなされていない理由を明らかにし，看護技術の向上を妨げる要因の解決策（改善策）をできるかぎり提案することにある。本書では，まず，現状において看護師の熟練形成がうまくいっていないという事実が，著者の一人である大津を含む複数の看護教育関係者の観察結果をまとめた研究により示される。看護サービスの主な需要者である高齢者は技術の確かな看護師を期待し，看護師もよいサービスを提供したいと望んでいるが，実際には，看護師の看護技術は経験年数とともに向上せず，むしろ，看護基礎教育として学んだ看護技術の基礎さえ，臨床現場が長くなるにつれ忘れられているという残念な事実が示される。

労働経済学，マクロ経済学を専門とする下野と，看護師資格を持ち看護基礎教育において「看護技術教育」を専門とする大津は，「はしがき」でも述べたように，以下の3つが看護技術の向上を妨げる主な要因であると考える。まず，第1は"臨床の場における看護師の時間的・肉体的な余裕のなさ"，第2として"看護基礎教育と職場研修における看護技術教育の時間数の少なさ，および，両者の連携の悪さ"，さらに，第3番目の要因として，看護サービスが看護師対患者数でしか診療報酬点数に反映されていないことによる"技術向上へのイ

ンセンティブや組織的な取り組みの欠如"，である。

　本書は4部10章からなる。第Ⅰ部では，この本の分析と提案を理解する前提として日本の医療制度と看護サービスの位置づけを説明し，その後で，現状では看護師の熟練形成がうまくなされていないことが示される。看護師の技術向上の意欲を妨げている要因として，第Ⅱ部（第3章，第4章）では看護師の時間的・身体的な余裕のなさの原因を明確にし，第Ⅲ部（第5章，第6章，第7章）では看護技術教育と職場研修をめぐる問題を扱い，第Ⅳ部（第8章，第9章）では看護師の技術向上のインセンティブの制度化（組織的な取り組み）を論じる。最後の終章では，第Ⅰ部から第Ⅳ部までの議論を踏まえて，看護師の熟練形成を支えるために必要と思われることを12の提言としてまとめている。

　以下では，各章の内容を簡単に説明しておきたい。

　第Ⅰ部は2つの章からなる。

　第1章では，まず日本の"看護師"資格は1つではなく看護師と准看護師資格があること，そして，その経緯と問題点が説明される。さらに，日本の医療制度の特徴が国際比較データを用いて明らかにされる。日本の医療制度における際立った特徴は，"自由開業制"を採り，診療科目の制限もない（自由標榜制）ために，公的医療保険のもとで多くの民間病院が競争的に存在することである。その結果，人口あたり病床数は欧米の2～4倍にもなり，人口あたり看護師は欧米とほぼ同水準に達したにもかかわらず，病床あたりの看護師数は欧米の2分の1以下となっていることが明らかにされる。また，医療サービスの診療報酬は，実施されたサービス量を積み上げていく"出来高払い"制を採っているが，看護サービスに関しては，基本的に看護師と患者数の比率で決定される"包括払い"制を採っていることが説明される。3節では，看護サービスの主な需要者である高齢者を対象にしたアンケート調査から，高齢者は看護師に丁寧な対応とともに，確実な看護技術を期待していることを明らかにしている。

　第2章では，看護師の経験年数と看護技術との関係を分析する。その結果，看護師の技術が必ずしも経験年数とともに向上していないという事実が明らかになる。看護師経験のある大津には予想される結果だったということであるが，

序章　看護師の熟練形成のために　7

経済学者である下野はこの研究結果に大きなショックを受けた。「はしがき」でも述べたように，看護師の技術水準に関し，経験年数が技術向上に結びついていないのは驚きであり，その理由を明らかにしたいというのが，本書をまとめる大きな動機となった。

第Ⅱ部は2つの章からなり，第3章では日本において病院の看護師がなぜ忙しいのかを明確にし，第4章では看護師の就業継続に影響を与える要因と考えられている賃金と労働条件の分析を行っている。

第3章では，最初に2006年における人口1,000人あたり看護師数は9.4人と他の先進国並みになっていることが明確にされる。しかし，日本の看護師は忙しい。その日本の病院における看護師の忙しさの最も大きな要因は，病床あたりの看護師数が少ないことにある。自由開業制を採っていること，介護保険の導入が遅れ多数の長期療養者が病院で看護されていることなどにより，日本の病床数（病院と診療所の合計）は他の先進国の2～4倍にも達し，病床あたり看護師数は他の先進国の半分から5分の1程度になってしまう。つまり，看護師の忙しさの最大の原因は，看護師数の絶対数での不足ではなく，病床あたりの看護師や医師数を他の先進国の半分以下にしてしまう"病床数の過剰"（病院数の過剰）にあることが明確にされる。そして，病床数削減のための方策を提案している。また，この章では，病床数の過剰以外で看護師を忙しくさせている日本固有の要因についても議論している。

第4章では，看護師の就業継続あるいは再就業に影響を与える条件として，准看護師の低い賃金水準とともに，労働環境が重要であることが示される。特に，病院勤務の看護師の7割近くが三交代制で就業し，月8回にもなる夜勤（準夜勤と深夜勤）をこなしており，家庭生活と両立しがたい勤務体制が就業継続を困難にしている実態が明らかにされる。近年増加傾向にある二交代制の場合には，夜勤回数が4回程度に減り家庭との両立が容易になるが，夜勤が16時間（90分の休憩を含む）という長時間勤務となる。本書では，日本の看護師の勤務体制の問題点を指摘するとともに，12時間ごとの「二交代制」の導入を推奨する。

第Ⅲ部は3つの章からなり，看護師の看護基礎教育およびそれに続く技術の

習熟過程の問題を扱う。第5章では，看護基礎教育制度，看護師国家試験における技術教育の位置づけを明らかにする。第6章では看護基礎教育における基礎看護技術教育を分析し，第7章では職場研修における看護技術研修の実態を探る。

第5章では，看護技術の修得に注目しながら，看護師養成制度の国際比較から日本の看護師養成制度の特徴を明らかにし，さらに看護師国家資格試験の分析を行っている。まず，日本では看護師資格と准看護師資格が並存しており，厚生労働省と文部科学省の両省が関わっていることもあり，"看護師"養成制度が複雑になっており，看護師全体の看護技術の格差が大きくなっている可能性が指摘される。組織の経済学で明らかにされているように，看護技術や知識の差が大きい状況は，チームとしての"看護師"の提供する看護サービスの質を低下させる可能性がある。また，日本には看護師免許の更新制度など技術水準の維持・向上のためのシステムがないことが明らかにされる。

さらに，看護師国家試験の問題の分析からは，受験者の看護技術水準を評価できるような形の設問はほとんどなく，知識を問うだけの浅いものが大多数を占めることが指摘される。つまり，学生の看護技術の訓練は看護師養成所の教員に任されており，看護師養成所で看護技術を十分身につけているとみなされていることになる。

第6章では，看護師養成所における看護基礎教育のうち基礎看護技術教育の分析を行う。その際，看護系大学と看護専門学校との差に注目している。その結果，看護系大学では，専門学校に比べて基礎看護技術に割く時間が少ないことが明らかになる。新人看護師の離職理由として，「技術に自信が持てない」ことが上位にくることを考えると，看護系大学での看護技術の時間を増加させる必要がある。

また，この章では，基礎看護技術の時間数や到達度に関して看護師養成機関の間のばらつきが大きいことが明らかにされる。つまり，新人看護師の技術水準には大きな格差があることを前提として，職場研修を行う必要性が指摘される。

第7章では，臨床現場において看護技術に関する研修がどの程度行われてい

るのかに注目する。臨床現場における看護師の研修プログラムは，パンフレットを見る限り，新人看護師に対する看護技術研修は実施されているものの，3年目からは指導者研修中心になり，5年目以降の技術研修はほとんど行われていない。つまり，1年目の研修を除いて，看護技術の熟練・向上のための取り組みは個々の看護師の意欲に任されており，組織的な看護技術向上のための取り組みはなされていないことが明らかにされる。しかも研修プログラムに明示してある基礎看護技術項目の平均的な実施率は大病院でも20％未満であり，看護師養成所で身につけられなかった基礎看護技術を臨床の場で身につけていくことは困難であることが明確にされる。

看護技術に関する職場研修の実施率が低く，組織的に行われていないことが，第2章で示された「看護師の技術水準は経験年数とともに向上していない」という結果を生んでいると考えられる。看護技術の向上を看護師個々人の意欲のみにゆだねるのではなく（私たちは「意欲」を否定しているのではなく，とても重要なものと考えているが），病院が看護技術の向上に組織的に取り組むインセンティブが必要である。

第Ⅳ部は2つの章からなり，現在の医療体制には欠如している看護技術向上のためのインセンティブの制度化，つまり，看護技術向上のための組織的取り組みを提案する。具体的には，第8章で看護サービスの"出来高払い化"の可能性を分析し，第9章では，看護サービスの出来高払い化の効果を含め，看護技術の向上のための制度化を論じる。

現在の診療報酬体系においては，看護サービスは「入院基本料」として包括され，看護師の提供する看護サービスの質やサービス供給の多寡にかかわらず，看護職員配置（看護師数対患者数）により診療点数（病院収入）が決定されている。つまり，看護サービスについては質も量も問われないので，病院には看護師の看護技術の向上を求めるインセンティブはほとんどない。したがって，看護技術の向上は個々の看護師の意欲に任されているのが，現状である。

第8章では，看護技術向上のためのインセンティブとして，看護サービスの"出来高払い化"を取り上げる。出来高払い化のためには，看護サービスの供給者（看護師）と需要者（一般人）の両者が，特に一般人が価格を想像しうる

サービスについて，需要と供給を等しくするような適切な価格を想定できるのかという問いに答える必要がある。ここでは，病院における具体的な7つの看護技術を取り上げ，看護師と一般人200人に対して，価格評価するように求めたアンケート調査を実施し，その調査データを分析している。その結果，看護師と一般人の看護サービスに対する想定価格はほぼ一致しており，個々の看護技術の適切な価格づけは可能であるという結果を得た。

個々の看護技術を価格評価することのメリットは，医療収入に対する看護師の貢献が目に見える形になること，一般人の看護師に対する技術評価が厳しくなることが，看護技術向上のインセンティブとなりうる点にある。

第9章では，看護技術の価格づけを含めて，看護師の熟練形成を組織的に行うための制度化について論じている。看護師全般の看護技術の維持・向上を目指すのならば，個々の看護師の意欲に任せるのではなく，看護知識と看護技術の平準化を求める組織的な取り組みが必要であることは明らかであろう。具体的な提案として，看護師資格の統一，認定看護師資格制度の拡充，看護技術のチェックのための看護師免許の更新制，さらに，前章の個別の看護技術の価格づけ（出来高払い化）を取り上げ，それぞれの問題点を論じている。

以上のように，本書では，病院で働く看護師を対象として，「看護技術水準が経験とともに向上していない」という事実をまず明らかにし，看護師の熟練形成がうまくいかない要因を論じている。そのなかで，看護師の技術水準向上のために何が必要か，どのような制度の改革が必要で，どのような新制度の導入が必要なのかについて，私たちの考えをできるだけ明確に述べるよう試みている。

第Ⅰ部

看護師に対する期待と看護師の実践能力

第1章

看護師をめぐる医療制度と看護師に対する期待

1. はじめに

　この章では，この本のテーマである"看護師の技術の熟練"について理解するために必要となる日本の看護師養成制度と看護師をとりまく医療制度の概要を述べ，国際比較データから日本の医療制度の特徴を明らかにする。また，看護師の提供する看護サービスが日本の医療制度上どのように扱われているのかを説明する。

　この章で明らかにされる最も重要なことの1つは，日本では"看護師さん"と呼ばれる資格が2つ存在することである。「看護師」と「准看護師」という2つの資格があり，それぞれの資格を取得するための教育内容は全く異なり，必要とされる知識量にも大きな違いがある。しかし，いわゆる"看護師不足"（現在では，"病床あたり看護師数の不足"）により，異なる資格にもかかわらず臨床の場では同じ仕事をこなしている。その上，2つの看護師資格の問題に加えて，文部科学省と厚生労働省が看護師養成機関にかかわっているために，日本では"看護師"になるためのコースは複雑を極めている（2節の図1-1を参照）。その結果，"看護師"の間で知識や技術水準に大きな格差が生じることは容易に想像できる。

　2つ目に明らかにされるのは，日本の"人口あたりの病床数"が他の先進国の2〜4倍と飛びぬけて多いことである。日本は看護師不足であるといわれるが，OECDの国際比較データからは，"人口あたりの看護師数"は他の先進国

とほぼ変わらず，人口の高齢化を考慮に入れたとしても看護師の絶対数の不足は日本の抱える主たる課題ではないと考えられる（図3-1をみれば，看護師の絶対数が着実に増えていることを確認できる）。

しかしながら，病院・診療所の病床数が欧米諸国の2～4倍と多いために，"病床（入院患者）あたりの看護師数"は他の先進国の半分以下になってしまうという事実がある。この病床あたりの看護師数の少なさを指して，マスコミなどでは「看護師不足」と言っているが，むしろ「病床数が多すぎる」ことをこそ問題とすべきである。

このように病床数が多いために起きる"相対的な"看護師数の不足が，日本の看護師の忙しさの最大の原因となっているのであり，病床数を減少させない限り，看護師の忙しさを緩和することはできない。なお，病床数の削減の方法，削減の影響などに関しては，第3章5節で論じる。

この章の構成は以下のとおりである。2節では，日本における看護師養成制度，看護師の現状について説明する。3節では，日本の医療制度を簡単に説明するとともに，OECDデータを用いた国際比較により，日本の医療制度の特徴を明らかにする。さらに，病院の収入に直結する「診療報酬点数表」上で看護サービスがどのように位置づけられているのかを説明する。4節では，看護サービスの重要な需要者である高齢者が看護師に何を期待しているのかを明確にする。5節はまとめである。

2. 看護師養成制度と看護師の現状：1つの職務に2つの資格

この節では，日本で"看護師"として働くための資格について説明し，さらに日本における看護師の現状について簡単に述べる。

序章でもふれたように，日本で"看護師"として働くためには，看護師（「正看」といわれることも多い）あるいは准看護師（「准看」といわれることも多い）の資格を取得する必要がある。ここで重要なことは，看護師と准看護師の間に実質的な職務の差がないことである。職務の差がないとは，看護師と准看護師の間に，資格の差による明確な上下関係がなく，実施できる看護技術の範

囲にも差がないことをいう。つまり，日本では，同じ職に就くために2つの資格が並存していることになる。この事実は非常に重要であり，日本の看護師の世界を複雑にする要因となっている。この問題は今後も折に触れて取り上げていく。

　もちろん，看護の場で働く資格が1つでない国も存在する。第5章3-1節で説明されるように，看護師資格が1つに統一されている国と，看護職として働くための資格が2つ以上ある国がある。しかし，アメリカ，オーストラリア，フランス，ドイツのように資格が2つある場合には，それぞれの資格に必要とされる知識や技術水準にはっきりとした差があり，2つの資格の上下関係は明確である。さらに，資格の違いにより，実施可能な看護技術の範囲が異なる。このように，2つの資格がある場合には，職務内容が異なり，上下関係が明確で，看護技術の実施範囲が異なるのが普通である。当然，賃金水準，昇進，制服の色も異なってくる。

　日本でも1948年の「保健婦助産婦看護婦法」では，甲種，乙種という職務の上下関係を明確にした2種類の看護師資格が制定された（当時の呼称は"看護婦"であるが，2001年の名称改正により"看護師"となったため，本書では歴史的な引用を除いて"看護師"を用いる）。甲種看護婦は看護師国家試験の合格者に与えられる看護師資格であり，乙種看護婦はこれ以外の看護師資格者を指す。しかし，臨床の場において，実施できる看護技術の範囲が異なる2つのグループの看護師が，職位の上下関係を明確にしつつ働くことは困難であるとして，看護師自身が労働運動の一環として資格の統一を求めた。その抗議運動の成果として乙種看護婦は廃止され，看護師資格が統一された。

　しかし，1950年には"完全看護"が導入され，従来家族が行ってきた患者の身の回りの世話を看護師が行うようになったため，看護師需要が急増し，看護師のみで看護サービス需要を満たすことが不可能な状況となった。そこで，看護助手制度を導入することになり，その看護助手の名称が国会の審議の間に"准看護婦"に変更され，1951年に准看護師制度が発足したのである。准看護師は，規定上では医師あるいは看護師の指示のもとで働くことになっているが，そもそも看護師数の絶対数が足りない状況のもとで，実際上看護師と准看護師

の仕事内容を区別することは困難であった。この状況が現在も継続している。ただし，後述するように，「看護師不足」の内実は，絶対数の不足から病床あたりの看護師数の不足に変化している。

ここで，「看護師」と「准看護師」の法令上の定義を示しておこう。

看護師の定義は，保健師助産師看護師法（1948年法律第203号）の第5条に規定されており，「厚生労働大臣の免許を受けて，傷病者若しくはじょく婦に対する療養上の世話又は診療の補助を行うことを業とする者」である。一方，准看護師の定義は，保健師助産師看護師法第6条に規定されており，「都道府県知事の免許を受けて，医師，歯科医師又は看護師の指示を受けて，傷病者若しくはじょく婦に対する療養上の世話又は診療の補助を行うことを業とする者」となっている。定義に従うと，看護師は，医療行為については医師の指示を必要とするが，看護行為は自立的に行うことができる。一方，准看護師は，医療行為だけでなく看護行為に関しても，医師あるいは看護師の指示を必要とすることになっており，明らかに2つの資格の性格は異なる。

そのため，看護師資格と准看護師資格とでは必要とされる知識，教育水準も異なる。しかし，上述のように，1950年代から1980年代にかけての"絶対数でみた看護師不足の時代"から1990年代以降の"病床あたり看護師数の不足の時代"を通じて，「看護師不足」の状態が続き，看護師と准看護師の間に指示する者／指示される者という明確な職位の差をつけることはできず，実施する看護技術の範囲にも差がなく，同じ職場にいる限り看護師，准看護師の資格に関わらず同じ仕事が求められてきた。

こうした経緯と資格制度のため，日本の"看護師"は異質な2つのグループから成り立っていることになる。看護という仕事はチームで行うが，知識や技術に格差のある異質な2つのグループからなるチームの効率が悪くなることは，Lazear（1989）やKennedy（1995）などが理論的に明らかにしている。この点を考慮すれば，看護師保健師助産師の職能団体である日本看護協会が「看護師」資格の統一を主張しているのは，経済学・経営学の立場からみても合理的なことである。日本国内でも看護職以外の専門職において，同じ職務内容の仕事に2つの資格が存在するという例はないことも思い起こしてほしい。

なお，准看護師学校養成所（以下では准看護師養成所）は看護師数の絶対的な不足があった1951年に"暫定的に"創設されたものであるが，現在も廃止されることなく継続している。日本看護協会は，看護師を専門職として確立することを求めて，准看護師制度の廃止を長年国に働きかけ，1990年代半ばに国公立の准看護師養成所は廃止された。しかし，日本医師会の強い反対により，医師会が設立した准看護師養成所は生き残り，現在でも年1万人以上の准看護師が誕生している。

　医師会の反対の背景には，賃金の安い准看護師を雇用したい医療施設の存在がある。具体的にいうと，看護師資格と准看護師資格の違いで，月収で5万円前後の賃金格差がある（詳しくは，第4章3節を参照）。同じ仕事をしながら，このような大きな賃金格差のあることは，准看護師には納得しがたいことであろう。一方，看護職員を安い賃金で雇用したい医療施設は准看護師制度をなくしたくないであろう。

　ここで，図1-1を参照しながら，看護師資格と准看護師資格取得のための具体的な教育課程の違いを説明する。まず，看護師資格取得のためには，高校卒業後，看護師養成所（看護系大学・短大や専門学校など）で3年間学んだ上で看護師国家試験を受験して合格する必要がある。つまり，少なくとも3年間の看護教育が看護師国家試験を受験するための条件となる。一方，准看護師資格は，最短コースでは，中学卒業後働きながら2年間准看護師養成所で学び，都道府県知事試験に受かることにより得ることができる。働きながらの2年間という短期間での学習では，どうしても学ぶ範囲が限られ，看護師国家試験に比べれば都道府県知事試験は易しい。なお，准看護師資格をとった後，さらに2年課程の看護師養成所で学ぶことにより，看護師国家試験の受験資格を得ることができる。

　ちなみに，保健師や助産師になるためには，高校卒業後3年制の看護師養成所（看護短大や専門学校）を卒業し看護師資格を取得した上で，さらに1年の助産師養成所あるいは保健師養成所で学んだ後，助産師あるいは保健師国家試験を受けることになる。准看護師の場合であれば，2年課程の看護師養成所を卒業して看護師国家試験に合格した後，さらに1年間助産師あるいは保健師養

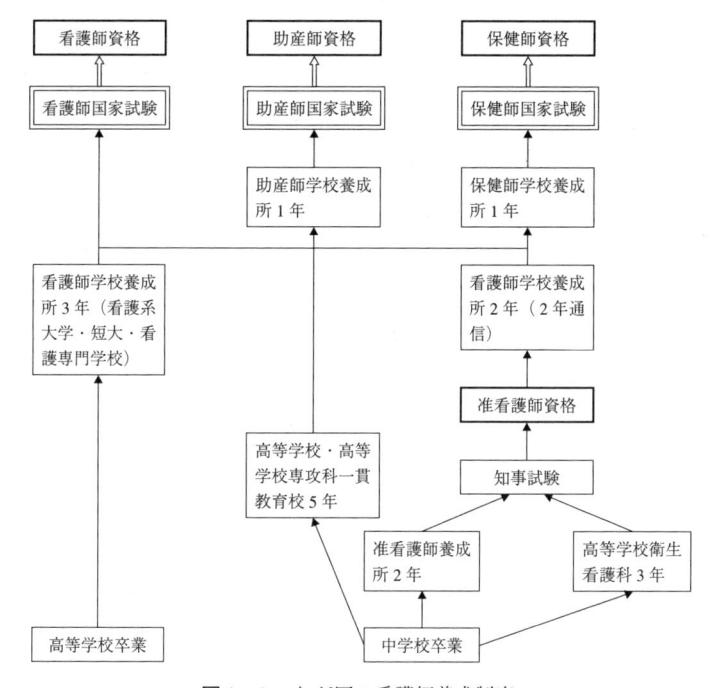

第1章　看護師をめぐる医療制度と看護師に対する期待　17

図1-1　わが国の看護師養成制度
資料：日本看護協会出版会編『平成18年看護関係統計資料集』を一部改変。

成所で学び助産師あるいは保健師国家試験を受験する必要がある。保健師や助産師になるためには看護師資格が必要なため，准看護師が助産師あるいは保健師になるにはハードルが高い。一方，4年制の看護系大学であれば，看護師資格に必要な3年間の養成期間に加えて，もう1年を助産師あるいは保健師養成期間にあてることにより，看護師国家試験と助産師あるいは保健師国家試験の受験が可能となる。

　日本看護協会出版会編『平成20年看護関係統計資料集』によると，2008年4月の学校養成所の総定員数は，看護師が182,185人，准看護師が26,958人，保健師が14,653人，助産師が9,222人となっており，現在の看護職養成に関しては，"正看"と呼ばれる看護師養成が中心となっていることがわかる。新たに就業するのも看護師が圧倒的に多いが，しかし，現在も"看護師"として

就業している123万人のうち3分の1は准看護師であるという事実を忘れてはならない。そして資格の統一を考える場合には、准看護師が看護師資格を取得できる道筋を広げるとともに、准看護師の臨床経験を尊重する必要がある。

ところで、看護師資格と准看護師資格が並存することに加えて、文部科学省と厚生労働省が看護師養成所にかかわっているために、「看護師資格」(ここでは"正看"資格)を得るための教育コースは、次に述べるように、さらに複雑になっている(図1-1を参照)。まず、高等学校や短大、大学は文部科学省の管轄であり、3年課程、および、5年一貫教育のコースで看護師を養成している。一方、厚生労働省は看護専門学校を管轄しており、3年課程と2年課程の看護師養成所がある。

いずれにせよ3年課程の看護師養成所が、"正看"資格を取得するための最もオーソドックスなコースである。高等学校を卒業し、3年課程の看護専門学校、あるいは、看護系短期大学・看護系大学などの看護師養成所を卒業して国家試験の受験資格を得るコースである。

2年課程の看護師養成所は、次のように、准看護師が看護師国家試験("正看"資格の取得条件)の受験資格を得るために利用される。①中卒の場合、准看護師養成所を卒業後、准看護師として3年以上の業務経験をした後、2年課程の看護師養成所を卒業すると、国家試験の受験資格を得られる。②高等学校衛生看護科を卒業して准看護師資格をとった場合には、さらに2年課程の看護系の短期大学に進学するか、2年間の高等学校看護専攻科あるいは看護師養成所を卒業すると、国家試験の受験資格が得られる。なお、2002年には5年一貫教育が開始された。③高等学校卒業後に准看護師養成所を卒業し准看護師資格を取った場合には、さらに2年課程の看護師養成所を卒業することによって、国家試験の受験資格を得られる。

さらに、2004年には2年制の通信制看護師養成所が創設され、2009年までに全国で22校が開校されている。准看護師は、通信制看護師養成所の開校により、働きながら学ぶことができるようになり、看護師国家試験の受験資格をより得やすくなった。この通信制の看護師養成所の開校は、日本看護協会が看護師資格の統一を目指して、准看護師が看護師資格を取得することを推奨する

流れにのっている。そして，日本看護協会は月3万円の奨学金制度も導入している（第9章3-1節も参照）。

このように，"看護師"になるための教育課程は複雑である。また，臨床の場には正看だけでなく，正看を目指して働きながら学習している"准看"，職場が忙しくて正看を目指せない"准看"などもおり，臨床の場における看護師間の知識と技術には大きな差があることは容易に想像できる。それゆえ，臨床の場での継続的な知識と技術の向上を目指した研修だけでなく，看護師間の技術や知識水準の格差を縮小させるための基礎的な研修も必要となるであろう。なお，看護基礎教育の内容の分析は第6章で，職場研修の分析は第7章で行う。

次節では，人口あたり看護師数では他の先進国並みになっているにもかかわらず，日本の病院において看護師が忙しい最大の理由は，病床数の過剰にあることを，データによって明らかにする。

3. 日本の医療制度の特徴と看護サービスの位置づけ

3-1. 日本の医療保険制度と高齢社会への対応

看護師の働く医療の世界を理解するために必要な知識として，日本の医療保険制度について簡単に説明しておく。医療制度の違いにより，医療サービスの範囲やサービス量に大きな違いが生まれ，また，医師や看護師の地位や収入も異なってくるからである。

さて，医療サービスの供給方式としては，以下の3つがある。民間医療保険方式，社会保険方式，NHS（National Health Services：国民医療サービス方式）である。先進国の中で私的医療保険方式を主としているのはアメリカであり，社会保険方式をとっている国としては，ドイツ，フランス，日本などがあげられる。NHSは全国民を対象とした税金を原資とする制度で，イギリス，オーストラリア，北欧諸国などで採用されている。

日本の医療保険制度は，社会保険方式を採っており，表1-1にまとめられているように，大きく"職域保険"と"地域保険"に分かれる。被雇用者とその家族を対象とした「健康保険」と公務員関係の「共済組合」などが"職域保

険"で，それ以外の個人業者，従業員5人未満の零細企業従業員，退職者などとその家族を対象とするのが「国民健康保険」といわれる"地域保険"である。職域保険のうち「共済組合」は76組合からなり，「健康保険」は大企業が保険者となる「組合管掌健康保険」1,541組合と中小企業従業員を対象とした政府が保険者となる単一の「政府管掌健康保険」の2つのグループに分かれる。さらに，地域保険としての「国民健康保険」は1,818の市町村と165の国保組合といわれる職業別組合（弁護士，医師，税理士，建設労働者など）からなる。

　日本では上記のように，職業や地域によって加入する医療保険が異なり，3,500以上の保険者のすべてで保険料の計算方法が異なる。つまり，加入する公的医療保険ごとに保険料負担の計算，負担方法も異なるために，同じ所得，同じ家族構成であっても，医療保険負担額が異なってくる。

　イギリス，オーストラリア，北欧などのNHSと比較すると，日本が非常に複雑な医療保険制度を持っていることがわかる。日本と同じように社会保険方式を採るドイツやフランスでも保険者数は2桁程度であり，保険者数が3,500以上もあるという日本の状況は，医療保険を支えるために膨大な事務費用が費やされていることを意味している。また，治療法などの標準化がなかなか進まないのも，保険者数が多く，情報が共有できないことが原因の一部となっている。

　また，日本の医療保険は職域保険を中心に発展してきたため，高齢化にうまく対応することができないという問題を抱えている。具体的にいうと，医療保険の中で，国民健康保険は公務員や民間企業就業者が退職した場合の受け皿にもなっており，退職者が大量に加入することにより1980年代から財政が急激に悪化した。そのため，保険間の財政調整として，健康保険，共済組合から国民健康保険に移行する人数に応じた資金の移転が行われており，それが70歳以上を対象とする「高齢者医療制度」である。しかし，それでも高齢者の増加による国民健康保険財政の悪化は抑えられず，2008年4月から県を単位とした「後期高齢者医療制度」がスタートし，75歳以上の後期高齢者全員が，表1-1に示された健康保険制度とは独立の高齢者のみを対象とした制度に加入することとなった。後期高齢者医療制度は，保険間の財政調整ではなく，これ

表1-1　日本の医療保険制度（2006年）

		保険者数	加入者数	加入者割合	主な加入者
地域保険	国民健康保険	1,983	5,127万人	39.8%	個人業主，零細企業従業員，退職者などとその家族
	（市町村国保）	(1,818)	(4,738万人)	(36.8%)	国保組合加入者以外の国民健康保険対象者
	（国保組合）	(165)	(389万人)	(3.0%)	弁護士，医師，税理士などとその家族（職業別組合）
職域保険	政府管掌健康保険	1	3,594万人	27.9%	中小企業従業員とその家族
	組合管掌健康保険	1,541	3,047万人	23.7%	大企業従業員とその家族
	共済組合	76	944万人	7.3%	公務員とその家族
	船員保険	1	16万人	0.1%	船員とその家族
	その他（生活保護）	1	153万人	1.2%	生活保護対象者など

注：2008年4月に「後期高齢者医療制度」が創設された。75歳以上の高齢者が加入。国民健康保険加入者を中心に約1,400万人が移行した。保険者は県単位。

までの医療保険とは切り離された，75歳以上の高齢者だけを対象とした新しい保険制度である。国民健康保険加入者を中心に約1,400万人が後期高齢者医療制度の対象となった。この制度は民主党政権のもとで見直しが予定されているが，今後の高齢者の増加を考えれば，これまでの医療保険間の財政調整だけでは不十分であり，全制度の統合を含めた代替案を検討する必要がある。

　現行の職域保険を中心とした医療制度が高齢者の増加に対応できていないこと，3,500以上の保険者が分立して制度ごとに保険料の決定方式が異なり医療費負担が公平とはいえないこと，社会保険制度を採っているために制度からこぼれ落ちるケースがあること，などを考え合わせれば，少なくとも，医療制度の統合が必要であろう。韓国の医療保険制度は日本の制度を参考に発展してきたが，2000年7月に社会保険方式を維持しながら全医療保険制度の統合にふみきっている。しかし，旧制度における保険料負担の不公平さが残っており，国民の間に不満を残している。

　こうした点を考慮すれば，さらに，保険料によって支えられる社会保険制度から，租税を原資として国民全体を対象とするNHSへの転換も考えうるのではないだろうか。例えば，社会保険制度を採っていたイタリアは，1978年にイギリスのNHSをそのまま取り入れて，社会保険方式から国民全体をカバー

する国民医療サービス方式へと制度の転換を行っている。スペインも1986年に社会保険制度からNHS制度へと転換している（Crinson（2009）を参照）。NHS方式は，税金を原資とするので高齢者を含めて国民全体で所得に応じた負担をすることになり，また医療サービス全体としての負担と受益の関係を把握しやすくなるというメリットもある。

3-2. 国際比較からみる日本の医療の特徴

次に，日本の医療制度の特徴を国際比較データから明らかにしよう。表1－2は最新のOECDの医療関連データ・ファイルから，データの揃っている2006年を対象として，いくつかの国を選択してまとめたものである。

上述のように，私的医療保険によって医療制度を維持しているアメリカは，先進国のなかで全国民をカバーする公的な医療保険を持たない唯一の国である。イギリス，スウェーデン，オーストラリアは，アメリカの対極にあり，全国民を対象とした単一の国民医療サービス制度（NHS方式）を持つ。少数の民間病院を除いて，公的病院が医療サービスを提供し，その医療費は無料である。NHSを支えるのは租税である。日本，フランス，ドイツは，社会保険制度を採っている。

民間医療保険方式，社会保険方式，国民医療サービス方式では，医療サービスを受けられる国民の範囲が違ってくる。民間医療保険方式では，民間医療保険の購入者以外が医療サービスを受けることは非常に困難である。社会保険方式でも，移民や貧困層など，保険料を支払わない（支払えない）住民が医療サービスからもれる。その点，移民を含めた住民全体を対象とし，患者の医療費負担が無料（税金で運営）の国民医療サービス方式は，国際移動の激しい世界にマッチした制度といえよう（イギリスでは6ヵ月以上の滞在者がNHSの対象となる）。

ところで，日本では，アメリカの医療水準の高さがもてはやされ，自由診療を導入しようとする動きがあるが，自由診療を導入すれば公的医療制度は崩壊する可能性が高いことを指摘しておきたい。公的な医療保険のないアメリカでは，医療は原則自由診療であり，自由診療のもとでは医療費に上限がなく，先

表1-2 医療関連指標の国際比較（2006年）

	民間医療保険	社会保険方式			国民医療サービス（NHS）方式		
	アメリカ	日本	フランス	ドイツ	イギリス	スウェーデン	オーストラリア
総医療支出（対GDP比率，%）	15.8	8.1	11.0	10.5	8.5	9.1	8.7
総病床数（人口1,000人あたり）	3.2	14.0	7.2	8.3	3.6	データなし	3.9
急性疾患用病床数（人口1,000人あたり）	2.7	8.2	3.7	5.7	2.8	2.2	3.5
慢性疾患用病床数（人口1,000人あたり）	0.5	5.8	3.5	2.6	0.8	データなし	0.4
急性期病棟での平均入院日数	5.6	19.2	5.4	7.9	7.5	4.6	5.9
医師数（人口1,000人あたり）	2.42	2.09	3.39	3.45	2.44	3.58	2.81
看護師数（人口1,000人あたり）	10.50	9.35	7.88（注2）	9.87	10.03	10.83	9.66（2005年）
CT普及率（人口100万人あたり）	34.0	92.6（2002年）	10.0	15.8	7.6	データなし	56.0
MRI普及率（人口100万人あたり）	26.5	40.1（2005年）	5.3	7.7	5.6	データなし	4.8

注1：インターネット上のOECD Health Statistics 2009から，数字の揃っている2006年の数字をまとめた。2006年の数字がない場合には，最も新しい年の数字を用いている。なお，病床数，看護師数，医師数の推移に関しては，表3-2を参照。
注2：フランスの数字は看護助手を含まない。

進的医療だけでなく，盲腸の手術などごく普通の医療措置でも莫大な費用が必要となる。それが医療先進国といわれるアメリカの現実である。技術や能力に自信のある医者にとっては，治療方法の制約も医療費の制約もなく，自由に腕の振るえる非常によいシステムであるが，民間医療保険を購入できない4,600万人以上ものアメリカ市民は，医者にかかること自体がまず難しい。マイケル・ムーアのドキュメンタリー映画「Sicko」（2007年）はアメリカの医療システムを一般市民の視点から描いており，公的医療保険がないこと，自由診療の意味を考える格好のきっかけになるであろう。医療制度に興味のある人にはぜひ見ていただきたい。

なお，アメリカにも限定された公的医療保険がある。65歳以上の高齢者を対象としたメディ・ケアと生活保護対象者に対するメディ・ケイドである。当然のことながら，限られた予算で運営される2つの制度の給付対象（治療でき

る病気の種類や治療法など）は厳しく制限されており，自由診療の場合と異なり，治療法の自由度は全くない。

現在，オバマ大統領は民間医療保険の対象者を拡大する形での医療保険改革を推進しているが，医療保険への税の投入を社会主義政策として否定するアメリカ人も多く，医療改革に対する国民の支持率は低く，今後の方向性も必ずしも明確ではない。

さて，表1-2のOECDデータにより，最初に明らかになるのは，日本の医療支出が決して多くないことである。GDPの8.1％しか医療支出をしていない日本は，OECD諸国のなかでも最も医療支出の少ない国となっている。ただし，極端に少ないわけではなく，医療サービスの充実していることで知られるスウェーデンも医療支出はGDPの約9％である。一方，就業者を対象とする公的な医療保険がなく自由診療の国アメリカにおける医療支出はGDPの16％近くと日本の2倍にも達しており，公的医療保険のあるヨーロッパ諸国や日本，オーストラリアとは全く異なった特殊な国であることがわかる。

一国の医療水準は，栄養状態（肥満率など）とあわせて平均寿命に反映されるが，日本の2006年における平均寿命は女性86歳，男性79歳であり，WHO（世界保健機構）加入192カ国中男女とも第1位となっており，日本の医療水準は世界に誇るに足るものと評価できる。一方，GDP比で日本の倍近く医療に支出しているアメリカの平均寿命は，女性80歳，男性75歳と，日本よりはるかに低く世界の30位前後と，医療支出が必ずしも効率的に使用されていないことを示している。

日本の医療費支出は多すぎるという論調が強い背景には，被雇用者の医療保険料の半分を負担している企業の負担軽減への働きかけ，国民健康保険支出を一部分負担している中央政府や地方政府の財政事情がある。中央政府が財政支出構造を変えるか，所得税・法人税あるいは消費税などによる増税策をとらない限り財政赤字は解消せず，医療・介護などの社会保障給付の削減圧力が小さくなることはないであろう。医療や介護制度の充実を図っているヨーロッパ諸国をみると，国民所得に占める税・社会保障負担の合計が50％を超えている国は少なくない。ちなみに，北欧の負担率は70％前後となっているが，日本

やアメリカでは租税と社会保障負担を合計しても30％強であり，国民所得に占める税・社会保障負担率は低い水準にとどまっている。

　日本の高い医療水準は，医療関係者のがんばりで支えられてきたともいえよう。しかし，無理ながんばりはいつまでも続けられるものではない。財政支出構造の変更も含めて，国民に対して高齢者の増加を勘案した応分の負担を求めていくのが政治の役目であろう。現在は，就業者と比較すると，高齢者の税・医療保険料負担は同じ収入であっても大幅に軽減されている（公的年金控除，寡婦・寡夫控除，遺族年金の非課税措置など。田近・古谷（2005），下野・竹内（2010）などを参照）。高齢者全員が弱者ではないのは誰でも知っていることであり，高齢者を含めて国民全員が応分の負担をする体制づくりが必要であろう。

　医療費支出以外で，表1-2から読み取れる日本の医療制度の特徴は，以下のようにまとめられる。①人口あたり病床数が多いこと，②平均在院日数が長いこと，③CTやMRIという医療機器普及率が飛びぬけて高いこと，④人口あたり医師数が少ないこと，の4つである。

　上記の①から④は関連している。人口1,000人あたりの総病床数は14床と，他の先進諸国の2～4倍にもなっており，病院・診療所などの医療施設の多いことを意味している。そして，病床数の多いことが，急性期病棟でさえ平均在院日数19日と，他の先進国の5～8日の倍以上となる状況を可能としている。3カ月を超える長期入院でない限り「診療報酬点数表」に在院日数の制約がなかったことも重要であるが，根本的には病床数の多いことが長期の入院期間を可能としている面がある。なお，2006年から在院日数の制約が導入された。

　また，病院間の競争の激しさと診療報酬点数表に検査項目が明示されていることが，最新の医療機器導入の動機となり，人口あたりCTやMRIの普及率は，医療水準が高いといわれるアメリカと比べても倍以上と驚くべき数字となっている。ヨーロッパ諸国の高額医療機器の普及率は日本の5分の1以下であり，日本では医師や看護師などの人件費ではなく，高額の医療機器に多くの投資がなされていることがわかる。

　ここでは，特に，日本の病床数の多さに注目する。表1-2をみて明らかなように，日本の病床数の多さは突出している。人口1,000人あたり病床数は，

日本14床に対して，アメリカ，イギリス，オーストラリアが4床未満，比較的病床数の多いフランス，ドイツでも7，8床である。病床数の多さは病院数が多いことを意味する。日本で病院数が多いのは，"自由開業制"を採っていることが大きな要因であるが，自由開業制を採っているのは日本だけではない。フランス，ドイツも社会保険方式を採用し，医療者の自由が認められてきた。ただし，日本と異なり診療科目の制限が厳しく，勤務医の労働環境も日本と比較できないほど恵まれているので，日本ほど病院・診療所数は多くなっていない。

なお，病院のベッドは急性疾患用と慢性疾患用に分類できるが，アメリカやNHS方式を採るイギリス，スウェーデン，オーストラリアなどでは，病院は基本的に急性疾患を扱う医療施設とされており，病院内に慢性疾患用の病床はほとんどない。それに対し，社会保険方式を採るフランス，ドイツ，日本では，慢性期病床数が相対的に多い。その理由として，NHS方式では介護サービスも同時に提供されるが，社会保険方式を採るフランスやドイツでは医療保険とは別の目的と対象を持った社会保険として公的介護保険を導入しなくてはならなかったために介護保険の導入が遅れたこと，緩和ケアなどを病院で行ってきた歴史があること，などの要因が考えられる。そのフランスやドイツと比較しても，日本における慢性期病床数は2倍に近い人口1,000人あたり5.8床も存在する。その理由として，公的介護保険の導入が2000年と非常に遅かったこと，欧米諸国のように精神病者の施設からの解放が進まず現在も精神病院数（病床数）が多いこと，などがあげられる。

もし日本が公的病院中心の国であれば，イギリスのように慢性期病床を医療保険から切り離し介護施設に移行させる決断も可能であるが，自由開業制を採り民間病院（2008年現在，全病院数の7割）に依存した医療体制を維持してきた日本においては，多すぎると認識されていても，慢性期病床数を含めた民間病院の病床数を政府や地方自治体の直接的な介入によって減らすことは難しく，別の方法を考えなくてはならない（病床数の削減は，第3章5節で論じる）。

次に，表1-2の看護師数をみよう。最初に明確になるのは，日本の人口あたり看護師数は他の先進国並みであり，「看護師が足りない」という現状認識

が正しいとは言えないことである。2006年における人口1,000人あたりの看護師数は9.35人となっており，看護助手を含まないため数字が小さくなっているフランスを除き，人口1,000人あたりの看護師数が10人前後となっている欧米諸国と遜色のない数字となっている。もっとも2000年時点では人口あたり看護師数は欧米諸国に大きく見劣りしていたことも事実である（第3章3-1節を参照）。しかし，2000年代の看護系大学の拡充により看護師養成所の数・定員数は飛躍的に伸びて，人口あたり看護師数の充実に結びついた。看護師養成所で学ぶ学生数も他の先進国の平均以上となっており，今後も年間5万人を越える新人看護師が誕生する。人口の高齢化を考慮したとしても，看護師の養成は軌道に乗っており，今後も人口あたり看護師数は上昇し，他の先進国並みの看護師数を確保し続けられる。

　一方，人口あたり医師数は欧米諸国に比べて明らかに少なく，医師の養成はうまくいっていない。1984年の厚生省の検討委員会では「2025年には10％程度医師が過剰になる」として，医学部の定員削減を求め，1997年にも自民党政権下で医学部の定員削減の継続が閣議決定されている。ようやく2006年に医師不足であるとの認識に基づき10年をめどとした医学部の定員増が決定し，2008年から実施されたが，この効果が現れるのはしばらく後になる。

　1980年代，1990年代のOECDデータをみれば，人口あたりの医師数が一貫して低い水準にあることが明らかであるにもかかわらず，"医師過剰"であるという誤った情報に基づき政策決定をしてきた当時の政府，厚生省（現厚生労働省）には大きな責任がある。上記の1984年の"医師過剰"という報告は，開業医が多すぎるという認識がもとになっており，開業医の数を抑えようとする政策の根拠となった。その一方で，病院勤務医については十分考慮されてこなかった。

　看護師の育成に関しても，高齢化による医療サービス需要の増加など妥当な将来見通しをもとにして進めていかないと，現在の医師と同様に，看護師の絶対数での不足を招きかねない。医師，看護師，介護士，ホームヘルパーなどの医療・介護分野の労働者は，専門的な知識が必要で育成に時間もかかるので，急に増やすことができないのである（まず，国内労働の活用を考え，ここでは外

国人労働者の導入は考えない)。

　さて，表1-2の国際比較により，"人口あたり看護師数"が欧米諸国並みになっていること，同時に，日本の"人口あたり病床数"が突出した数字となっていることを確認できた。ここで，この数字を用いて，"病床あたり看護師数"を計算してみよう。病床あたりの看護師数は，日本の0.67人に対して，アメリカ3.3人，イギリス2.8人，オーストラリア2.5人，ドイツ1.2人，フランス1.1人（ただし，フランスの数字は看護助手を含まない）となる。日本では病床数が多いために，"病床あたり看護師数"は，欧米諸国の2分の1から5分の1の人数となってしまう。医師も同様である。

　欧米諸国の半分以下の看護師と医師で入院患者の世話をしなくてはならないために，日本の看護師も医師も忙しくならざるを得ない。日本における看護師の余裕のなさ，忙しさの最大の原因は，"絶対的な"人数の不足というよりも（医師の場合は絶対的な人数の不足に加えて），病床数が多すぎるためにおきる"相対的な"人手不足であることを理解する必要がある。つまり，看護師や医師の忙しさを緩和しようとすれば，病棟の閉鎖，病院の統廃合などによって，欧米の倍以上ある病床数の削減を図る必要がある。この点に関しては，第3章5節であらためて論じる。

　以上の表1-2の国際比較を用いた議論から明らかになる日本の医療制度の特徴は，次の4点にまとめられる。

　第1として，高齢者の増加とともに急増しているとされる医療費であるが，2006年のGDP比でみる限り，日本は医療費負担が最も少ないグループに入る。逆に，最も医療費負担割合が高いのは自由診療の国アメリカで，GDPの16％にもなる。日本はアメリカのほぼ半分の8％である。日本の医療費支出が少ない理由は公的に医療サービスが供給されているためであり，日本同様に公的な医療供給が主となっているイギリス，フランス，ドイツ，オーストラリアの医療費負担はGDPの9～11％程度である。医療サービスの公的供給体制が医療費支出を抑えていることを認識することは重要である。その意味で，部分的であれ，自由診療を導入する場合には，将来の医療費負担増も想定した十分な議論が必要である。

第2は，看護師の育成を積極的に進めてきたことにより，現在では人口1,000人あたりの看護師数は9.35人と，他の先進国に見劣りしない水準にまで増加している。フランスを除く先進諸国の人口1,000人あたりの看護師数は10人前後である（2006年データ）。

　第3は，一方で，病床数（＝病院・診療所数）が他の先進国と比較して2〜4倍と非常に多いことである。人口1,000人あたり総病床数は，日本の14床に対し，アメリカ，イギリス，オーストラリア，スウェーデンは4床以下と大きな差がある。ただし，日本と同様に，社会保険方式，自由開業制を採ってきたドイツは1,000人あたり8.3床，フランスは7.2床と若干多くなっている。前者のグループでは，病院は急性期医療サービスに限られ，長期療養者は介護サービスの対象になる。しかし，ドイツやフランスでは，日本と同様に慢性疾患による長期療養者を病院が抱えており，人口あたりの病床数が相対的に多くなっている。

　病床数の多さは病院数が多いことを意味しており，病院数の多さは病院間の競争を招き，診療報酬点数上に検査項目が明記されていることもあり，数多い病院がこぞってCTやMRIなどの医療機器に投資した結果，日本の高額医療機器の普及率は，医療先進国といわれるアメリカを上回り，ヨーロッパ諸国の5倍以上という驚くべき数字となっている。

　第4として，第2の絶対数でみた看護師不足はほぼ解消されていること，第3の病床数の多さを総合的に考える合わせると，日本では"病床あたり看護師数"が圧倒的に少ないことが明らかになる。簡単にいうと，たとえ人口あたりの医師数や看護師数が同じであっても，病床数が2倍であれば，結果として病床あたりの医師数や看護師数は半分になってしまう。つまり，病床数が多すぎることが，日本の医師や看護師の忙しさの最大の原因となっていることは明白である。

　もし病棟の閉鎖や病院の統廃合による病床数の削減がなされなければ，日本の病院で働く看護師や医師の多くは燃え尽きてしまう心配がある。病院の労働条件が改善されなければ，診療所や介護関連施設・事業所など相対的に労働条件がいいところに移る医師や看護師も増えることであろう。病院から医師や看

護師がいなくなるという真の"医療の空洞化"を避けるためには,病棟の閉鎖,病院数の統廃合を通じた病床数の削減は避けられない(医療サービスの再編については,第3章5節を参照)。

3-3.「診療報酬点数表」における看護サービスの位置づけ

日本の医療保険制度は,前述のように,単一の制度ではなく,職域保険である「共済組合」および「健康保険」とそれ以外の「国民健康保険」の3つの主要な制度からなる社会保険制度をとっている。保険医療機関(病院など)は,提供した医療サービスの対価として診療報酬を上記の保険者(現在数は3,500以上)に請求することにより,収入を得る。

診療報酬は,医療サービスの種類により価格を定めている「診療報酬点数表」により決定されるので,病院経営にとって診療報酬点数表の決まり方が非常に重要となる。そして,医師や看護師の提供するサービスがどのように「診療報酬点数表」に反映されるかによって,医師や看護師の病院における地位や位置づけを含めた働き方も変わってくる。

そこで,この節では,看護サービスがどのような形で「診療報酬点数表」に反映されてきたのかをみていくことにより,医療制度のなかにおける看護師の役割を明らかにする。なお,現行の診療報酬体系のもととなる仕組みが整ったのは1958年のことであり,1961年には国民健康保険が創設され"国民皆保険"が達成された。

「診療報酬点数表」は,2年(毎年行われていた時期もある)ごとに厚生労働大臣の諮問機関である「中央社会保険医療協議会(中医協)」での審議を経て決定される。現在の中医協の専門委員は,医師・歯科医師・薬剤師を代表する委員7名,健康保険・船員保険・国民健康保険の保険者および被保険者,事業主および船舶保有者を代表する委員7名,公益を代表する委員6名,計20名で構成されている。ここで注意してほしいのは,中医協の専門委員に看護師代表が含まれていないことである。中医協の部会の専門委員として看護師代表が入ったのさえ,ごく最近の2003年のことである。

医師,歯科医師,薬剤師の代表が7名も専門委員になっていながら,医療サ

ービスを支える看護師の代表が，医療サービスの価格を決定する非常に重要な場である中医協に代表を送ることができないのはなぜであろうか。

　その理由は看護サービスの位置づけと関連する。1958年の新医療報酬体系の導入により，看護サービスには，「基準看護」が新設された。基準看護とは，入院患者に対する看護師数により診療点数が決定される仕組みである。つまり，看護サービスに対する報酬は，他の医療サービスとは異なり，サービスの種類や提供するサービスの多寡にかかわらず，入院患者と看護師の人数比で自動的に決定されるのである。医師の技術サービス価格や薬剤師のかかわる薬価基準の決定の複雑さに比べると，看護サービスの価格は包括的で単純であり，それゆえ中医協に専門委員を送る必要もなかったわけである。

　1972年には診療報酬点数表に「看護料」が明示され，看護師が相対的に多く必要な場合の加算（特類看護，特二類看護など），重傷者特別加算など，入院患者に対する看護師配置数で看護サービス価格の加算が行われた。しかし，医療費の増大を抑えるための"医療費の包括化"の流れのなかで，2000年には「看護料」は廃止され，看護サービスは「入院基本料」のなかに含まれることとなった。入院基本料も，基本的には，看護師と患者の人数比で決まる。なお，"外来看護"は基本的に診療報酬点数表に入っていない。

　一方で，2002年には"緩和ケア診療加算"，"夜間看護体制の評価による加算"，"じょく創対策未実施減算"など，部分的に看護師の技術や勤務体制の整備を反映した加算が，診療報酬点数表に加わった。そして，上述のように看護師代表が中医協の部会の専門委員に入ったのが2003年であり，2004年の改正では以下の看護サービスにかかわる加算項目が新たに設けられた。"じょく創患者管理加算"（じょく創がある患者やその危険がある患者に対し，医師およびじょく創看護の経験5年以上の看護師が診療計画を作成し，じょく創対策を実施する），"ハイケアユニット入院医療管理料"（重症患者に対する集中治療，手厚い看護体制），"亜急性期入院医療管理料"（在宅復帰を目的として行う入院管理）である。

　さらに，2008年の診療報酬の改正では，(1)産科や小児科をはじめとする病院勤務医の負担の軽減，が緊急課題とされ，その他の項目として，(2)患者の生活の質を高める医療，(3)医療機能の分化・連携（在宅医療の推進が含まれる），

(4)重点的対応領域の評価のあり方，(5)効率化の余地のある領域の評価のあり方，(6)後期高齢者医療の診療報酬体系，が取り上げられた。看護関連項目としては，新たに"妊産婦緊急搬送管理料"，"小児入院医療管理料"，"糖尿病合併症管理料"，"回復期リハビリテーション病棟入院管理料"，"外来化学療法加算1"，"リンパ浮腫指導管理料"などが「診療報酬点数表」に明示されるようになっている。

以上の簡単な説明からも，現行の診療体系のもとでは，看護サービス報酬は基本的に入院患者と看護師の人数比で決定されており，医師，放射線技師，薬剤師などの提供する医療サービスの報酬の決定方法である"出来高払い"とは異なる"包括払い"であることが理解されよう。それが，2000年代に入って少しずつ，看護師の提供するサービスの専門性を評価し，「診療報酬点数表」に反映するようになってきているのである。

したがって，病院経営者の観点からすれば，看護サービスに関する各種の加算が導入される前であれば，「診療報酬点数表」が要求する範囲で，できるだけ安い賃金で看護師を雇うことが病院経営にとって望ましいという単純な意思決定ができた。しかし，現在では，たとえ多少賃金が高くても，専門的な技術を持つ看護師を雇うことが病院経営にプラスになる可能性が生まれている。そして，こうした看護師の提供する専門的な看護技術を認める動きは，看護師の技術向上へのインセンティブとなる可能性を持っている（第9章を参照）。

4. 看護師に対する期待：専門家としての確実な技術と知識

この節においては，看護サービスの最大の需要者である高齢者が看護師に何を期待しているかについて，アンケート調査結果を用いて明らかにする。

さて，2008年のわが国の平均寿命は男性79.2歳，女性86.0歳であり，100歳以上の長寿者も1963年の153人が2007年には3万人を超え，高齢者数は確実に増えている。WHO（世界保健機構）による最新の国際比較データは2006年であるが，前述のように，日本は男女とも加入192カ国中第1位であった。このような日本の平均寿命の長さは，日本の栄養状態とともに医療水準の高さ

の証明でもある。

　この節では，医療サービスの最も重要な需要者として，高齢者の求める看護師像を65〜74歳（以下，前期高齢者という）と75〜84歳（以下，後期高齢者という）の視点から分析し，医療サービス需要者が看護師に期待することを明らかにしたい。ちなみに，WHO の定義でも65歳以上が高齢者とされ，65〜74歳までを前期高齢者，75歳以上を後期高齢者と呼んでいる。高齢者を2つのグループに分けている理由は，75歳以降病気の割合や介護の必要性が急に増すからである。日本では妙な誤解を生んでしまったが，"後期高齢者"という言葉は長く使われている学術用語であり，決して高齢者を差別する言葉ではない。

　用いるデータは，大津（2006）が実施したアンケート調査データである。なお，用いるデータは同じであるが，この節における分析方法はもとの論文とは異なる。調査対象は G 県在住の65〜84歳の高齢者，調査時期は2006年1月から2月である。G 県の老人クラブ連合会に参加している高齢者に対し調査の主旨を説明し，同意の得られた300名に対し調査票を手渡し，老人クラブを通じて回収した。有効回収票は，197票（回収率65.7％）である。

　アンケート調査では，性別，年齢，世帯全体の資産，その年の年間総医療費，自己負担割合，職業，医療関係者かどうか，"かかりつけ医"の有無，定期的通院の有無，入院経験の有無などに加えて，病院や診療所で援助をしてもらいたいと考えている看護師像を1位から4位までの優先度をつけ選択するように尋ねている。

　調査対象者の属性は表1-3にまとめられている。

　この表をみると，調査対象者は男性が9割弱を占めており，この調査では男性高齢者の期待をみていることになる。それゆえ，女性を対象にした場合には，結果は若干異なる可能性があることに注意してほしい。調査対象者の年齢層は，65〜69歳23％，70〜74歳43％，75〜79歳23％，80〜84歳11％となっており，平均年齢は73.4歳である。世帯所得，世帯資産，総医療費は，幅を持った選択肢に丸をつけてもらい，各選択肢の中間値を用いて平均値を計算した。世帯所得の平均は561万円であり，貯蓄動向調査など各種統計での（高齢者以

表1-3 調査対象者の属性

	平均, 割合	標準偏差	最大値	最小値
男性の割合	88.9%	-	-	-
65〜69歳	23.4%	-	-	-
70〜74歳	43.4%	-	-	-
75〜79歳	23.4%	-	-	-
世帯所得（万円）	561.0	377.37	1750	100
世帯資産（万円）	2360.6	1145.2	3500	50
総医療費（万円）	16.20	23.30	150	0.25
自己負担1割	57.2%	-	-	-
自己負担2割	11.7%	-	-	-
自己負担3割	28.9%	-	-	-
無職の割合	82.7%	-	-	-
医療関係者の割合	6.2%	-	-	-
かかりつけ医有の割合	91.0%	-	-	-
病院診療所行った割合	82.0%	-	-	-
定期的通院の割合	70.3%	-	-	-
入院経験有の割合	68.2%	-	-	-

注：大津（2006）のデータを用いて作成。

外も含む）全世帯の一世帯あたりの平均所得約600万円とあまり変わらないことを考慮すると，ここでの調査対象者の所得は高齢者世帯でも豊かな層であることがわかる。資産については，調査対象世帯が保有する土地・建物・預貯金・債権・株・公的年金・恩給などを含む総資産の平均値は2,360万円であり，各種調査で得られる高齢世帯の平均値とほぼ同じ水準である（貯蓄動向調査など）。

また，2005年1年間に使った医療費の自己負担分は，最大150万円，最小2,500円であり，その平均値は16.2万円となっている。厚生統計協会『国民衛生の動向』（2005年）によると，2002年における全国の1人あたりの老人医療費（65歳以上を対象とする）は73.7万円であり，調査対象者には医療費の3割負担と1割負担が混じっていることを考えれば，全国平均とほぼ同じ医療費を使っており，平均的な高齢者グループである。

職業については，調査対象者が65歳以上84歳なので，当然ながら無職が83％を占め，ほとんどの高齢者が職業に就いていない。医療関係者も6％含

表1-4　高齢者が求める看護師像

項目	65～74歳	75～84歳
検査や治療に対する十分な説明	263	138(3)
安全で確実な技術（注射の技術を含む）	248	160(2)
対応が親切で丁寧	223	178(1)
専門的な知識	163	60(4)
親身な相談	83	50(5)
話の傾聴	62	43(6)
気持ちの尊重	49	13(7)
安心できる雰囲気	30	13(7)
適切な身だしなみ	25	15(9)
医師や家族への代弁	25	9(10)
私的な情報の保護	24	6(11)

注：高齢者が選択した第1位から第4位に対し，1位に4点，2位に3点，3位に2点，4位に1点と点数化し，その合計点を計算。
　　後期高齢者の順位は（ ）で示される。

まれている。

　病気になったときにいつも診てもらう"かかりつけ医"を持っている者が91％と，ほとんどの高齢者が病院や診療所などの"かかりつけ医"を持っている。さらに，この3カ月間に病院や診療所に行った者の割合は82％と，調査対象の多くの高齢者にとって病院は身近なものとなっている。定期的に通院している高齢者も70％と高い比率を示す。調査対象者のうち入院した経験のある者は68％となっている。このように，高齢者にとって入院や通院を通じて看護師は身近な存在であり，具体的なイメージを持つことが可能である。

　ここで，65～74歳までの前期高齢者と75歳以上の後期高齢者（この調査では84歳まで）が求めている看護師像を明確にするための方法を説明しよう。調査対象者には，表1-4にあげた看護師に期待する11項目のうちから，重要と考える順に第1位から第4位までを選んでもらい，1位に4点，2位に3点，3位に2点，4位に1点を与えて点数化した。その結果をまとめたものが表1-4である。

　表1-4をみると，前期高齢者と後期高齢者とでは，項目の順番は多少変わるものの看護師に期待することはほぼ同じであり，前期高齢者では上位4項目，後期高齢者では上位3項目への期待が突出している。

前期高齢者が看護師に最も求めているのは,「検査や治療に対する十分な説明をしてくれる」ことであり,ついで「安全で確実な技術（1回の針刺しで注射ができることを含む）を持っている」こと,「対応が親切で丁寧である」こと,そして「よく勉強し専門的な知識を持っている」ことと続く。

後期高齢者の看護師に対する期待の高い項目は,まず「対応が親切で丁寧である」こと,ついで「安全で確実な技術（1回の針刺しで注射ができることを含む）を持っている」こと,「検査や治療に対する十分な説明をしてくれる」ことへの期待が高い。前期高齢者でのポイントが高かった「よく勉強し専門的な知識を持っている」への期待は第4位ではあるが,第5位の「親身な相談」とのポイント差は大きくない。表1-4からは,後期高齢者のほうが前期高齢者よりも看護師の温かな対応への期待が高いことがわかる。

以上の議論から,前期高齢者・後期高齢者ともに,看護師が「検査や治療に対する十分な説明をしてくれる」ことを求めており,「安全で確実な技術を持っていること」を期待していることが確認できた。つまり,専門的な知識に裏付けられた説明や看護サービスを提供できる看護師を望んでいるのである。もちろん,看護師の「対応が親切で丁寧である」ことは患者の信頼感や安心感につながるので,看護師に対して求められる重要な資質であることはいうまでもない。

しかし,実際に病院を訪れると,多くの場合,看護師はいつも忙しく走り回り,丁寧で親切な対応,十分な説明をなかなか期待できないと考えざるを得ない。それどころか,日本医療労働組合連合会『看護職員の労働実態調査』（2005年）によれば,この3年間にミスやニアミスがあったとの回答が86％もあり,その理由として,84％の回答者が医療現場の忙しさをあげている。医療現場の忙しさは,医療ミスという形で,看護サービス需要者の期待にそえない状況を生み出しているのである。病院での看護師や医師の忙しさは,看護師や医師だけの問題ではなく,患者の命にかかわる問題でもある。第3章では看護師の忙しさの原因を詳細に論じる（この章の3-1節も参照）。

次章では,忙しい臨床現場において看護技術の熟練が実現しているか否かを検証する。具体的に看護師の実践能力を把握したとき,はたして経験年数は看

護技術を向上させているのであろうか.

5. まとめ

　この章では,まず日本の看護師養成制度を説明し,次に日本の医療制度の特徴を明らかにして,診療報酬を決定している「診療報酬点数表」上で看護サービスがどのように扱われているのかを明確にした.さらに,看護サービスの最大の需要者である高齢者が看護師に何を期待しているのかを明らかにした.

　2節では,日本で看護師として働くための資格には,「看護師資格」と「准看護師資格」が存在すること,そして,資格取得のための教育内容も異なるにもかかわらず,長年にわたり続いた絶対数での看護師不足(現在では"病床あたりの看護師数の不足")のために,看護師と准看護師は同じ職場で働く限り職務内容に変わりはないという特異な状況がおきていることを明らかにした.しかも,実質的に仕事内容が同じであっても,資格の違いによる賃金,昇進には明確な格差がある.他の先進国では,看護師資格が統一されているか,2つの資格がある場合には職務内容にはっきりした差があるのが普通である(第5章3-1節を参照).

　准看護師養成所は1951年に看護師不足に対処するための"暫定的な措置"として医師会の主導により創設された.日本看護協会は看護師資格の統一を求めて准看護師養成所の廃止を求めているが,日本医師会の強い反対により准看護師養成所は現在も廃止されていない.

　3節では,日本の医療支出は他の先進国に比べて決して多くないことを明らかにした.ただし,現在のGDPの1.5倍にも達している国債・地方債残高は簡単には解消できないであろうし,団塊世代の退職から始まる今後の急速な高齢化を考え合わせて,本書では,現時点での医療費の大幅な拡大を前提とした議論はしないことにしたい.したがって,現在の医療資源の配分(病院や医師・看護師の配置など)に問題を限定する.

　さらに,3節では,マスコミは日本において看護師の絶対数が足りない"看護師不足"があると報道するが,それは正しいとはいえず,むしろ"病院が多

すぎる"というべきであることを明確にしている。

　看護師数の絶対数を表す人口あたりの看護師数をみると、日本は他の先進国並みである。日本の"看護師不足"の本質は、病床数が他の先進国の2〜4倍もあることにある。「人口あたり看護師数」が先進国並みでも、病床数が2〜4倍もあれば、「病床あたり看護師数（医師数も）」は他の先進国の半分以下となる。それが、看護師の忙しさの最大の原因である。病床数を減少させない限り、看護師や医師の忙しさは解消しない。もちろん病床数の削減は慎重に進めなければならないが、それについては第3章5節を参照してほしい。

　最後に4節では、看護サービスの最も重要な需要者である高齢者が、看護師に対して親切でやさしい笑顔だけを期待しているのではなく、看護の専門家としての技術や知識を期待していることを明らかにした。

　では看護師は患者の期待に応えているのであろうか。忙しい毎日のなかで、日本の看護師は看護基礎教育で得た知識を生かし、看護技術を向上させているのであろうか。次の第2章では、看護師の看護サービス、看護技術に対する理解は、経験に比例して向上していないというショッキングな事実が明らかにされる。

第2章

看護師の経験年数と看護技術の実践能力

1. はじめに

　前章では，国際比較データを用いて，現在のわが国では看護師数の絶対的な不足はほぼ解消されていることを示した。病院における看護師の忙しさの最大の原因は，日本の病床数が他の先進国の2倍以上もあることである。病棟の閉鎖や病院・診療所の統廃合を実行し，病床数を削減しない限り，日本の看護師や医師の忙しさは緩和されない。日本の看護師が患者1人を他の先進国の半分以下の人数で看護している状況を想像してほしい（医師も全く同様である）。

　現在の病床数をそのままにすれば，医師や看護師が，忙しい病院から診療所や開業医，介護施設勤務へと移動し，病院勤務者が減少して十分な医療水準を維持できなくなる。それこそが真の医療の危機であろう。

　この章では，安全な看護技術や看護に関する十分な知識を持った看護師が期待されるなかで，上記のように忙しい勤務状況にある看護師の実践能力を具体的に把握する。特に注目するのは，看護技術水準と経験年数との関係である。

　人的資本の理論に従えば，他のサービス業と同様に，看護基礎教育で身につけ，国家資格取得後の看護師の実践能力を支える看護技術は，一般的に経験年数に伴いその熟練度が高まるものと期待される。しかし，前章で明らかにしたように，他の先進国に比べ病床あたり看護師数は2分の1以下となっており，日本の看護師は非常に忙しく，看護技術を向上させる時間的・身体的な余裕がない状況にある。つまり，経験年数が技術の向上に結びついていない可能性を

否定できない。

　なお，ここでいう看護師に求められている看護技術の熟練とは，1つの行為を手順どおりに行う行動がスムースになることのみを指すのではないことに注意してほしい。つまり，作業スピードの上昇のみを評価して，看護技術が熟練したとはいわない。例えば，看護師が1時間で行うことのできる患者の採血が5人から10人に増加することは作業スピードの上昇であるが，採血後に大きな採血跡を残すならば，その看護師が十分な看護技術を持っていると評価できないのは明らかであろう。

　専門職業人としての看護師は，看護を必要としている人々に対して，必要な援助を判断し適切な方法を選択し実践することで，専門職としての役割を果たすことになる。したがって，看護師は看護行為実施前に状況を判断し，適切な方法を選択し，援助を実施することができなくてはならない。つまり，看護師に求められる能力とは，判断力，知識，経験に基づく看護方法，技術の選択と実施であり，単なるスピードではない。

　看護師の熟練とは，看護を必要としている患者の問題を素早く認識し，"たぶん……であろう"という仮説を的確に設定し，データを効率よく収集して仮説を確かめ，その問題を解決する看護の方法を選択し，効率的・効果的に看護行為を実施できるようになることである。そして，そのような看護師の能力は，経験の積み重ねや職場内・外の研修などにより高まると期待される。

　では実際に，看護師の経験年数が長くなるほど，看護技術は熟練しているであろうか。この章では，看護師の経験年数と看護技術の熟練形成の関連について，具体的な看護師の看護行為を看護師経験者，看護技術の専門家が分析している。この章のもとになっている調査は，三好・大津・望月・浅井・南・今西・大平（2003）としてまとめられているが，ここでは文章，データのまとめ方などを大幅に変更しており，図表も新しく作成している。

　この章の構成は次のとおりである。まず2節では，用いたデータの調査対象と調査方法について説明する。3節では看護師の実践能力を"聞き取り調査"によって評価した結果を示し，4節ではVTRによる看護行為の分析結果を示す。3節，4節の目的は，臨床の場における看護師の看護技術能力のレベルを

評価し，看護経験と看護技術能力の関係を明らかにすることである。4節ではまた，看護師の実践能力の評価を誰が行うべきかについて論じている。5節はまとめである。

2. 調査対象と調査方法

　この章で用いられているデータの調査対象者は，S県内の4病院（国公立の中規模病院）に勤務する看護師34名である。調査対象者は，調査に協力の同意が得られた施設の看護管理者を通じて依頼された看護師であり，全員"正看"であり，"准看"は含まれていない。全員が"正看"であることは，就業時の知識量が大きく異ならないことを意味している。調査開始前には，調査対象者に対し，具体的な方法，および調査を拒否しても不利益を被らないこと，調査結果は個人名が特定されないことなどを説明し，同意を得た看護師のみを対象とした。

　調査方法としては，「65歳の女性で，脳梗塞のために左半身麻痺がある。いつも仰向きに寝ているために背中の痛みを訴えている」という事例を提示し，その事例から「看護行為を考えるために着眼した情報（以下，着眼した情報とする）」，「情報から予測したこと」，そして，着眼した情報と情報からの予測に基づいて「選択した看護行為」について，聞き取り調査を行った。聞き取り内容は，対象者の了解を得て録音した。

　さらに，その後，上記の事例の条件を満たした模擬患者に対し，調査対象者が必要な援助を判断し実施する場面をVTRに撮影した。なお，模擬患者に対しては事例を説明し，調査対象者から質問されたときにのみ，その時の気持ちを素直に述べてもよいことにした。

　つまり，看護師の実践能力を判断するために，看護師に対する聞き取り調査とVTRによる看護行為の分析という2つの方法をとった。調査内容は以下のとおりである。

　①聞き取り調査：　録音した聞き取り内容のデータを記録に起こし，関連す

表2-1　調査対象者の属性

	項目	人数
年齢	21〜23歳	10
	24〜26歳	13
	27〜29歳	3
	30〜32歳	5
	33歳以上	3
卒業課程	2年課程・専門学校	6
	3年課程・専門学校	26
	2年課程・短大	1
	3年課程・短大	1
臨床経験年数	1年未満	7
	1年以上5年未満	15
	5年以上10年未満	6
	10年以上	6
看護経験　半身麻痺患者の看護	多く経験あり	8
	少し経験あり	21
	経験なし	5
	講習会参加あり	9
	講習会参加なし	25
	実習指導経験・毎日あり	2
	実習指導経験・時々あり	11
	実習指導経験・なし	21

注：三好・大津・望月・浅井・南・今西・大平（2003）のデータを用いて作成。

る短い言葉で要約し，「着眼した情報」，「情報から予測したこと」，「選択した看護行為」に関連する用語を選択して整理した。この結果は3節で示される。
② VTRによる看護行為の分析：　調査対象者が援助を実施する場面を撮影したVTRを再生し，チェック項目にそって看護行為を分析した。この結果は4節で示される。

表2-1には，調査対象者（以下，看護師とする）34名の属性をまとめている。

平均年齢は27歳であり24〜26歳が13人と最も多い。看護基礎教育としては，3年課程（専門学校）卒業生が26人と最も多く，ついで2年課程（専門学校）卒業生が6人である。3年課程卒業生とは，高校卒業後看護師養成所で3年間学んだ後に看護師国家試験に合格して看護師資格を得た者であり，2年課程卒業生とは准看護師資格を持ち，さらに看護師養成所で学んだ後に看護師国家試験に合格した看護師である（表1-1を参照）。つまり，全員が看護師資格を持っており，基礎知識のレベルはおおむね同じであるとみなせる。

臨床経験年数は，1年未満7人，1年以上5年未満の者が15人と最も多く，5年以上10年未満と10年以上がそれぞれ6人となっており，臨床経験5年以上という経験豊富な看護師が12名含まれている。半身麻痺患者の看護経験の有無をみると，「少し経験がある」が21人，「多くの経験がある」が8人と，この調査の対象となることに同意した看護師の8割以上が何らかの形で半身麻痺患者の看護経験があり，今回の事例に対し適切な対応ができると期待される。

次に，看護技術に関する臨床実習指導の経験の有無をみると，経験あり（毎日あり・時々ありを含む）という看護師が13人，経験がない者は21人となっており，調査対象の4割の看護師は看護学生に対する指導経験を持っている。つまり，少なくとも4割は経験年数が長く，看護学生の指導ができるレベルの技術を持っているとみなされていることになる。

3. 聞き取り調査の結果：経験年数と看護行為の選択

この節では，看護師としての経験年数が看護師の提供する看護サービスの質に反映されているか否かを，2節で示した事例に対する聞き取り調査から明らかにする。

さて，一般的にいうと，技術の熟練過程は，まず示された動作を模倣する初期段階の学習から始まる。看護技術にそっていえば，看護基礎教育における看護教員による看護技術のデモンストレーション後の模倣や，臨床でのスタッフが行う看護行為の模倣がそれにあたる。その段階が終了すると，次は，指示に従いながら自分で必要な動作を選択して行動できる段階へと進む。看護行為を手順に従ってある程度自分で判断しながら実施できるようになるのが，この段階である。そして，最終的には，指示を受けることなく1人で正確にすばやく，一連の行為をほとんど意識することなく自然に適切にできるようになる段階へと進む。つまり，学習によって得た知識を活用して判断し，予測を行い，適切な看護技術を提供することが，技術の熟練の意味である。

しかし，学習で得た知識や技術を実施する回数が少なければ，修得した知識や技術は時間とともに忘却されるものである。忘却させず知識を活用し技術を定着させ熟練にまで高めていくには，繰り返し行われる経験の蓄積が必要となる。つまり，看護技術の熟練形成のためには，同じような状況における繰り返しの経験が重要であり，看護技術の定着のためには同じような状況下での繰り返しの訓練が必要となる。

ただし，パトリシア・ベナー（1992）が述べているように，経験とは「当人が前もって考えていた考えや期待を積極的に洗練したときにはじめて経験とな

る」。つまり、ただ年数だけを積み重ねても、経過の予想や行為の意味を理解しない限り、専門家としての経験とはならない。したがって、看護職としての経験を積むということは、実務経験から得られた知識を積極的に活用し、適切な予想や行為の選択が可能となるように看護技術を洗練・向上させることを意味するのである。

ここでは、34人の看護師に対する綿密な聞き取り調査の結果から、経験年数と看護師の実践能力との関係を分析する。この34人を経験年数別に、看護師として初心者の「経験年数1年未満」(7名)、少し慣れてきた「経験年数1年以上5年未満」(15名)、看護師としての経験を積んできた「経験年数5年以上10年未満」(6名)、さらに、経験豊かなベテラン看護師グループとして「経験年数10年以上」(6名)の4つのグループに分けた。経験年数が長くなるにつれて、適切な対応ができるようになることが期待される。

表2-2は、看護師全員に「半身麻痺患者の看護経験の有無」を尋ね、「65歳の女性で、脳梗塞のために左半身麻痺がある。いつも仰向きに寝ているために背中の痛みを訴えている」という具体的な事例をあげて、「着眼した情報」、「情報から予測したこと」、そして、最終的に「選択した看護行為」について聞き取り調査を行った結果をまとめたものである。○印が調査対象の看護師が活用した情報、予測、および、最終的に選択した看護行為である。なお、表2-2に示された●(体位を変える)は不適切な看護行為であることを示している。白丸が多いほど活用した情報が多く、十分な予測をし、適切な看護行為を実施したことになる。

また、表2-3は、表2-2に示された「着眼した情報」、「情報からの予測」、「選択した看護行為」ごとに○を各1点として延べ数を数え、経験年数グループごとの平均点を算出している。ただし、最後の「選択した看護行為」のなかの●(体位を変える)はマイナス1点として計算する。最終的に、看護師の経験年数と技能水準の関係を明示的に示したものが、この表2-3になる。活用した情報、予測、実施した看護行為とも、点数が高いほど、よい看護を行っていると判断される。

表2-2と表2-3を用いて、経験年数と看護師の活用した情報、情報からの

第2章　看護師の経験年数と看護技術の実践能力　　45

表2-2　看護師が着眼した情報，情報からの予測，選択した看護行為

対象者	経験年数	半身麻痺の看護経験	着眼した情報			情報からの予測					選択した看護行為				
			背中の痛み	長時間の仰向け	半身麻痺	長時間の仰向け	圧迫	筋肉の緊張	循環障害	自分で動けないストレス	体位を変える	右向きに体位を変える	マッサージ	上半身を高くする	車いすの使用・体を拭く・円座を使用
1	1年未満	少し	○	○				○			●				
2	1年未満	少し	○					○			●			○	○
3	1年未満	少し	○				○				●				
4	1年未満	少し	○								●				
5	1年未満	無し	○						○			○			
6	1年未満	少し	○						○		●				
7	1年未満	少し	○			○									○
	1年未満の計		7	1	0	2	2	2	3	0	5	2	1	1	1
8	1年以上5年未満	少し	○			○					●				
9	1年以上5年未満	少し	○	○				○			●				
10	1年以上5年未満	多い	○				○				●				
11	1年以上5年未満	多い	○			○	○				●		○		
12	1年以上5年未満	無し	○		○	○					●				
13	1年以上5年未満	少し	○	○							●				
14	1年以上5年未満	少し	○								●				
15	1年以上5年未満	多い	○	○				○			●				
16	1年以上5年未満	多い	○				○			○	●				○
17	1年以上5年未満	少し	○								●				
18	1年以上5年未満	少し	○						○		●				
19	1年以上5年未満	多い	○						○		●				
20	1年以上5年未満	少し	○									○			
21	1年以上5年未満	少し	○								●				
22	1年以上5年未満	無し	○				○				●		○		
	1年以上5年未満の計		13	3	1	2	9	2	4	3	14	1	2	1	1
23	5年以上10年未満	無し	○						○			○			
24	5年以上10年未満	少し	○		○						●				
25	5年以上10年未満	無し	○						○						
26	5年以上10年未満	少し	○				○				●			○	
27	5年以上10年未満	少し	○												○
28	5年以上10年未満	少し	○				○	○			●				
	5年以上10年未満の計		6	0	1	0	4	2	3	3	5	1	0	1	1
29	10年以上	少し	○			○					●				
30	10年以上	少し	○									○			
31	10年以上	多い	○			○					●				
32	10年以上	少し	○					○			●				
33	10年以上	多い	○		○	○			○		●				○
34	10年以上	多い	○										○		
	10年以上の計		6	0	1	3	0	1	1	0	4	1	2	0	1
	合計		32	4	3	5	18	8	11	6	28	5	5	3	4

注1：「着眼した情報」，「情報からの予測」，「選択した看護行為」は多いほどよい．
注2：●印は体位を変える向きについて，右か左かを明確にしていないことが誤りである．
注3：データは表2-1と同じ．経験年数別に新しく作図．

表2-3　経験年数別の看護師グループ間の実践能力比較

経験年数	着眼した情報（3項目）		情報からの予測（5項目）		選択した看護行為（5項目）	
	合計点数	平均点	合計点数	平均点	合計点数	平均点
1年未満（n=7）	8	1.14	9	1.29	0	0
1年以上5年未満（n=15）	17	1.13	29	1.93	-9	-0.6
5年以上10年未満（n=6）	7	1.17	12	1.71	-2	-0.29
10年以上（n=6）	7	1.17	7	1.17	0	0

注1：点数は表2-2より，各経験年数別に「着眼した情報」「情報からの予測」「選択した看護行為」ごとに延べ数を合計し，平均点を算出した。ただし「選択した看護行為」の「体位を変える」行為は，右か左かを明確にしていない行為であるから誤った行為である。そのため，合計点数の算出時には減点して算出している。

注2：この表は，表2-2をまとめたものである。

予測，さらに最終的に選択した看護行為の関係を詳細にみていこう。

　まず，看護師に提示した具体的な事例は，「65歳の女性で，脳梗塞のために左半身麻痺がある。いつも仰向けに寝ているために背中の痛みを訴えている」というものであった。ここで，看護師がどのような情報に最も着眼したのかをみると，34人中32人の者が"背中の痛み"を重視している。看護師の役割のなかで最も重要なことの1つは，患者の訴え（この場合には痛み）を少しでも早く軽減し患者を安楽にすることである。したがって，ほとんどの者が患者の訴えである"背中の痛み"を最も重要と考えたのは当然であるといえよう。一方，患者の訴える"背中の痛み"以外の情報に着眼した看護師の数は，34人中7人と少数にとどまる。

　さらに，表2-3にまとめられた経験年数別の「着眼した情報」（看護師として気づくことを期待される情報割合）の平均値をみると，どの経験年数グループも気づいた情報量の平均値は1.1から1.2の間になっており，どの経験年数の看護師グループに関しても「着眼した情報」はただ1つにとどまり，経験年数による差はみられない。看護師としての経験が長くなるほど，気づくことや観察項目も多くなり，着眼する情報量も多くなることが期待されるが，1年未満の看護師グループから経験年数10年以上の看護師グループまで，着眼する情報量に差がなく，経験年数の長さが着眼する情報量の多さにつながっていないという結果となっている。

次に，提示された情報から今後何が問題となるのかという「情報からの予測」についてみてみよう。予測とは，患者に現れている症状や訴えから「このままの状態であれば，たぶんこのような問題が起こるであろう。または，すでに起こっているのではないだろうか」と類推することである。このように情報を解釈し分析し予測する思考は，患者に対し質のよい看護サービスを提供することにつながり，効果的・効率的な看護サービスを提供するための重要な能力である。

患者に現れている症状や訴えから健康上の問題を類推することは，既習の知識と経験を活用することであるから，看護師としての経験から得た知識である経験知によるところが大きい。それゆえ，看護の経験が少ない看護師よりも経験年数が長い看護師のほうが的確な類推ができると期待される。

ここでの具体的な事例でいうと，"長時間の仰向け"，"背中の痛み"という情報から，その原因が"圧迫"によるものであろうという類推は，患者の症状や主観的訴えをもとに判断している浅いレベルの類推である。既習の知識を活用すると，"長時間の仰向け"という事例から"筋肉の緊張"がおこっているであろうとか，"血液の循環障害"がおこっているのではないかなど，身体の生理的変化にまで思考を巡らせる必要がある。さらに，"自分で動けないストレス"があるのではないかなど，心理的側面まで着目した深いレベルの類推ができなければ，よりよい看護サービスの提供はできない。

しかし，表2-2にまとめられた調査結果をみると，具体的な事例の情報から"血液の循環障害"を予測している者は半数以下にとどまる。しかも，看護経験年数1年未満の看護師グループ7人中3人（43％），看護経験年数1年以上5年未満の看護師グループ15人中4人（27％），看護経験年数5年以上10年未満の看護師グループ6人中3人（50％）に対し，看護経験年数10年以上の看護師グループでは6人のうち1人（17％）しか"血液の循環障害"を予測していない。経験年数1年未満の看護師7人中3人が既習の知識を活用して"血液の循環障害"を類推している一方で，経験年数10年以上の看護師6人のうち上述の類推を行った者は1人にすぎないという結果は，経験年数と知識の深さが必ずしも関係していないという残念な結果を示している。

次に，表2-3にまとめられた経験年数別の看護師グループの「情報からの予測」の平均値をみてみよう。「情報からの予測」の平均値が高いということは，より多くの予測をしている看護師が多いことを意味している。表2-3の「情報からの予測」項目で平均点数が高いのは，経験年数5年以上10年未満の看護師グループ（1.91）と経験年数1年以上5年未満の看護師グループ（1.71）であり，経験年数1年未満の看護師グループ（1.29）や経験年数10年以上の看護師グループ（1.17）との差は明白である。これらの結果から，平均的にみると，経験年数1年未満の看護師グループよりも，経験年数1年以上5年未満の看護師グループ，経験年数5年以上10年未満のグループにはよい予測ができている看護師が多くおり，経験年数が予測力を向上させていることが示される。しかし，経験年数10年以上という経験豊富な看護師グループに関しては，必ずしも既習の知識を活用して深いレベルまで類推できていないという事実が明らかにされた。

　上記の結果は，経験年数1年以上5年未満の看護師の高い情報収集能力や予測力は看護基礎教育で修得した知識が役立っていることを示しているとともに，知識は活用していないと忘却するものであることを示唆している。経験年数10年以上という経験年数の長い看護師は第1章で説明したような主として相対的な人手不足（＝病床あたり看護師数の不足）による忙しさのなかで，技術向上のための余裕をなくしていたり，優秀な看護師が離職していたりする可能性がある（第3章，第4章も参照）。

　最後に，患者の問題を解決するために，看護師がどのような看護行為を選択したのかをみる。

　表2-2の「選択した看護行為」をみると，34人中33人（97.10％）の看護師が"体位を変える（側臥位）"という看護行為を選択していること，また，ほとんどの看護師が体位を変えるという1つの看護行為で患者の問題を解決しようとしていることがわかる。「情報からの予測」として，身体の生理的変化や心理的変化にまで目を向け，深いレベルまで類推をした看護師も多いにもかかわらず，実際に選択した行為は"側臥位にする"という援助だけの場合が多く，予測を活かした看護行為としては物足りない。なお，"側臥位にする"と

いう以外の看護行為も行うと回答した看護師は，34人中10人と3分の1以下にとどまる。

さらに，このケースにおいては，体位を変える向きについて明確にすることが重要である。事例からすると，「左半身麻痺」であるから麻痺側を下にすると循環障害がおこることから，良い看護行為とはいえず，"右向きに体位を変える"という看護行為を選択することが原則となる。しかし，体位を変える向きを明確に回答した看護師は34人中5人と少数にとどまる。しかも5人のうち2人は経験年数1年未満の新人看護師である（表2-2を参照）。

「情報からの予測」の平均点が高かった経験年数1年以上5年未満の看護師グループと5年以上10年未満の看護師グループにおいても，情報からの予測割合の低い経験年数1年未満の看護師グループや経験年数10年以上の看護師グループと同様に，単純に体位を変える行為を選択しており，半身麻痺を意識したよい看護行為を選択している看護師の比率は低い。左か右かを明確にせずに"体位を変える"という看護行為を選択することは，情報を十分理解し判断できていない結果である。つまり，多くの看護師は，患者の症状から得られる情報を十分集め冷静に判断して看護行為を実施するのではなく，患者の主観的な訴えや症状などの顕在的な情報に強く影響されて看護行為を選択する傾向がある。

表2-3で経験年数別の看護師グループと「選択した看護行為」の関係をみると，表2-2に示されているように，経験年数にかかわらずほとんどの看護師は体位変換だけを行っており，体位を明確にしていないことから，4つの看護師グループとも平均点は非常に低くなっており，経験年数別の看護師グループ間での平均点の差はほとんどない。

以上，表2-2，表2-3にまとめられた結果からみる限り，経験を積み重ねることにより，情報収集能力が高まり，得られた情報からの予測力が高まり，より深い判断のもとで看護行為を選択できるようになるという仮定が成立していないという，残念な事実が明らかにされた。

4. VTRによる看護行為の分析:経験年数と看護技術の実施率

　次に,この節では,看護師が援助を実施する場面を撮影したVTRを再生し,13のチェック項目にそって看護行為を分析した結果を用いて,看護師の経験年数と看護サービスの質を評価する。13のチェック項目は,看護師が患者を側臥位にする手順のなかから重要となる行為を抽出した。経験年数別にみた側臥位の手順に関する評価の結果は図2-1として示している。

　まず,図2-1をみてはっきりわかるのは,平均的にみると,働き始めて1年未満の,看護師としては初心者であるグループが最も適切な行動をとっていることである。具体的に側臥位の手順のなかで重要な看護行為13項目をみると,臨床経験1年未満の新人看護師グループの実施率が最も高くなっている項目が13項目中8項目となっている。さらに,13項目すべてにおいて5割以上

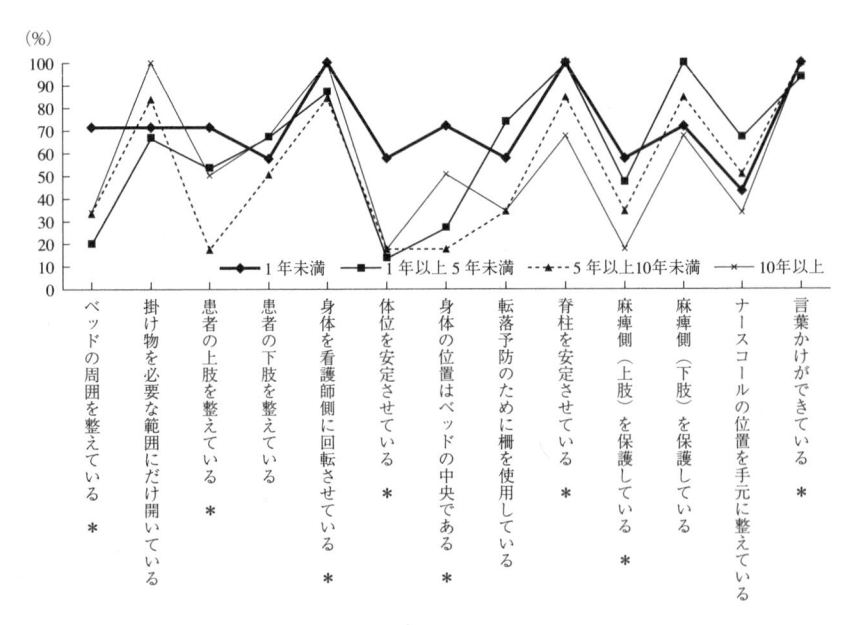

図2-1　経験年数別の側臥位における看護行為の実施割合

注1：＊印がついている看護行為は,経験年数1年未満の看護師の実施率が最も高い。
注2：三好・大津・望月・浅井・南・今西・大平（2003）のデータを用いて作成。なお,技術の評価は7名で行っている。

の新人看護師が適切な行為を実施している。

　一方，看護師経験 1 年以上の 3 つの看護師グループ（経験年数 1 年以上 5 年未満の看護師グループ，経験年数 5 年以上 10 年未満の看護師グループ，経験年数 10 年以上の看護師グループ）に関しては，"ベッドの周囲を整える"，"体位を安定させる"という基本的な看護行為を実施している看護師の割合は 3 割以下にとどまる。特に，看護サービスとして重要な患者の安楽に関連する"体位を安定させる"行為について，臨床経験 1 年未満の新人看護師の 60％が実施しているのに対し，経験年数が 1 年以上の看護師の実施率が 2 割に達しないことは大きな問題である。

　さらに，患者の"転落予防のために柵を使用している"という安全を保障する行為は，看護専門職業人として最も優先されるべき行為である。しかし，この看護行為を実施している割合をみると，経験年数 1 年未満の新人看護師グループでは半数以上が実施しているのに対し，経験年数 5 年以上 10 年未満，および，経験年数 10 年以上の看護師グループでの実施率は 3 割程度にとどまり，臨床経験年数が全く活かされていない。

　このように，VTR を用いた看護行為の分析の結果からも，前節の聞き取り調査の結果と同様に，看護師としての臨床経験年数が看護行為の熟練形成に結びついていないことが明らかにされた。むしろ，逆に看護師という仕事に慣れることが看護行為を粗雑にしている可能性さえある。

　看護行為を実践する能力は，看護基礎教育において基本的な技術を習得することからスタートし，看護経験をとおして実践能力が高まり，効率的・効果的な看護サービスの提供へと実践能力は熟練していくことが期待されている。しかし，3 節の聞き取り調査，この節の VTR を用いた看護行為の分析からは，看護基礎教育で教えられた看護技術が臨床の場で劣化している可能性が大きいことが明らかにされた。

　つまり，このことは，臨床現場において，看護師が看護技術を向上させる機会や時間的な余裕がないこと，あるいは，看護技術の向上のインセンティブが欠けていることを示唆している。

5. 看護技術の評価について

　ここで，看護技術の評価について少し議論しておく。この章で示した3節，4節での看護技術の評価は，看護基礎教育に携わる大学教員という看護技術に関する専門家が行っている。私たちは，看護技術は専門的な技術であり，看護技術に関する知識のない患者が看護師も納得できるような看護技術評価をすることは困難であると考える（第8章も参照）。

　例えば，現在は患者に対しアンケート調査を行い，病院や医者，看護師に対する"満足度"を尋ねるケースも多いが，その評価基準は必ずしも明確ではない。調査対象である患者にしても，A病院とB病院の相対的な評価は主観的な満足度という観点から可能であるとしても，また，個々の看護技術のなかには患者が上手・下手をある程度評価できるものがある（例えば洗髪や注射など）としても，それ以上の技術評価や医療水準の評価を期待されても困るであろう。看護技術だけでなく専門的な技術に関しては，職業集団ができるだけ客観的な評価基準を定めていくことが望ましいと思われる。専門家の仕事はやはり専門家が一番理解できることは，どんな仕事でも同じである。つまり，看護師の技術水準の評価に関して，最も重要視されなくてはならないのは専門家集団内での評価であると考える。現在は実現していないが，将来的には厚生労働省の協力を得て日本看護協会が組織的に明確な基準を持って，個々の看護師の看護技術の評価を行っていくことも重要であろう。

　看護師の技術水準について仲間内の評価を組織的に行っている例として，イギリスやオーストラリアなどをあげることができる。イギリスやオーストラリアの看護協会は強固なギルド制をとっており，看護師の免許をとるためには看護協会が定めた技術・能力基準を達成しなくてはならない。両看護協会は看護基礎教育のなかでも看護技術教育を重視しており，看護師養成機関における看護基礎教育時間の50％を看護技術の実習時間に割くことを求めている。また，イギリスやオーストラリアには看護師免許の更新制度があり，看護協会が看護師免許の更新時に看護技術を含めた再教育を行っている。イギリス，オーストラリアなどでは，看護協会が看護技術の水準を決定し，さらに看護技術の維

持・向上に積極的に関わっているのである（第5章3-1節を参照）。

一方，日本看護協会の主催するセミナーは知識重視の傾向があり，実際の技術研修はほとんどなく，必ずしも看護技術の評価に力を入れているとはいえない。患者や一般国民の看護サービスに関する評価も重要であるが，日本看護協会自らが看護師の看護技術の向上を目的とした看護技術の研修，看護技術の評価を積極的に行い，看護師の技術水準の向上に組織的に取り組むことは，患者や一般国民の看護サービスへの信頼と安心感を大いに高めるであろう。

なお，日本看護協会は看護師の専門化を進めていくために，「認定看護師」（2009年現在で17分野），「専門看護師（修士課程卒業資格が必要）」（同10分野）制度を1980年代半ばから推進しており，分野も広がっている。ただし，2009年5月現在で，認定看護師登録者数は4,438人，専門看護師登録者数は302人と，まだ少数にとどまっている。また，どちらの制度も，看護技術水準よりは知識（書類と学歴）に重きが置かれている感がある（詳しい議論は第9章を参照）。

看護師をよりいっそう専門家とすることも重要かもしれないが，"看護師"として就業する123万人全体の技術水準全般の向上と平準化を期待する立場からいえば，積極的な看護技術研修や定期的な看護技術のチェックなどに関し，看護に関する職能団体としての日本看護協会が組織的に看護技術向上に取り組むことこそが，看護師全体の看護技術の向上のための重要なインセンティブになるのではないだろうか。

6. まとめ

前章の4節では，看護サービスの最大の需要者である高齢者が，看護師にどのような期待をしているのかを明確にした。その結果，やさしいだけの看護師ではなく，確実な知識と技術を持つ専門家としての看護師が期待されていることが明らかにされた。

しかし，この章では，看護サービス需要者の期待に反して，看護師の看護技術水準が経験年数とともに向上していないという厳しい実態が明らかにされた。逆に，新人看護師のほうが，看護基礎教育で学んだ看護技術を確実に実践し，

基本的な安全確保などを丁寧に実施している。

　一般的には，経験年数が長くなるに伴いその熟練度は高まるものと期待されるが，看護師に関しては，経験が熟練形成に反映されていないという残念な結果が明らかにされたわけである。これ以降の章では，その理由を探っていくことになる。

　前章で論じたように主として病床あたりの看護師数の不足による"看護師の忙しさ"は，技術の向上に必要な時間的・身体的な余裕を奪っている最大の要因であるが，それ以外にも看護師をとりまく問題は多い。看護師の忙しさ，労働環境に関する問題点を第Ⅱ部の第3章，第4章で論じる。第Ⅲ部の第5章から第7章では，看護技術教育に焦点をあて，看護師の養成課程，臨床現場での研修における看護技術教育の問題点を取り上げる。第Ⅳ部の第8章と第9章では，看護技術向上のインセンティブについて論じる。

　最後に，看護師の技術水準の評価に関しては，共通の専門知識を持つ専門家集団による評価が望ましいと，私たちは考えている。専門知識を持たない一般人が，専門的な技術を正確に評価することは難しい。それゆえ，看護師の場合でいえば，オーストラリア看護協会やイギリス看護協会などのように，日本看護協会も職能集団として，看護技術の向上のための実習や看護技術水準の評価に積極的に取り組むことを期待したい。

第Ⅱ部

看護師の労働供給と労働条件

第3章

病院における"看護師の忙しさ"
「看護師不足」の意味

1. はじめに

　高齢社会を迎え，高度な専門的知識・技術を持った看護師による質のよい看護サービスへの期待は高まっている。一方で，医療現場での「看護師不足」の声は高く，その対応として，序章でもふれたように，日本インドネシア経済連携協定（日本インドネシアEPA）により，2008年10月に初の外国人看護師としてインドネシア人看護師（候補）約200名が来日し，半年間の日本語学習の終了後，実際に働きながら日本の看護師資格の取得を目指すことになった。EPAによる外国人看護師（候補），介護士（候補）の受入対象はインドネシア人だけでなく，2009年3月にはフィリピン人の受入も開始された。

　この章では，日本の病院における"看護師の忙しさ"の原因となっている「看護師不足」の意味を明確にする。第1章で示したように，人口あたり看護師数は欧米諸国並みになっており看護師不足はほぼ解消されているはずなのに，なぜ「看護師不足」がこれほどマスコミで取り上げられるのであろうか。

　さらに，外国人看護師の受入と関連して，以下の疑問点にも答えていく。仮に本当に看護師が不足しているとして，日本国内に適任者はいないのか。日本語を半年間だけ学んだ外国人看護師が日本で日本語の看護師国家試験を受験して日本の看護師資格を取れるのであろうか。さらに，外国人看護師の受入を継続した場合，日本経済や日本の看護師の労働市場はどのような影響を受けるのであろうか。

ここで、この章の前提として、日本における病院の看護師がとても忙しいこと、つまり、労働密度（やらねばならない仕事量の多さ、緊張感、責任の重さなど）が非常に高いことを明確にしておこう。日本の病院では、半世紀以上にわたり 10 対 1 配置が配置基準となってきた。10 対 1 配置とは、日勤時に入院患者 10 人に対して看護師が 1 人配置されていることを意味する（2006 年には 7 対 1 配置が基準となったにもかかわらず、2009 年 7 月時点で 75％の病院は 10 対 1 配置より看護師が少ない状態である）。そして、人員配置に関係なく、準夜勤や深夜勤時には 50 ベッドを 2, 3 人で看ることが一般的となっており、看護師 1 人あたりの受持患者数は 17 人から 25 人にもなる。さらに、日本の主流である三交代勤務では夜勤（準夜勤と深夜勤）回数が月平均 8 回にもなることを考えれば、日本の病院における看護師の仕事の厳しさが理解できるであろう。たしかに、看護師の月平均残業時間は 15 時間と全産業平均の 18 時間を下回っており、平均的な労働者よりも労働時間が必ずしも長いとはいえないが、三交代制では勤務時間が固定されないこと、三交代制のもとでは日勤から深夜勤へと勤務時間の間隔が 6 時間程度になることもまれではないことを付け加えておきたい。

また、病院看護師の求人広告をみると、他の職種ではまずみることのない残業に関する情報があり、「残業は月 10 時間以内」というのが売りものになるくらい、残業があたりまえの職場であることがわかる（第 4 章 4-2 節を参照）。患者についての申し送りや勤務後の記録などに時間をとられ、定刻の労働時間の前後で 30 分から 1 時間程度の残業は普通であるという。その上、自発的に行う研修と異なり、雇用者が出席を求めた場合、法的には時間外の職場研修に対し残業代を支払わなくてはならないが、職場研修を勤務時間に入れず、残業代が未払いになっているケースも少なくない。記録されない残業の多さから日本では過労死が頻発しているが、病院の看護師や医師にも過労死が起きており、統計に現れる以上に労働時間が長い可能性もある。高額医療機器の購入や電子カルテの導入に必要な機器設備の導入などに経費を取られ、患者 1 人あたりの看護師・医師数が欧米の半分以下という少ない人数で忙しく働いているのが、日本の病院における看護師や医師の実態である。

第1章で紹介したように，少ない人数で常に緊張した勤務を強いられる結果，統計上でも医療事故は増加しており，日本医療労働組合連合会が実施した『看護職員の労働実態調査』(2005年)によると，86％の看護師が"この3年間にミスやニアミスがあった"と回答している。その理由として84％が"医療現場の忙しさ"をあげている。"医療現場の忙しさ"以外の回答はすべて40％となっており，医療現場の忙しさが医療事故を頻発させている最大の要因であることを看護師も強く意識していることがわかる。このように，看護師の忙しさは，看護サービスの需要者である患者の命も危険にさらす可能性があるだけに，看護師の忙しさを解消するための政策が強く望まれる。この章の5節では，具体的な政策を提示している。

　この章の構成は以下のとおりである。

　2節では，まず日本では看護師数は順調に増えており，絶対数(人口あたり看護師数)での看護師不足はほぼ解消されていることを明らかにする。しかし，人口あたりの看護師数が他の先進国並みになったにもかかわらず，病院で働く看護師は忙しく，丁寧な説明どころか，上記のように医療ミスさえ起こしかねないほどである。3節では看護師の忙しさの理由を説明していく。最も大きな理由は，日本の病床数が他の先進国の2〜4倍にも上るために，病床数あたりの看護師や医師の人数が他の先進国の半分以下になっていることである。4節では世界的な看護師需要と外国人看護師の受入問題について論じる。看護師不足を外国人看護師の受入によって解消しようとしている国は少なくない。例えば，イギリスでは看護師の3分の1が外国人看護師である。この節では主にイギリスの外国人看護師受入態勢と問題点をとおして，日本での外国人看護師受入の可能性を考える。5節では，病院から看護師や医師がいなくなるという究極の医療崩壊を防ぐためには病床数の削減が避けられないこと，しかし仮に病棟の閉鎖や病院の統廃合を行ったとしても医療サービス水準の維持が可能であることを示す。6節はこの章のまとめである。

2. 看護師の需要と供給：「看護師不足」解消までの動き

第1章3-1節で述べたように，OECDデータによれば，2006年における日本の人口あたり看護師数は欧米諸国並みになっており，高齢化率を考慮しても，現在の日本において"看護師の絶対数での不足"はほぼ解消している（少なくとも主要な問題ではない）と考えるべきであろう。

OECDによる人口あたり看護師数の国際比較データだけでなく，政府データによっても現在は「看護師不足」の状況にあるとはいえないことが確認できる。厚生労働省による『第5次看護職員需給見通し』は，「看護師」・「准看護師」に「保健師」と「助産師」を含めた"看護職員"の需給見通し計画であるが，その最終年の2005年における"看護職員"供給数は需要数を若干下回ると予想されていた。しかし，実際には"看護職員"供給数は需要数を上回った（表3-1を参照）。すなわち，2000年時点で，2005年に必要になると推計された看護職員需要数は130万6000人であったが，実際の看護職員供給数は130万8000人となっている。つまり，看護職員供給数は看護職員需要数をわずかではあるが上回っており，少なくとも日本全体でみたときに，この時点で「看護師（看護職員）不足」という状況にはない。もちろん一時的に看護師供給に地域的な偏りが生まれることはあるが，一般に看護師の移動性は高いので，偏りの是正のためには，看護師が不足しているという地域の賃金を含む労働条件を改善すればよい（5節などを参照）。

このように，2005年前後には人口あたり看護師数は欧米先進国並みになり，看護師の絶対的な不足はほぼ解決されたといえるが，2000年頃までは看護師数が不足していたのも事実である。そして，長年にわたって続いた看護師不足は自然に解消したわけではない。医療関係者，厚生労働省の政策や努力によって，看護師養成が積極的に図られてきた結果である。この節では，欧米先進国並みの看護師数が確保されるまでの過程を説明する。

まず，歴史的にいうと，1950年以前には，病院が直接雇用していた看護師数は少なく，病院の看護師の業務は診療の補助が主な業務であり，患者の身の回りの世話は家族の役割とされていた。しかし，入院患者の世話は看護師が専

門家として行うべきであるとして，病院所属の看護師が患者の世話を行うことを推奨するために，1950年に"完全看護"が創設され，入院料に加えて完全看護の点数を加算することとなった（1951年に准看護師制度導入）。

しかし，"完全看護"の名称が患者の看護をすべて病院に任せてしまうという誤解を生じたことから，1958年には標準的な看護のあり方を示す"基準看護"が新設された。そして基準看護として，入院患者に対する看護職員の配置数により類別を設けたことから，看護師対患者数により医療点数に差がつくようになった。その結果，看護師の需要が急増したが，看護師の供給数が突然増加するわけもなく，急増した看護サービス需要に対応する看護師の過重労働が大きな労働問題となった。

1960年代には，看護師の労働条件の改善を要求する全国規模の病院ストライキ（1960年）や，夜勤は2人以上で月平均8回以下（二八体制）という人事院判定（1965年），看護職員の不足対策に関する決議の採択（1969年）がなされ，それに対応して，厚生省（現在の厚生労働省）は，養成機関の拡充整備，夜勤勤務の改善など看護職員の確保・養成のための政策を積極的に打ち出してきた。

さらに，1960年前後から継続する慢性的看護師不足を受けて，1974年に『第1次看護婦需給計画（5カ年計画）』を策定し，1979年には，地域別や設置主体別の看護師需給格差の解消を目的とした『第2次看護婦需給計画（7カ年計画）』を策定した。さらに，1986年には『看護職員需給見通し（7カ年）』を策定し，複数夜勤制の普及，病床数の増加に伴う看護職員の需要増加に対処してきた。

ここで，1975年以降における就業している「看護師」と「准看護師」の推移を，図3-1によって確認しておこう。この図は，1975年には合計40万人であった看護師と准看護師の合計数が大幅に増加し続け，30年後の2005年には123万人と3倍以上になったことを示している。

この図からは，さらに次の2つのことが読み取れる。まず第1に，1990年代以降も看護師数の増加率が衰えていないことである。このことは，看護師養成所の拡充を経て，看護師養成が軌道に乗ったことを意味している。1990年

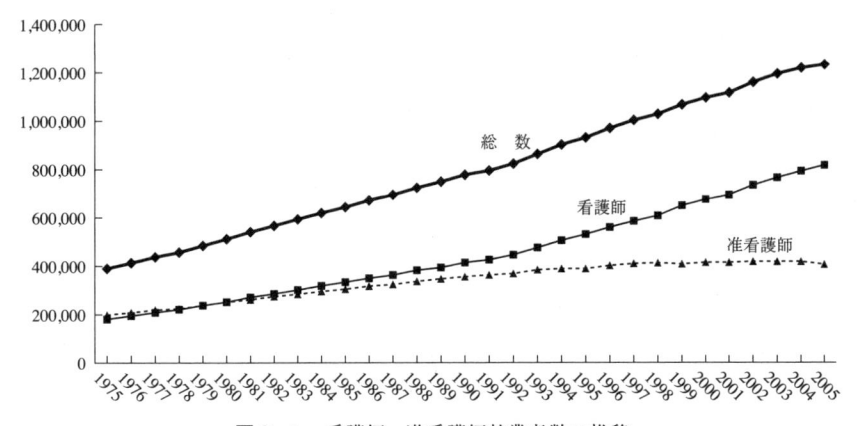

第3章 病院における"看護師の忙しさ"　61

図3-1　看護師・准看護師就業者数の推移
資料：日本看護協会出版会編の1975年から2007年の『看護関係統計資料集』を用いて作成。

から2005年までの15年間で，"正看"といわれる看護師を中心に，看護師・准看護師の就業者総数は80万人から123万人へと45万人近く増加しており，1975年から1990年までの15年間の増加数40万人を上回っている。

また，第2として，図3-1からは，1990年代以降に増加している"看護師"が准看護師ではなく"正看"といわれる看護師であることが明確に読み取れる。その理由は，"看護師"育成の主眼が医療水準の高度化等の要因により，准看護師養成から看護系大学や看護専門学校による看護師養成へと転換したためである。ただし，現在の"看護師"就業者の3分の1は准看護師であること，現在も准看護師養成所は継続しており年に1万人以上の准看護師が誕生していることも忘れてはならない。

さて，1991年頃より看護師・准看護師数の増加が急上昇しているのは，1991年に策定された『高齢者保健福祉推進10カ年戦略（ゴールドプラン）』により医療・福祉マンパワーの大幅な確保の必要性から看護職員需給見通しの見直しがなされたこと，1992年に看護婦等の人材確保の促進に関する法律が制定されたことが影響している。その結果，厚生労働省は，看護師等養成所の整備促進，離職防止に向けての夜勤負担の軽減，看護業務の改革，資質の向上にむけての研修の促進，就業の促進などの対策を示し，補助金によりナースセン

表3-1 看護職の就業者数，需給見通し

年	供給見通し	需要見通し	見通しでの超過需要	就業者数（実数）	就業者数−需要見通し
2000	1,151,100	(第5次看護職員需給見通しのベース)		1,165,319	
2001	1,181,300	1,216,700	−35,400	1,187,550	−29,150
2002	1,212,000	1,240,700	−28,700	1,233,496	−7,204
2003	1,242,000	1,263,100	−21,100	1,268,450	5,350
2004	1,271,400	1,284,900	−13,500	1,292,593	7,693
2005	1,300,500	1,305,700	−5,200	1,308,409	2,709
2005	1,251,100	(第6次看護職員需給見通しのベース：常勤換算)			
2006	1,272,400	1,314,100	−41,700		
2007	1,297,100	1,338,800	−41,700		
2008	1,325,100	1,362,200	−37,100		
2009	1,355,900	1,383,800	−27,900		
2010	1,390,500	1,406,400	−15,900		

注1：第5次，第6次看護職員需給見通し，および，就業者数（実数）を用いて作成。
注2：第6次看護職員需給見通しは常勤換算であり，2006年以後の常勤換算就業者数は不明。

ター事業や看護職員離職防止特別事業を創設し，看護師確保に努めてきた。

2000年には，介護保険制度が実施されるのを受けて，看護師・准看護師に保健師と助産師を加えた"看護職員"の安定的確保を目的として厚生労働省は『看護職員需給見通し（5カ年）』を発表し，2005年の看護職員需要を約130万人と見込み，需要に見合う看護職員数を確保するために努力してきた。なお，看護職員の需要見通しは，各都道府県の病院等の医療・介護施設の人員配置をもとに必要とされる看護師数を積み上げたものであり，見通し作成時点での一般病院の配置基準は，患者10人あたり看護師1人という10対1配置であった。

表3-1は，『第5次看護職員需給見通し』と『第6次看護職員需給見通し』による各年の看護職員需要と看護職員供給の予想数，さらに，2000年から2005年までの看護職員の就業者数データを表にしたものである。先にもふれたように，この表をみると，『第5次看護職員需給見通し』（2000年）では，最終年の2005年においても看護職員数が不足するとしていたが，実際の就業者数は需要数を上回ったことが確認できる。2005年の看護職員需要数130万人に対して，看護職員供給はこれを若干下回るとしていたのが，実際には看護職員の就業者数は131万人と，わずかではあるが看護職員需要数を上回ったので

ある。

　厚生労働省『第6次看護職員需給見通しに関する検討会報告書』（2005年）では，就業者数ではなく常勤換算で需給の見通しを立てており，2006年の看護職員に対する需要見通し131万人に対して，供給見通しは127万人と，看護職員の不足数を約4万人としている（96.8％の充足率）。常勤換算にしたのは，短時間勤務者の増加を受けて，就業実態を正確につかむためであるが，実人数では積み上げた需要者数に実際の就業者数がほぼ見合っているので，厚生労働省の看護師増員計画の必要性が薄れるためでもあろう。常勤換算数でみると，最終年の2010年に必要となる看護職員需要は140万人，供給見通しは139万人と見込まれ，2010年にも1万人程度の看護職員が不足すると予想されている。しかし，看護師養成所の充実を考慮すれば，この数字は短時間勤務者の就業時間の増加，看護職員の離職率の低下を図ることによって，十分達成可能な数字であると思われる。

　上記のように，少なくとも2005年前後には，各県が県内の医療・介護施設の人員配置を前提として積み上げた看護職員需要数に見合った就業者数は確保されており，1980年代までのような深刻な絶対数での看護師不足は解消されていると判断すべきであろう。日本看護協会も，1960年代のように「看護師不足」による看護師数の増加を最重要課題とはしていない。現在，日本看護協会が積極的に取り組んでいるのは，看護基礎教育の充実，看護師養成機関を大学中心にすること，看護師の離職率の低下対策などである。

　ただし，表3-1に示された2005年の『第6次看護職員需給見通し』の算定において，一般病院の配置基準が入院患者10人に対し看護師1人という10対1配置であることを忘れてはならない。後述するように，2006年3月には第4次医療法改正により，一般病床の配置基準は，入院患者7人に対し看護師1人いう7対1配置となった。病床数をそのまま維持しながら，看護師の配置基準を10対1から7対1に変更すれば，看護師数が不足するのは明らかである。実際，2006年の7対1配置基準の導入により，相当数の中小病院が，配置基準に見合う看護師数を確保できないために病院収入が低下し，病棟の閉鎖や倒産に追い込まれている（病床数の削減に関しては5節を参照）。

このように，OECDデータのみならず，厚生労働省による『看護職員需給見通し』からみても，2005年前後には，"絶対数での看護師不足"はほぼ解消されているといえよう。では，なぜ看護師の忙しさが続いているのであろうか。

3. 日本固有の"看護師の忙しさ"の要因

3-1. 多すぎる病院：病床あたり看護師数の不足

欧米先進国の病院を訪れた人は，看護師や医師が日本よりよほど余裕を持って働いていることを知って驚くであろう。そして，入院患者あたりの看護師数が日本よりも多いことにも，容易に気がつくであろう。図3-2は，OECDデータを用いて計算した"病床あたり看護師・医師数"を図示したものである。

日本の病床あたり看護師・医師数も他の国と同様に，2000年から2006年までの間に増加しているが，欧米諸国に比較すると，病床あたり人数には大きな開きがある。2006年における日本の病床あたり看護師数は0.67人と，欧米先進国の半分以下である。病床あたり看護師数の多いのは，アメリカ3.28人，イギリス2.79人，オーストラリア2.48人で，病床あたり看護師数は2人を超えている。看護師に加えて1年間の看護教育を受けた正式の資格である看護助手制度を持つフランスとドイツでは，病床あたり看護師数はそれぞれ1.09人，1.19人と少数になっているが，それでも病床あたりの看護師数は1人を超えている。

日本で看護師の絶対数（人口あたり看護師数）が欧米諸国並みになっているにもかかわらず，"病床あたり看護師数"がこんなにも少ない理由は，第1章でも指摘したように，病床数の多さにある。病床あたり看護師数は，（人口あたり看護師数）／（人口あたり病床数）で計算されるから，たとえ人口あたりの看護師数が欧米諸国並みであるとしても，人口あたりの病床数が多ければ，病床数あたりの看護師数は欧米諸国の半分以下となってしまうのである。

表3-2では，図3-2を計算するために用いた"人口あたり病床数"，"人口あたり看護師数"，"人口あたり医師数"のデータを示し，さらに，病床数あたり看護師・医師数を計算した結果と各国の高齢化率をまとめている（それ以外

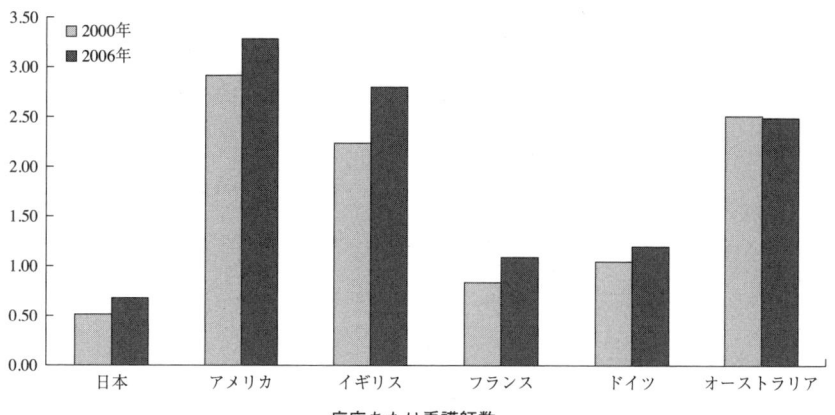

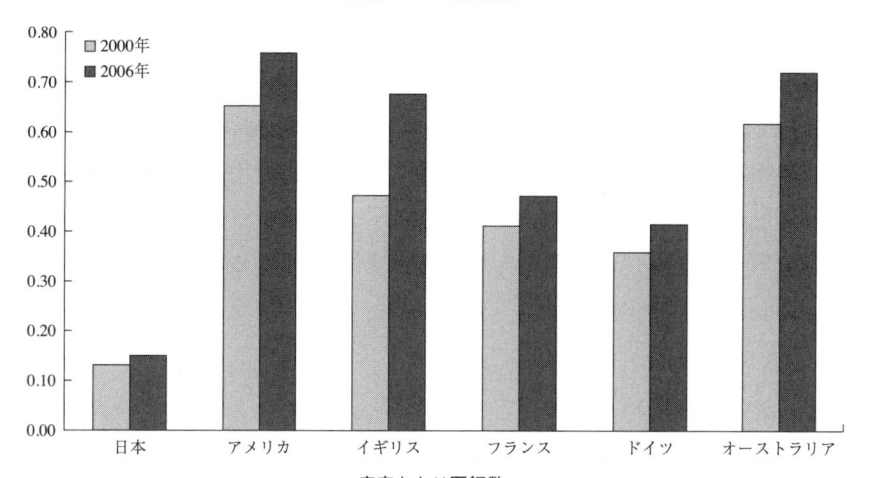

図3-2 病床あたり看護師・医師数の国際比較
注：データは表3-2と同じ。フランスの看護師には看護助手は含まれていない。

のデータについては，表1-2を参照）。

この表をみると，日本の人口あたり病床数が飛びぬけて多いことが確認できる。2006年でみると，日本の人口1,000人あたりの病床数は14床となっているのに対し，アメリカ，イギリス，オーストラリアは3,4床であり，比較的病床数の多いフランス，ドイツでも7,8床である。日本における病院（病床数）

表3-2 病床数あたり看護師・医師数の国際比較

2000年		病床数(1,000人あたり)	看護師数(1,000人あたり)	医師数(1,000人あたり)	病床あたり看護師数(人)	病床あたり医師数(人)	高齢化率(注3)
民間医療保険	アメリカ	3.5	10.17	2.29	2.91	0.65	12.3
社会保険方式	日本	14.7	7.56	1.93	0.51	0.13	17.3
	フランス	8.1	6.73(注2)	3.32	0.83(注2)	0.41	16.0
	ドイツ	9.1	9.41	3.26	1.03	0.36	16.3
国民医療サービス方式	イギリス	4.1	9.15	1.94	2.23	0.47	15.9
	オーストラリア	4.0	10.00	2.47	2.50	0.62	12.3
2006年		病床数(1,000人あたり)	看護師数(1,000人あたり)	医師数(1,000人あたり)	病床あたり看護師数(人)	病床あたり医師数(人)	高齢化率(2005年)
民間医療保険	アメリカ	3.2	10.50	2.42	3.28	0.76	12.3
社会保険方式	日本	14.0	9.35	2.09	0.67	0.15	20.1
	フランス	7.2	7.88(注2)	3.39	1.09(注2)	0.47	16.3
	ドイツ	8.3	9.87	3.45	1.19	0.42	18.8
国民医療サービス方式	イギリス	3.6	10.03	2.44	2.79	0.68	16.1
	オーストラリア	3.9	9.66(注1)	2.81	2.48	0.72	12.7

注1:OECD Health Data 2009 より,2000年と,最新のデータの揃っている2006年を取り出した。ただし,オーストラリアの看護師数は2005年のもの。
注2:フランスの数字は看護助手を含まない。
注3:高齢化率は,2000年と2005年の国連統計。ただし,2005年の日本については,国勢調査と国立社会保障・人口問題研究所の注意推計(2006年)を用いて計算したもの。2005年は『高齢社会白書(2008年)』。

の多さは,前述のように病院の開業や診療科目の制約が何もない"自由開業制"を採ってきたこと,精神病院の多さに加えて,長期間にわたり開業医が病院勤務医に比べて収入が多くなるような「診療報酬点数表」になっていたことが大きな理由である。開業医の所得は勤務医の1.7倍となっている。実際,診療報酬点数を決定する中医協の医療関係3委員は,2009年11月まで,全員が開業医の団体である日本医師会の推薦者が選出されていたが,民主党政権になって,日本医師会推薦者を採用せず,2010年の診療報酬点数の改正では,勤務医の待遇改善を図る方針が明確にされている。

表3-2における総病床数は,急性期病床と慢性期病床の合計であるが,第1章でも述べたように,アメリカ,オーストラリア,イギリスでは医療と介護の区別がはっきりしており,慢性期の患者は病院以外(介護施設あるいは在宅)で看ており,病床のほとんどが急性期病床である。日本と同様に医療体制

を社会保険方式で運営しているフランスやドイツでは，介護保険導入の遅れもあり医療保険で看る慢性期病床が多いために，総病床数が多くなっている。ただし，フランスやドイツと比較しても，人口あたりでみた日本の病床数は7割以上多く，結果として"病床あたり看護師数"は両国の6割程度にとどまっている。

ちなみに，OECDデータを用いた吉田（2007）が明らかにしているように，人口あたり看護師数や医師数は高齢化率と正の関係がある。医療サービスを最も必要とするのは高齢者であるから，高齢化率が進めば，看護師や医師数が増加するのは当然のことであろう。2000年における日本の高齢化率（65歳以上人口の比率）は17.3％で，表3-2に示された6カ国中最も高いが，フランス，ドイツ，イギリスも16％前後と，日本とあまり差はない。しかし，合計特殊出生率が1.3前後と低い日本とドイツでは，2005年の高齢化率は一気に高くなり，それぞれ20％，19％となった。

そこで，ほぼ同じレベルの高齢化率の両国を比較すると，2006年の人口1,000人あたり看護師数は，日本9.35人，ドイツ9.87人と大きな差はなく，少なくともドイツ並みの看護師数は確保できている。さらに，日本の人口あたり看護学生数はドイツを含む他の先進国を上回っており，人口あたり看護師数はドイツを上回ることになるであろう。しかし，人口1,000人あたりの医師数は，日本2.1人，ドイツ3.5人と大きな差があり，人口あたり医学生数も他の先進国より少ない。人口の高齢化にまったく対応できていないのは，看護師ではなく医師の養成である。

看護師の養成が順調に進んだことは，表3-2でも確認できる。日本の"人口1,000人あたり看護師数"は，2000年の7.6人から2006年には9.4人へと大幅に増加し，欧米諸国並みの数字となっている。これは，2000年代に看護系大学を中心とした看護師養成所の整備が進んだことを反映しており，看護師数の増加がこのペースで進むとすれば，看護師の賃金の急激な低下や労働環境の悪化などがない限り，今後も絶対数での「看護師不足」が起きるとは考えにくい。

しかし，この状況は医師には当てはまらない。人口1,000人あたり医師数は

2000年が1.9人で，2006年が2.1人とほとんど増えていない。OECDデータで現在の医学生数をみても他の先進国に比べて少なく，高齢者の増加に見合った医師の増員体制は十分ではないと思われる。病院勤務医の労働条件の改善による人員確保，医師の育成は緊急の課題である。イギリスも2000年には人口あたり医師数は日本と同水準であったが，人口の高齢化を見据えて医師の養成を加速させた結果，人口1,000人あたり医師数は2000年から2006年の間に，1.9人から2.4人へと大幅に上昇し，アメリカ並みになっている。日本でも，さらなる高齢化を見据えた医学部の定員増などの政策が必要であろう（2006年にようやく医学部の定員増が決定し，2008年より実施）。

いずれにしても，図3-2に示されるように，欧米の半分以下の看護師と医師で入院患者（＝病床）の世話をしなくてはならないのであるから，日本の看護師も医師も忙しくならざるを得ない。少ない人数の看護師で目いっぱい働いているために，精神的にも身体的にも余裕がなくなり，看護サービスの主な需要者である高齢者の看護師に対する「検査や治療に関する十分な説明をしてくれる」や「対応が親切で丁寧である」といった期待に応えられなくなっている。それどころか看護師の熟練形成を阻み，医療ミスを引き起こす最大の要因になっているのである。

もちろん，厚生労働省も"看護師の忙しさ"を認識しており，看護師の忙しさを緩和するために2006年3月の第4次医療法改正時に配置基準の変更という大改正を行っている。前述のように，日本では半世紀以上にわたり，入院患者10人に対し看護師1名という10対1配置を基準としてきたが，2006年度からは，看護職員1名が入院患者7名を受け持つ，これまでよりも手厚い7対1配置を基準とした。具体的には，一般病棟における「Ⅰ群入院基本料1」（入院患者7人に対し看護職員1名）を基準の診療報酬点数とし，それ以下の診療報酬点数を大幅に引き下げたのである。しかしながら，2009年7月までに，大学病院，大病院を中心に，全病床の24％しか7対1配置基準を達成していない。

一方，10対1から7対1への配置基準の変更により，看護師に対する需要が急増し，看護職員の確保の難しい中小病院の経営は悪化し，倒産件数も増加

している。これを医療の崩壊と捉える向きもあるが，上記の人員配置の変更により，病床数の削減がようやく本格的に進むともいえる。社団法人日本医師会『看護職員の需給に関する調査―2006年10月調査―』(2007年)では，病院に対するアンケート調査から，看護職員の配置基準の変更により，2006年10月から2008年4月の間に病棟閉鎖などにより，一般病院の病床数が約2万床減少するという予測を公表している（実際には中小病院の配置基準変更の延期などの配慮により，予測よりも病床の減少数は少なかった）。

医療サービスの需要者である私たちは，病院の統廃合，病床の閉鎖を通じた病床の減少が，看護師や医師に時間的な余裕をもたらすことにより，病院から看護師や医師がいなくなるという究極の医療崩壊を防ぐことができるというプラス面を理解する必要がある。さらにいえば，看護師の人員配置の改正にあたって，それに先立って行うべきであった診療科目の制限や開業規制などの措置（病床数の削減を目的とする）がなされていない点こそが問題である。

図3-2，表3-2が明らかにしているように，日本における病院の看護師や医師の忙しさを緩和しようとするならば，看護師や医師の絶対数を着実に増やし続けるとともに，欧米諸国に比べて飛び抜けて多い病床数（つまり病院数）を減らす政策を採る必要がある。病床数を減らすためには，病棟の閉鎖や病院の統廃合は避けられない。その際，診療科目の制約，"開業規制"，医師の研修や配置を何らかの公的機関がコントロールしていくことが必要となる。日本の医療供給が公的な医療保険制度によって支えられていることを考慮すれば，配置基準の変更を含む診療報酬点数を通じたコントロールだけでなく，公立病院を中心とした統廃合，診療科目の制約（自由標榜制の廃止），開業規制などの医療サービス供給システムに対するルール作りも当然医療政策に含まれるはずである。また，移行期において，経営状態の悪くなった病院の看護師の雇用条件悪化（いっそう忙しくなる）などの現象も生じており，少なくとも患者の人命や看護師の健康といった観点から，行政として厳正な対応（病院への指導など）が必要となるであろう。

公立病院を中心とした統廃合，病棟の閉鎖など地域医療を含めた医療資源の適正配分と医療サービス水準維持に関しては，5節であらためて論じる。

3-2. 間接部門の人員不足と本来業務以外の仕事の増加

次に，看護師や医師の時間的な余裕を奪っている重要な要因として，間接部門（事務部門）の人員不足をあげたい。間接部門の人員不足は医療だけでなく，日本の大学などとも共通している。

病院の看護師がいつも忙しそうにしていることは，我々もよく知っていることであるが，看護師自身も雑用の多さ，患者に対して十分な看護時間を取れない余裕のなさを自覚している。ここでは，厳しい労働条件のもとで働く病院看護師の職業意識を分析した高橋（2001），および，日本医療労働組合連合会『看護職員の労働実態調査』（2005年）を紹介する。

まず，M県内の病床数500床以上の一般病院看護師を対象にした高橋（2001）によると，看護師は自分の仕事に生きがいを感じ（64％），自分の仕事に誇りを持ち（74％），看護職についてよかった（75％）と感じている者が多い。また，看護は専門職（91％）であるが，サービス業（85％）でもあり，日常的なケアの責任は看護師にある（89％）と考えている。しかし，看護師の仕事には雑用が多い（93％）ので，ほとんどの者が看護の専門職として満足のいく仕事ができないというストレスを感じている。

高橋（2001）の調査によれば，雑用と感じられる看護以外の業務で最も多いのは，伝票，カルテ，レントゲンなどの事務処理，電話対応，他科への連絡などのメッセンジャー業務である。これらの仕事は，看護の専門性を必要としない業務であり，明らかに事務職員が行う仕事と思われる。これらの"雑用"を看護師が引き受けているため，患者の援助に費やす時間が減少することになる。

実際，日本の病院では間接部門の人数が少なく，本来事務職員が行うべき職務が看護師に回されている実態がある。角田（2007）の第Ⅲ章では，看護師が周辺業務を任されている現状とその理由を論じている。角田は周辺業務が看護師に任されているのは，他の職種よりも看護師を雇って周辺業務を任せることが，経営にとってプラスになるからであると指摘している。つまり，看護師の雇用は，病院にとって患者対看護師という人員配置にプラスとなり病院収入を増やせるが，事務職員を増員しても診療報酬点数上では評価されないため，病院収入の増加に結びつかない。そのため，事務職員ではなく看護師を雇用して，

本来事務職が行うべき職務をも任せることになる。

　病床あたり看護師数が少ないことに加えて，このように雑用が多いことから，日本医療労働組合連合会『看護職員の労働実態調査』（2005年）によれば，「十分な看護サービスができている」看護師は8％で，65％はできていないと回答している。さらに，看護師の63％が「最近業務が増えた」と感じており，「この3年間にミスやニアミスを起こしたことがある」看護師が86％と，ほとんどの看護師は忙しくて医療ミスを起こしかねない状況であると自覚している。

　このように，看護師は専門職としての誇りを持ち，良い仕事をしたいと思いながら，本来の業務以外の仕事が多く，看護専門職として満足のいく仕事ができない状況にある。このような状況においては，重要な医療サービスの需要者である高齢者が，看護師に期待する「検査や治療に対する十分な説明をしてくれる」，「親切で丁寧な対応」という声に応える余裕はなくなり，さらに，看護技術を向上させようという意欲を持つことも難しい。

　ところで，ヨーロッパ諸国やオーストラリアの病院を見学した人は，直接部門（看護師や医師）だけでなく間接部門の人の多さに気がつくであろう。欧米，オーストラリアなどの病院では，経営・事務と臨床現場がはっきり分かれていて，経営つまり事務部門が充実している。例えば，オーストラリアやイギリスの病院や介護施設を訪問した下野の経験では，間接部門（事務部門）の人数が日本の倍以上いる印象であった。そして，病院における医師や看護師の仕事は医療サービスの提供，介護施設における介護職員の仕事は介護サービスの提供に限定されており，各種書類の作成や患者・家族からの電話の応対など，日本でいう「雑用」は事務職員の仕事とされ，明確な分業体制となっていた。

　日本では大学でも事務部門の人数を削減しており，その結果，教員が書類作成など本来事務職のするべき仕事をこなすようになっており，教員の業務負担が増加している。医療や介護の世界で起きていることは，大学でもおきているのである。看護師や医師は経営の専門家ではなく，事務職員でもない。

　この状況を打破するためには，病院収入に結びつく形で間接部門の人員配置を評価する必要がある。具体的には，看護師1人あたり患者数という"人員配置"によって病院収入が左右されるのと同様に，事務職員1人あたり患者数を

「診療報酬点数表」に明示することにより、最低限必要な事務職員数を確保する必要がある。病院収入に直結する形で事務職員数が評価されない限り、事務職員数は増えず、看護師の"雑用"は少なくならないであろう。

3-3. 2つの看護師資格の並存：准看護師の就業選択

次に、看護師の間に「看護師」と「准看護師」という2つの資格が並存することで、病院における看護師の忙しさが増していることを示そう。

まず最初に、看護師・准看護師の違いをもう一度確認しておきたい。病院などの医療施設では、"正看"といわれる看護師国家試験に合格し厚生労働大臣の免許を受けた看護師と、"准看"といわれる准看護師試験に合格し都道府県知事免許をもつ准看護師が混在している。両者は、第1章2節で説明したように、全く異なった教育課程によって育成される。しかし、日本の医療現場において看護師と准看護師の職務に明確な差はない。2つの資格がある国では普通、2つの資格の間に上下関係があり、職務内容、賃金体系も異なり、ユニフォームも異なるので、患者にもはっきり違いがわかる。日本は、看護師と准看護師という2つの資格取得者の職務内容に差がないという意味で、非常に特殊な国となっている。

しかも、同じ職場で看護師と准看護師が働く場合、同じ職務をこなしているにもかかわらず、看護師と准看護師には月5万円近い大きな賃金差がある。このような賃金格差は、准看護師の就業意欲を損なっている可能性が高い。2節でみたように、"看護師"数は毎年のように増加しており、"看護師"の就業者数は1996年の97万人から2005年には123万人へと約25万人増加している。そして、病院で就業する看護師・准看護師数も1996年から2005年の間に70万人から80万人へと増加しているが、"正看"といわれる看護師が46万人から60万人へと増加している一方で、病院で働く准看護師の人数は1996年の24万人から2005年には20万人へと逆に減少している（准看護師総数は41万人前後でほぼ一定）。

経済学的にいえば、同じ仕事を求められながら、資格の違いにより月に5万円もの賃金格差が当然とされる職場を選択することのほうが不思議である。准

看護師の職場選択として，看護師と准看護師とが一緒に働くことの多い病院ではなく，診療所や介護関連施設を選ぶという行動は合理的であり，十分理解できる。逆にいえば，もし資格の統一を図り，准看護師の看護師への移行を積極的に進めれば，病院で就業する看護師数が今以上に増加する可能性がある。

一方で，現在は医療の高度化に伴い，"正看"といわれる看護師の育成が主となり，大病院では"正看"を優先的に雇用する傾向も強くなっている。さらに，2006年の第4次医療法改正により7対1配置が基準となったが，"看護師"の人数だけでなく"正看"が7割以上という制約がついた。そのため，大病院では"正看"を中心に雇用するようになっている。もし准看護師が比較的容易に看護師資格を取得する形で看護師資格の統一が進めば，病院が必要とする"正看"を増やすことにもつながる。2005年現在でも，全看護師の3分の1は准看護師であることを忘れてはならない（第1章などを参照）。

なお，第1章2節で説明したように，准看護師が看護師資格を得るためには，2年課程の看護師養成所で学んだ後，看護師国家試験に合格する必要がある。日本看護協会は准看護師が看護師になることを奨励しているが，看護師を取り巻く労働環境は時間的・身体的な余裕が乏しく，働きながら看護師養成所に2年間通学することは容易ではない（3-1節，第4章も参照）。ようやく2004年度に，働きながら学べる2年間の通信制の看護師養成所が創設されたが，通信制看護師養成所の入学資格は就業期間10年以上と制限されており，2009年時点の開校数も22校にとどまっている（第9章3-1節を参照）。

イギリスでは，2000年以降，日本の准看護師資格（ただし日本と異なり職務内容は異なる）にあたる資格（Enrolled Nurse）を全廃し，看護師資格の統一を図った（第5章2-2節を参照）。看護師資格の統一は決して不可能ではない。

准看護師が看護師資格を取ることにより，病院での就業することを希望する看護師の絶対数は増加するであろう（医療施設のなかでは病院の賃金が最も高い）。さらに，看護師の仕事がチーム・ワークを必要とすることから考えても，日本でも看護師資格が統一されることが望ましい。看護師資格の統一を目指す日本看護協会は，通信制の看護師養成所の拡充を含め，准看護師が就業しながら看護師を目指して研修できる体制（労働環境，就学継続に対する資金援助など）を

積極的にバック・アップしていく必要がある。准看護師養成所の廃止だけをいって，准看護師の看護師資格取得を援助していかないのは，准看護師として日本の医療を支えてきた／支えている人々に対してフェアな態度ではない。

4.「看護師不足」と看護師の国際移動：日本において外国人看護師の受入は可能か？

「看護師不足」とは看護師に対する"需要と供給"の関係を示す言葉であり，どんなに看護師の供給数が多くても，それを上回る看護師需要が存在すれば，「看護師不足」の状態になる。その意味で，人口 1,000 人あたり看護師数が 10.50 人，10.03 人と，日本を上回る看護師が供給されているアメリカやイギリスでも「看護師不足」が常に問題として取り上げられている（日本の人口 1,000 人あたりの看護師数は 9.35 人）。

しかし，アメリカやイギリスの病床あたり看護師数は日本の 3 倍と，日本人の目からみれば十分余裕のある人員配置となっている。実際に下野がイギリスの病院を訪問した時には，その静けさと看護師や医師の余裕に驚かされた。日本の病院の騒がしさを知る者としては，正直なところ，イギリスで「看護師不足」といわれる理由がよく理解できなかった（イギリスの看護師不足に関する論文は数多い）。

考えられる理由は，両国が外国人看護師に依存しているため，将来の看護師供給数が不確定であることである。さらに，アメリカにおける看護師の賃金水準は病院によって大きな差がある。低所得者の患者の多い地区の病院は常に看護師不足となる。高所得を求めての外国人看護師の流入数は多いが，低賃金の病院の看護師獲得は非常に困難である。イギリスに関しては，日本と異なり，看護師は低賃金労働と認識されており（実際，労働者の平均以下の賃金水準である），イギリス人の看護師は大幅に不足し，外国人看護師を積極的に受け入れてきた歴史的経緯がある。現在では，フィリピン，旧植民地であるインドやアフリカ諸国，さらに近年増加傾向にある東欧諸国を中心とした外国人看護師が，イギリスの看護師総数の 3 分の 1 を占めている。アメリカと同様に，イギリスも外国人看護師に対するリクルート活動を積極的に行っている。一方で，イギ

リス人の看護師は，よりよい労働条件と経験を求めて，北欧諸国，オーストラリア，アメリカに渡っている．英語を話せる看護師の国際移動は活発であり，賃金，勤務体制を含む労働環境に加えて，社会における看護師という職業の位置づけも看護師の国際移動の重要なファクターとなっている．

イギリス，アメリカが外国人看護師を積極に受け入れることが可能な背景には，英語が国際語となっているので，海外で教育を受けた看護師を比較的容易に受け入れられるということがある．それでもイギリスでは不十分な語学力，家族の役割への理解不足や看護に対する文化の違いなどが，外国人看護師の問題としてあげられており，語学力向上や文化理解の研修が積極的に実施されている（多々良・塚田・Harper・Leeson（2006）などを参照）．しかし，民間施設での受入研修は不十分であることも指摘されている（織田（2008）などを参照）．

一方，看護師がイギリスやアメリカなどの先進国に流失している発展途上国でも，高齢化が進み看護師に対する需要が増している．それを配慮して，イギリスでは，特定の国からの看護師の受入を制限し（フィリピンなど），さらに人口あたり看護師数の少ないアフリカ諸国からの看護師の受入を制限するようになってきた．外国人看護師の受入を考える場合には，看護師の送り出し国の状況を考慮することも重要となる．

ところで，国際経済学の理論は，自国でまかなえない労働力を受け入れた場合のみ，自国の厚生を高めることを教えている．つまり，看護師のケースで考えれば，まず現在就業していない日本人の看護師免許保持者を活用することが日本人の厚生水準（満足度）を高めることになる．マクロ経済全体の見地からも，外国人就業者よりも日本人就業者を増やすほうが経済にプラスの効果がある．日本人就業者の増加は日本の税金や社会保障負担の継続的な増加につながるが，外国人就業者にはその点を期待できないし，所得の国外流失もおきるからである．

さらに，看護師の国際移動を考える場合には言葉の重要性を認識しなくてはならない．序章でもふれたように，病院の看護師はチームで働いており，コミュニケーション能力が十分でなければ，就業は難しい．上述のように，英語は国際語として通用し，イギリス，アメリカ，カナダ，オーストラリアなど英語

を公用語とする豊かな国が多く存在するので，英語を母国語あるいは公用語とする国出身の看護師の国際移動は比較的容易である。たとえ英語が母国語，公用語でない場合でも，義務教育レベルから英語の基礎が教えられている国も多く，個人の努力により比較的容易に英語の能力を引き上げることが可能である。それでも，イギリスでは外国人看護師の語学力やコミュニケーション能力が今なお問題とされており，2007年2月からは看護師に必要とされる英語能力は平均的な留学生に要求される以上の水準（IELTSで7.0以上）となり，それ以前と比べると格段に高くなっている（詳しくは，織田（2008）を参照）。

翻って日本における外国人看護師の受入を考えると，まず日本語の壁が高い。英語のように国際語でないために，日本語を学んだことのある外国人看護師の絶対数が少ないことは容易に想像できる。さらに，医療関係で働くには日常会話が堪能であるだけでは不十分で，看護師仲間とのコミュニケーションや看護記録をつけることのできる専門用語を含む高い日本語能力が必要となる。日本語を十分理解できず正確な日本語を書けない看護師は，医療手順自体を誤解する可能性も高く，患者にとっても危険であり，チーム医療に参加することは難しい。その点も考慮に入れた上で，日本国内に外国人看護師に対する需要が明確に存在するのであろうか。

率直にいって，EPAを通じてとはいえ，なぜチーム・ワークが必要な看護師の職に日本語が不自由な外国人看護師の導入を試みているのか，理解に苦しむ。EPAを通じて受け入れた看護師（候補）に何を求めているのであろうか。専門資格の必要でない"看護補助"の仕事をさせるつもりなのであろうか。外国人看護師の受入に関しては，受け入れ側，来日する看護師の両者が納得できる明確な指針が必要である。明確な指針がなければ両者の思惑がすれ違い，外国人看護師の受入が失敗に終わることは，火をみるよりも明らかである。

また，現在のインドネシア人やフィリピン人看護師の導入はEPAを通じた公的な制度なので，少なくとも6カ月の語学研修期間の確保，日本人並みの賃金や待遇の保障もあるが，民間ベースでの外国人看護師の導入が開始されれば，一気に賃金を含む労働条件は悪化するであろう。日本語研修もなおざりになる可能性が高い。一度でも低賃金を期待して外国人労働者（外国人看護師）を雇

用すれば，その企業（病院）からは日本人（日本人の看護師）を雇うインセンティブも企業体力も失われることに注意してほしい。製造業における外国人労働者雇用に関する調査の多くがこの点を明らかにしている。

しかも，外国人看護師を雇う費用は決して安くない。イギリスでも外国人看護師の雇用コストは国内の看護師の雇用コストを上回っているといわれる（海外での宣伝，語学や文化理解の研修費用，イギリスの看護師レベルに達しない場合の研修負担など）。さらに，発展途上国の看護師はすでに先進国で取り合いになっている。英語を公用語とする国と日本語を話す国との競争力を考えると，外国人看護師の獲得に関し，日本は明らかに不利である。例えば，多くのフィリピン人や中国人の看護師（現在は介護士も増えている）が，地理的な距離にかかわらず，イギリスで働いている。また，今後20年間を考えると，東南アジアを含む発展途上国の経済力は相対的に向上し，急激な高齢化も予想されるので，その時に日本で働こうという外国人看護師の継続的な就業は期待しにくい。

こうした理由により，本書は，労働環境の改善を通じた日本人看護師の活用，彼らの技術向上を期待して書かれており，外国人看護師の導入には反対の立場であることを明確にしておく。

マスコミなどでは，現在あたかも看護師の絶対数が不足しており，外国人看護師の導入が不可避であると論じられることが多いが，それは正しいとはいえない。この章の2節で明らかにしたように，日本の看護師は絶対数で不足しているとはいえないことを思い出す必要がある。さらに，現在就業していない"看護師"免許保有者が推定55万人も存在し，再就職のための研修や講座も大学，日本看護協会など多くの機関により提供されている。子供を持つ元看護師にとって現在の看護師の労働環境は家庭との両立が難しく，また看護職としての中断期間の長さが再就職を難しくしている（Kawaguchi, Yasukawa and Matsuda (2008) を参照）という状況があるものの，もし納得できる賃金水準で家庭生活と両立できる労働環境があれば，55万人のうちから再就職する看護師や准看護師が現れるはずである。もしある病院で"看護師"を募集しても"看護師"が集まらないとすれば，"看護師"自体が不足しているのではなく，むしろ病院の募集条件に何らかの問題（賃金水準あるいは労働環境の悪さ，特に夜勤体制）

があると考えるべきであろう。

　准看護師の賃金の低さ，看護師全般の労働環境に関しては，次の第4章で詳しく論じる。

5. 病床数の削減と医療サービス水準維持のための政策

　この節では，病床数の削減の方法を論じ，さらに病床数を半分近くまで減らしたとしても医療サービス水準を低下させないための方策を示す。この節で論じられる政策は，下野による試案であることを明記しておく。

　まず，何度も論じているように，日本の病床あたり看護師・医師数が他の先進国の半分以下であることをしっかり認識してほしい。2006年に患者7人に対して看護師1人という7対1が看護師の配置基準となったが，2009年7月現在でも一般病院の7対1基準の達成率は病床数の24％でしかない。大学病院や大規模病院を除くと，現在も大多数の看護師は日勤でも1人で10人の患者の看護を担当している。夜勤（準夜勤と深夜勤）では，10対1であれ7対1であれ，入院患者数50人程度であれば，病院の方針によって看護師2人ないし3人で看るのが一般的である（1965年の人事院判定以降，2人以上となった）。つまり，夜勤時には入院患者17人から25人を看護師1人で看ているのであり，とうてい仮眠をとる余裕がないことは明白であろう。

　このように，日本の病院は入院患者あたり他の先進国の半分以下という少数の看護師と医師のがんばりで維持されている。しかし，このような無理ながんばりはいつまでも続くものではないし，医師や看護師の忙しさは医療ミスを頻発させかねず，患者にとっても危険である。看護師や医師の余裕のなさと医療ミスの関係については，多くの文献が存在する。医療ミスを防ぐ最も重要な手段が"ダブル・チェック"（複数の医療者による確認）であることは，医学関係者の常識となっているが，日本では医師や看護師の余裕のなさゆえにダブル・チェックが十分なされていないという現実がある（Seki（2008）などを参照）。

　日本の病院で医師や看護師のおかれている状況を改善するためには，病床数（病院数）を削減し，病床あたりの医師数や看護師数を少しでも欧米先進国に

近づけていくしかない。病床数を維持したまま，それに見合った数まで医師や看護師数を増やすという政策もありうるが，病床あたり医師数・看護師数を他の先進国並みにすることを目指すとすれば，現在の2倍以上の医師と看護師が必要となる。すでに人口あたりの看護師数では他の先進国並みになっていることを考慮すれば，この先さらに看護師数を増加するとしても，現在の2倍以上にすることは，マクロ経済全体での産業構造や就業者分布，今後の労働人口の減少を考えれば，不可能であろう。

　では，どうすれば病床数を減らすことができるのであろうか。公立病院と民間病院に分けて考えてみよう。厚生労働省『医療施設調査』によれば，2008年10月1日現在で日本の病院数は8,794施設で，社会保険関係団体を含めた公立病院は2割を占めるにすぎない。ただし，公立病院は大規模病院が多いため，全病床数に占める割合では民間病院の病床数を上回る。全病床数は1992年のピーク時における168万床から毎年減少しているが，2008年でも161万床であり，病床の減少率は1年間に5,000床程度と大きくない。

　まず，公立病院に関しては地方自治体や政府による病院の統廃合，病棟の閉鎖（病床数の削減を意味する）が可能である。病院経営は基本的に地域における医療需要者の人数に依存することを考慮すれば，人口の少ない市町村が独自に病院を持てば，どんなに経費節減を図ってもほぼ確実に赤字になり，多額の補助金（税金）の投入がない限り，病院経営を成り立たせることはできない。中央政府・地方政府がともに多額の借金を背負っている時代に，税の投入（とりわけ地方交付税）に頼った小規模の公立病院の運営は不可能である。単一の自治体で病院経営が維持できないのならば，病院経営を成り立たせることのできる複数の自治体が共同で病院を持つというのが合理的判断であろう。

　地方自治体が共同で病院を持つためには，人口10～20万人程度をめどとした市町村の広域連合の形成，あるいは，合併による自治体の拡大が必要であり，それは現在1,800以上もある市町村国保に細分化された地域保険者の統合も意味する（表1-1を参照）。さらに，各市町村立の公立病院や診療所の統廃合や病棟の閉鎖は利害対立を伴うため，県レベルでの調整を行う必要があると思われる。ちなみに，スウェーデンの県は医療サービスの安定供給が最も大きな役

割である。日本でも，医療の安定供給のためには市町村レベルではなく，少なくとも県レベルで公立病院配置や病院間の役割分担を明確にしていくことが必要かもしれない。

　次に，"自由開業制"のもとで増え続けてきた民間病院の統廃合や病棟の閉鎖は，どのように図っていくのがよいであろうか。日本では，医療サービスを民間病院に依存してきた歴史的経緯があり，中央政府あるいは地方政府が地域の医療供給を総合的に考えて，民間病院の開業を規制したり，病棟の閉鎖を命じることはなかった。その結果，収益が上がる病院経営は拡大し，人口あたりの病床数は他の先進国の2倍を超える水準となってしまったのである。

　現在の"自由開業制"と診療の自由（患者の自由な医療選択）を前提とする限り，政府が民間病院の統廃合や病床の閉鎖を強制することはできない。現状では，経営難に陥らない限り，経営者が自主的に病院を閉鎖することはまずない。それゆえ，病床数の削減（病棟の閉鎖，病院の統廃合など）には市場メカニズムを活かす政策を採るしかないが，その最も有効な方法は，看護師の配置基準の徹底と引き上げである。繰り返し述べてきたように，2006年に10対1から7対1に引き上げられた看護師の配置基準の達成率は2009年7月現在でも大病院を中心とした全病床数の4分の1にすぎず，7対1配置は十分徹底していない（病床数の減少も予想されたより少ない）。もし7対1配置と10対1配置での病院収入の差が十分に大きければ，7対1配置達成へのインセンティブが大きくなるであろう。7対1配置を徹底した上で，さらに5対1あるいは4対1へと配置基準を引き上げることにより，民間病院の病床数の削減と病床あたりの看護師数を他の先進国並みにするという目標を同時に達成できることになる。

　日本の病院は入院患者からの収入比率が高く，そのため看護師の配置基準を満たすことが病院経営にとって非常に重要となる。看護師の配置基準を満たせない場合には，病院収入は大きく落ち込むことになり，経営が悪化し，最終的には病院の閉鎖に追い込まれるのである。厳しいようであるが，"自由開業制"を現状のままで維持しようとする限り，病床数削減は，経営の悪化により病院が市場を退出する（倒産や病院閉鎖）というプロセスを経て，実現するしかな

い。

　日本の医療制度が現在採っている"自由開業制"(市場への自由な参入)の意味する自由の中には"倒産の自由"(市場からの退出)も当然含まれている。看護師を集められない病院は多くの場合，看護師の賃金水準か労働環境に問題がある。実際，民間病院の看護師の賃金は国公立に比べると低く，公立病院と個人病院では平均で1.4倍もの賃金格差がある(日本医師会『看護職員の需給に関する調査―2006年10月調査―』(2007年)を参照)。"自由開業制"を採っている限り，看護師を集められない"非効率な"病院が市場から退出するのは自然なことであり，これまで強固に政府の介入を拒んできた病院経営者が，今後も公的な調整を受け入れないならば，泣き言をいうべきでないであろう。

　もちろん，"自由開業制"を含む医療者の自由の一部を放棄して(少なくともフランスやドイツのように部分的な公的規制・調整を受け入れて)，行政や公立病院を含む地域病院との話し合いで地域における病院の再編成を進める道もある。日本と同様に"自由開業制"をはじめとした医療者の自由を尊重してきたフランスでは，2004年に"かかりつけ医"制度を導入し，医療者の自由の一部を放棄した。ドイツでは外来診療は開業医が行うことになっており，病院では外来診療を行わない。ちなみに，日本と同様に"自由開業制"を採ってきたにもかかわらず，フランスにおいて日本ほど病床数が増えなかった理由として，診療科目の規制が厳しかったこと，病院勤務医の賃金を含めた労働条件が日本に比べ相対的によいことが理由としてあげられる。日本でも病院勤務医や看護師の労働条件の改善をおこなうことで，病院数(開業医の数)を減少させることができるかもしれない。

　いずれにしても，民間病院の経営に直接行政が介入することはできないが，民間病院の統廃合や病棟閉鎖による病床数の減少を経済的インセンティブ(ここでは配置基準の徹底と引き上げ)だけで達成するのは摩擦も大きく困難を伴う。医療の持つ公共性や医療資源の最適な配分を考慮すれば，開業規制，診療科目の規制などのルール作り，病院勤務医や看護師の待遇改善をもたらすような「診療報酬点数表」による政策的な誘導を含め，公立病院や民間病院，開業医(診療所など)の役割を明確にし，地域の病院の再編成を図ることは，中央政

府・地方政府の重要な役割であろう。

　繰り返すなら，人員配置を厚く（病床あたり看護師数の増加）しようとすれば，病床数の削減，すなわち病棟の閉鎖や病院の統廃合をせざるを得ないわけであるが，それは病院に勤務する看護師や医師が忙しさに耐えかねて病院を去るという究極の医療崩壊を防ぐために必要な措置であることを理解する必要がある。今後も病床数や看護師の人員配置を現状のままで放置すれば，医師や看護師の忙しさが医療ミスの頻発につながり，最終的には患者の不利益になるのである。

　ここで，慢性期病床の削減について簡単に述べておく。表1-2に示されたように，日本には慢性疾患用の病床が他の先進国以上に多数存在する。厚生労働省は当初，慢性期病床を介護医療型病床群として医療保険から介護保険へ移そうとしたが，自主的な移行は必ずしもうまくいかなかった。その理由は，医療施設の患者に関しては医療保険から「出来高払い」で算定（サービス量に応じて算定）された金額が収入になるのに対して，介護保険の対象施設になると入所者1人あたりの「包括払い」となってしまい，介護保険対象の施設に転換するメリットが十分でなかったことがあげられる。

　イギリスのように公立病院が主であれば，ホスピスケアを除く慢性期病床は病院として扱わないと決定することで慢性期病床を一気に削減できるが，日本では民間病院が主体なのでイギリスのようにはできない。そこで，経済的インセンティブにより，長期療養者を主とする病院を医療保険から介護保険に移行させる道を探ることになる。長期療養者への診療報酬を段階的に引き下げていくという現在の厚生労働省の政策が採られた所以である。しかし，政策順序を誤ったために，多数の「医療難民」を生み出すとともに，入院患者の次の受け入れ先探しなど病院業務の煩雑化も招いた。まずは，在宅医療を可能とする体制を整え，介護老人施設や介護保険施設を増やし，さらに，介護保険対象施設に移行した病院に対する報酬を手厚くするなどして，あらかじめ相当数の移行を実現してから，上記の政策を行うべきであったと思われる。

　次に問わなくてはならないのは，仮に適切な政策により病棟の閉鎖や病院の統廃合が進み，病床数が現在の半分に近づいたとして，それが全般的な医療水準の低下につながらないようにすることは可能だろうか，という点である。

病床をもたない
診療所に転換

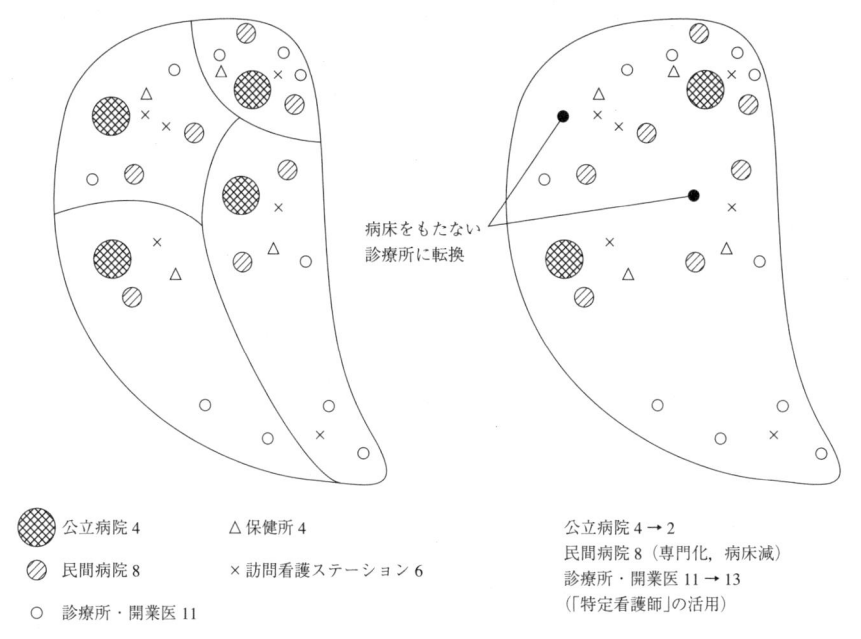

◍ 公立病院 4　　△ 保健所 4
◍ 民間病院 8　　× 訪問看護ステーション 6
○ 診療所・開業医 11

公立病院 4 → 2
民間病院 8（専門化，病床減）
診療所・開業医 11 → 13
（「特定看護師」の活用）

図 3-3　広域化と病院の統廃合

　病院の統廃合によって医療水準の低下が心配されているのは，都市部ではなく地方であり，病院が少なくなることによって，病院へのアクセスが難しくなるという問題が，マスコミではよく取り上げられる．しかし，地方は本当に病院が少ないのであろうか，そして，病院に行けなければ，医療サービスを受けられないのであろうか．
　まず，最初にはっきりさせておきたいのは，人口あたり病床数が少なく，医療サービスが充実していないのは，地方ではなく，大都市圏であることである．県レベルでいうと，東京都およびその通勤圏の各県，大阪府，愛知県など大都市を抱える都道府県では，人口あたりだけでなく高齢者人口あたりの病床数・医師数・看護師数など医療関係指標においても全国平均を大きく下回っている．一方，高齢化の進んだ東北地方や中国，四国，九州地方の県における人口あたり医療サービス供給量は全国平均を上回る．つまり，地方は相対的に豊富な医

療資源を保有していることを認識することが重要である。

　このように，地方のほうが都市よりも医療サービスが充実しているのは，地方交付税・補助金（税金の投入）による地方経済振興が図られてきた結果である。小さい自治体に傾斜的に配分されてきた地方交付税・補助金が，人口規模の小さい市町村立の小規模公立病院の建設・維持を可能にしてきた。実際，公立病院は300床以上の大病院が最も多いが，次に多いのは20〜49床の小規模病院である。前述のように，病院経営は基本的には人口総数とその高齢者割合によって決定するので，人口の絶対数の少ない地方の小規模病院が，補助金なしに存続することは不可能である。国が抱える赤字の最大の要因である地方交付税・補助金は今後カットされるのは明らかであり，公立病院の経営の観点からすれば，複数の自治体が共同で公立病院を持つしかない。

　公立病院を中心に病院の統廃合を進める場合，地域の医療サービス供給水準を落とさないためには，図3-3に示したように，人口10〜20万人程度をめどとして医療供給体制を現在よりも大幅に広域化し，中心となる病院を県レベルで公的に決定し（大学病院を含む公立の大規模病院が中心になるであろう），地域に存在する公立病院，民間病院，診療所，保健所を含めて，医療サービス供給に関する役割分担を明確にすることが重要となる。地域の中心となる病院は，急性期医療により特化させ，看護師や医師を重点配分することが望ましい。地域に中心病院を定めるシステムの優れている点として，第一に，病院経営の安定，第二に，専門を同じくする医師を複数雇用できることがあげられる。複数の医師や看護師のクロス・チェックが行われていない場合に医療ミスが頻発することは，前述のとおりである。ちなみに，小規模病院において医師の確保が難しいのは，賃金の問題よりも，1人で休日なしに勤務しなくてはならない労働条件にある。

　さらに，簡単な病気や慢性疾患は，病院ではなく，診療所，保健所，あるいは，看護ステーションの看護師などによる診療サービスで対応する体制が必要となる。病院数が少なくなれば，患者が自由に病院に行くことを制限しなくてはならない。現在は病院数が多いこともあり，日本人の病院での受診回数も諸外国の2倍以上となっており，"コンビニ受診"といわれる。この日本人のあ

まりに手軽に病院にいくという習慣の見直しは重要な課題である。医療サービスへのアクセスを保持しつつ，病院へのアクセスを制限することが重要であるが，その方法として，ドイツのように外来診療は開業医に任せ，病院は入院患者に特化するという方法もあるし，フランスのように家庭医による病院紹介制度（かかりつけ医制度）の全面的な導入という方法もある。かかりつけ医制度は，一般人が病院にいく手前で，医者が病院に行く必要性を判断するシステムであり，日本でも部分的に実施されてきたが，直接病院に行った場合の医療負担があまり大きくないために，現在のところ十分機能しているとはいえない。

上記のように，公立病院を中心とした病院の統廃合，病棟閉鎖によって病床数の削減（病床あたりの看護師数・医師数の増加）を進めながら，地域の医療サービス水準を低下させないためには，地域住民の身近に何らかの医療サービスを提供できる体制が整っていることが重要である。病床数の削減は医療サービスを必要とする患者が自宅・地域に戻ることを意味するので，在宅医療・看護サービスを充実させていく必要がある。

地域に戻される慢性疾患を抱える患者に対する在宅医療・看護サービスの充実は，慢性期病床数の削減にとっても重要な政策である。在宅医療の充実はこれまでにも議論され，政策も実行されているが，医師中心で進められているために，実際にこれに取り組んでいる医師の疲弊を招いている現実がある。たんに医師の報酬を加算するだけでは在宅医療が進まないことは，医師の絶対数が足りないことを想起すれば当然と思われる。

したがって，在宅医療・看護を支えるためには，医師以上に看護師の役割が重要となってくる。現在は，看護師（"正看"）が医療行為を実施する場合には医師の指示が必要とされるが，もし初歩的な医療行為も行える看護師資格があれば，医師よりも数の多い看護師によって過疎地における医療サービスを保証できる可能性もでてくる。例えば，アメリカ，イギリス，オーストラリアなどにおける Nurse Practitioner（NP）は，一般医である GP と同様に，患者への簡単な診療サービスの提供や診断を行い専門医への紹介を行うことができる専門的な資格となっている。この資格は，日本の専門看護師資格と同様に，大学院修士課程を修了する必要があるが，日本でも同様の資格を早急に導入すべきで

あろう（2010 年には，NP ほどの自立性はないが医療行為の範囲を広くする「特定看護師」制度創設を目指して，厚生労働省が本格的な検討を始めた）。

このように，病院の統廃合（病床数の削減）が現実のものとなっても，それを補い医療水準を維持する方法を考えていくことは可能である。その際，この節では一般的な形で述べたが，現在の市町村の枠にとらわれずにある程度の人口規模を持つ地域ごとに具体的に考えていくことが重要である。民間病院を含めた病院，保健所，病床を持たない診療所，訪問看護ステーションの医師と看護師の連携と活用，在宅医療・看護を支えるための初歩的な医療行為を行える「特定看護師」の創設を含む看護師の活用に加えて，さらに例えばオーストラリアのようなフライング・ドクター（病院が近くにない所での救急体制）の導入なども考えられる。要は，病院そのものが歩いていける距離になくても，医療サービスの提供者が疾患のレベルに応じて身近にいる状況を作りだせばよいのである。

6. まとめ

この章では，まず，現在の日本は人口あたり看護師数が大きく足りないという絶対的な「看護師不足」の状況を脱していることを明確にした。まず，厚生労働省データをみると，看護師養成所の充実により看護師数は着実に増えており，少なくとも 2005 年時点での保健師・助産師を含む看護職員数の就業者数は需要数を上回る結果となっている。さらに，第 1 章でも参照した OECD データからも，2000 年には欧米諸国に見劣りしていた人口あたり看護師数は，2006 年には他の先進国並みになっていることが確認できた。つまり，2005 年前後において，看護師の絶対数は他の先進国並みに確保できており，さらに，看護師養成所の充実により今後の高齢社会においても順調に看護師数は増加すると予想される。

しかし，日本の病院における"看護師や医師の忙しさ"は継続している。その理由として以下の 3 点があげられる。

第 1 として，欧米諸国の 2 倍以上ある病床数の多さにある。人口あたりの看

護師数が同じであっても，病床数が2倍以上であれば，病床あたりの看護師数は欧米諸国の半分以下となる。病床数を減少させない限り，医療を支える看護師や医師の忙しさは緩和されず，病院の看護師や医師のなり手がなくなり，日本の医療は崩壊する危険性がある。

第2は，日本における間接部門の人員の少なさである。角田（2007）も指摘しているように，看護師に本来事務部門がするべき仕事をさせている状況がある。事務部門についても，医療スタッフと同様に，必要人数を診療報酬点数表に明示し，事務部門の充実が病院経営にプラスになるようにする必要がある。必要な事務職員がいてこそ，医療スタッフが"雑用"に煩わされることなく，本来の医療サービスに集中することが可能となる。

第3として，病院で就業する准看護師の減少を指摘した。日本の看護システムの特徴として，看護師と准看護師は職務内容に差がないにもかかわらず，准看護師の賃金は低く，昇進も遅いとなれば，准看護師が病院での就業を避けるのは当然であろう。もし准看護師の看護師への移行を積極的に押し進めれば，医療施設中で最も賃金の高い病院で就業する看護師数が増えるであろう。

さらに，この章の4節では，外国人看護師の受入を論じた。私たちが問題とするのは，コミュニケーション能力である。看護師はチームで働かなくてはならないが，日本の医療制度・労働慣行を理解し，医療の専門用語を理解し，看護記録を書けるだけの日本語力を持つ外国人看護師がどの程度存在するのであろうか。就業していない日本人の看護師資格者が55万人もいることを考慮すれば，日本人看護師をまず活用すべきであるというのが，私たちの考えである。

本章の5節では，病床数の削減のための方法として，公立病院の場合には複数自治体での公立病院経営，民間病院については経済的インセンティブの活用（看護師配置基準の徹底と引き上げ）が有効であることを論じた。さらに，病院の統廃合によって病院へのアクセスが難しくなる地方における医療水準の維持のためには，医療サービスの広域化とネットワーク化とともに，住民の身近に何らかの医療サービス主体が存在することが重要であることを論じた。診療所や保健所の活用，開業医や看護師の活用（初歩的な医療行為を行える「特定看護師」を含む）などが重要である。

第4章

日本における看護師の賃金水準と労働環境

1. はじめに

　この章では，看護師の就業に影響を与える賃金と労働条件に注目する。

　看護師の労働供給あるいは就業継続に関し賃金と労働条件のどちらが重要であるかについては，各国の現状に即した多くの研究が存在し，その結論はほぼ一致している。最近の研究として，1970年以降の看護師供給関数の推定を行っている16篇の論文（3篇を除きアメリカのデータ）を紹介したShiels（2004）の優れたサーベイ論文，イギリスの看護師の労働供給関数を推定したSkåtun, Antonazzo, Scott and Elliott（2005），同じくフィンランドの看護師の労働供給を分析したKankaanranta and Rissanen（2009）などがあげられる。

　上記の研究を含めてほとんどの研究で，看護師の労働供給関数の推計において賃金は統計的に有意であるがその係数は非常に小さいという結果が出ており，このことは経済学的にいうと，看護師の供給関数が賃金に関して"非弾力的であること"を意味する。普通の言葉でいえば，看護師の賃金の上昇はほとんど看護師の就業継続あるい看護師の労働供給に影響を与えないと結論づけていることになる。つまり，看護師の労働供給や就業継続に関しては，賃金以外の労働条件が重要であること，特に子育てにかかわる制度の重要性が指摘されている。

　しかし，日本の看護労働に関する先行研究をみると，看護職の労働条件だけではなく看護職の賃金水準（低賃金）を問題視する研究が多い。1970年代の看

護師不足の時代には，梅谷（1974）が看護師不足現象の原因は経済学的見地からみると，賃金・労働条件の改善速度が遅いことにあると指摘している。宗像（1974）は経営主体別・病院規模別の看護職の賃金・労働条件の違いを分析し，賃金を含めた労働条件の悪化は医療保険制度問題と関連が大きいと指摘している。西村（1975）（1977）では病院経営と看護職給与に焦点をあて，全国の市立病院のクロス・セクション・データを用いて1病院平均の看護職給与を推定している。その結果，医師の給与が高いほど看護職給与が低く，医師に比して看護職員数が多いほど看護職給与が低い現象を指摘し，「現行診療報酬制度の下では看護職者の人員を増すことは病院組織内での診療活動それ自体に貢献することはあっても，医師の増員と比較してそれほど収入の増加には結びつかない。したがって看護職者の供給の事情によっては比較的低い給与で容易に看護職者を雇い入れることができる場合は看護職者を増員するが，そうでない場合はそれほど増員しない」と結論づけている。さらに，西村（1992）では，看護師供給不足の決定要因として，看護師の労働条件や給与体系の不適切さに加え，看護労働が「女性労働者一般の低賃金，補助労働としての評価など」と絡み合っていることを指摘している。また，高学歴化に伴う4年制看護系大学の増新設を含めて看護師教育の改善を図る必要性を述べるとともに，技術水準を査定し「働きがい」を持たせる工夫を行い，看護労働への定着を図るという内部労働市場形成を検討する必要性を強調している。そのほかにも，三上（1986），稲田（1991），権丈（1993），小山（1998）など多くの研究が存在する（4-1節も参照）。

　さて，看護師を目指す学生は看護サービスを提供するための基礎的な技術を看護基礎教育において修得するが，その技術をより向上させ技術の熟練を目指すためには臨床現場における豊富な看護経験が必要となる。しかし，この章で明らかにするように，看護師の労働条件は厳しく，看護師の離職率は専門職としては非常に高く，平均勤続年数も短く，多くの看護師が看護技術を向上させる段階まで至らずに転職あるいは離職するという状況にある。そして，看護師資格を持ちながら就業していない者も数多く存在する。

　この章では，看護師の賃金水準と労働環境に焦点をあて，看護師の就業継続

を可能とする短期的に実現可能な看護師の労働条件改善のための方策を提案する。具体的には，海外の多くの研究論文において看護師の就業継続に有効であると指摘されている"保育施設の充実を含む子育て支援"だけではなく，日本固有の医療制度に起因する"看護師と准看護師の賃金格差の縮小"，"三交代勤務ではなく夜勤回数を減少させ「家庭生活との両立を図れる二交代制」の導入"を提案する。

　この章の構成は以下のとおりである。2節では看護師の離職率が上昇している現状を紹介し，その要因を説明する。3節では看護師の賃金についてまとめる。そのなかで"正看"といわれる看護師の賃金水準は決して低くないが，准看護師の賃金水準は明らかに低いことを確認する。4節では，日本の病院で働く看護師が家庭生活と両立不可能な労働環境におかれており，そのために就業を継続できないことを明らかにする。その上で，看護師の就業継続を支える具体的な方策を提案する。5節はまとめである。

2. 看護師養成の困難と看護師の離職率の上昇

　この節では，看護師の離職率が近年高くなっていることを確認し，その要因を明らかにする。看護師の就業継続の重要性は，1人の看護師の離職が他の看護師の業務を増やし，より忙しい状況に追い込むことを想起すれば簡単に理解できよう。前述のように日本の看護師や医師は，病院において病床あたり看護師数・医師数が他の先進国の半分以下という状況で就業している。医療事故を防ぐためには医療行為のダブル・チェックが必要といわれるが，このような状況下で医療行為のダブル・チェックを継続的に行うことは非常に困難である。そのため一人ひとりの医師や看護師が個人で責任を背負い込むことになり，その責任の重さから離職する医療関係者も増加している。

　近年の医療事故の増加に対し，国民は安全で質の高い医療を強く求めるようになり，それとともに看護の質も問われる状況となっている。このような国民の要望に応えるために，厚生労働省は2001年9月に患者の視点を尊重した質の高い医療の提供を目指した『医療制度改革試案』を公表し，そのなかで看護

職員についても「看護職員の専門知識・臨床技能の向上」の実現にむけて看護実践能力育成の現状把握や到達目標の明確化など看護学教育のあり方が検討された。加えて『看護基礎教育における技術教育のあり方に関する検討会報告書（2003年厚生労働省医政局看護課）』でも質の高い人材育成・確保のための方策を議論している。

しかし，病床数（病院数）の削減を目指す具体的な政策提言が，上記の議論からは抜け落ちている。他の先進国の半分でしかない病床あたりの看護師数や医師数を増加させることなしに，個人の努力や教育のみによって質の高い医療・看護を求めることは，無謀な精神論でもある。安全で質の高い医療・看護サービスを提供するためには，病床あたりの医師や看護師数の増加が必要条件であり，そのためには病院の統廃合を通じた医療供給制度の再編成を具体的に提案する必要がある（第3章5節を参照）。

この節では，看護教育現場からの実感として看護師養成が最近困難になってきた理由を明らかにし，それと看護師の離職率の上昇との関係を論じる。看護師養成が困難になっているという実感は，著者の1人であり長年看護基礎教育にかかわってきた大津のものであるが，決して大津ひとりの想いではない。

さて，郡司（1998）は，患者とのよい人間関係や技術とその技術の適用を医療サービスの質の重要な要素として説明している。看護サービスも同様であり，看護師と患者とのよい人間関係を基盤に，看護師が個々の患者に適用する看護技術が適切であれば，患者の満足度は高く，質のよい看護サービスを提供したと評価される。したがって，質の高い看護師養成とは，少なくとも十分なコミュニケーション能力と看護技術を適用する能力を備えた人材を育成するということである。そして，望ましい看護技術とは，看護師が修得している知識や情報を活用し方法を判断・選択した結果，外的行動として表現されるものである。したがって，看護技術教育は，看護師の身体を効果的に効率よく動かし，患者の安全・安楽を保障しながら，看護技術を実施できるようにすることが重要である。

しかし，現代の若者は，核家族世帯で大切に育てられた結果，他者に対する想像力が欠けることもあり，無条件に他者尊重の行動が優先されがたい状況が

ある（大坊（2006）を参照）。看護師を目指す若者も例外ではなく，大津を含め看護教育の現場での共通認識として，患者への配慮や同僚との密度の高いコミュニケーション能力が十分ではなく，十分な訓練をしない限り看護チームや組織との連携行動が不十分になる可能性が高いと思われる。さらに，自活の経験がなく外食が可能な社会にあっては，看護学生の生活体験不足も深刻であり，最近になるほど看護技術の修得に時間がかかるという問題も生じている。

　例えば，現代学生の生活についてみてみると，食事は1日2食で栄養摂取状態はカルシウムや各種ビタミン，ミネラルの不足とともに，身体を動かすことが少ないために，骨密度が小さく容易に骨折しやすい者が多い（中田・芹沢・大石・大津・西村・上濱（1998）を参照）。また小学校から高校にかけてクラブ活動などの運動経験がない者は，身体の重心移動を適切に行うことができず，動作が不安定となり，患者の安全・安楽を脅かすような行動をとることも少なくない（今井・大津（2007）を参照）。さらに，生活が便利になり，清掃，料理など手先を活用するような生活体験が少ないために，清拭のときにタオルを十分絞れなかったり，患者の寝巻きの紐をうまく結べない者も少なくない。

　このような看護学生に対して，看護サービスの質の要素として重要である対人関係能力（コミュニケーション能力）や十分な看護技術を修得させるには，生活体験が少ない現代の学生を前提として，現代の学生の苦手とする看護技術の修得に比重を置いた効率的な指導方法の検討が求められている。

　新人看護師の離職率が年々高くなっていることは，現代の若者が十分な看護技術を身につけ，自信を持って看護師として働くことのできるだけの教育がなされていないことを反映していると思われる。例えば，日本看護協会『2004年新卒看護職員の早期離職等実態調査』によれば，「配置部署の専門的な知識・技術が不足している（76.9％）」，「医療事故を起こさないか不安である（67.1％）」，「基本的技術が身についていない（67.1％）」などの主として看護技術の未熟さという理由によって，9.3％の新人看護師が1年以内に離職している。つまり，新人看護師の10人に1人は，自分の看護技術に十分な自信を持たないままに就職し，自信を失って離職していることになる。第6章でみるように，日本の看護師養成所では，看護学生に基礎看護技術を十分身につける

までの教育を行っていない。特に，現在の看護師養成機関の中心となりつつある看護系大学は看護技術の実践よりも知識の習得に傾きがちである。新人看護師の離職率を低くするためにも，基礎看護技術教育により多くの時間をかける必要があると思われる。

　基礎看護技術教育は学内での実習（指導要領の標準は195時間）と病院など学外での実習を伴う「臨地実習」からなる。ちなみに，看護師3年課程の「臨地実習」は1967年以降1,770時間となっていたが，1989年の改定で1,035時間に減らされ，今日に至っている。学内実習時間が標準どおりであれば，看護技術の総実習時間は1,230時間で，看護基礎教育2,895時間に占める割合は42.5％となる（学内実習時間には差がある。第6章を参照）。イギリスやオーストラリアで看護師になるためには，看護協会の設定した技術レベルに到達する必要があり，看護基礎教育における知識と技能の習得に費やす時間は50％ずつとなっている。これに比べると，日本の看護師養成課程では技能の習得に費やす時間数が少ない。新人看護師の離職要因となっている"必要な看護技術が身についていない"という本人たちの訴えに耳を貸して，日本でも看護技術に関する実習時間の増加を考える必要がある。

　これに関連して，2009年から新カリキュラムが実施されることになり，基礎看護学に臨地実習3単位が明確に割り当てられた。これは，基礎看護技術を重要視する姿勢の表れである（小山（2007）を参照）。ただし，総時間数が2,895時間から3,000時間になったものの，臨地実習時間数そのものは1,035時間のままであり，総時間に占める看護技術教育の時間の割合は41％と逆に低下している（第5章2節を参照）。

　ところで，近年，新人看護師だけではなく，中堅看護師の離職率も高くなっている。日本看護協会『2006年病院看護職員の需給状況調査』，『2002年病院看護職員需給調査』によると，2005年度の常勤看護職員離職率は13.1％であり，2004年度の離職率12.1％より1.0ポイント上昇した。2001年度の離職率は11.6％だったので，看護職員の離職率は傾向的に上昇していることになる。ちなみに，2005年のパートタイムを除く一般労働者の離職率は11.5％であり，看護師が専門職であることを考慮すれば，一般労働者の離職率11.5％よりも

高い看護職員の13.1％という離職率は，"看護師"の労働条件に何らかの問題があることを示している。

そして，"看護師"の離職率は勤続年数の短さに直結する。厚生労働省『賃金構造基本統計調査』（2006年）では，看護師の平均勤続年数7.1年，准看護師10.3年となっており，大多数が病院で就業する看護師の勤続年数は，一般女性労働者（正社員）の勤続年数の平均8.8年に比べても1年半以上短くなっている。さらに，日本看護協会『2001年看護職員実態調査』は，転職経験がある看護師が52.6％と半数以上を占め，現在の職場での勤続年数7年未満の者が42％であることを明らかにしている。日本の病院では少数の看護師で患者を看なければならないために，優秀な看護師の需要は高く，優秀な看護師の引き抜きもよく耳にする話であるが，病院における"看護師"の平均的な勤続年数の短さは，大半の看護師が十分に看護技術を向上させることなく転職を繰り返している可能性を示唆している。

離職する看護師の割合が高い職場では，一人ひとりの看護師の負担が大きくなり，専門職として満足のいく看護を提供できないストレスや不満が高じて，さらに看護師が離職するという悪循環に陥ることとなる。その結果，個々の看護師は看護技術を熟練させるまでの経験を積む機会を失ってしまうのである。

ベテラン看護師の離職率の高さは，看護師の労働条件の悪さの反映でもある。次の3節では賃金，4節ではその他の労働環境について，看護師の労働条件を順に詳しくみていく。

3. 看護師の賃金水準：長期的傾向と正看・准看の賃金格差

この節では看護師の賃金水準について論じる。看護師の賃金をみる場合には，「看護師」と「准看護師」を明確に区別することが重要なので，ここでは「看護師」には"正看"，「准看護師」に対しては"准看"という言葉を用いる。そして，正看と准看との間には大きな賃金格差があることを明らかにする。

さて，賃金は労働の対価であり，労働者が就業を継続する意欲に影響を与える重要な要素である。常に人手不足をいわれる中小零細の製造業，農業，最近

表4-1 正看，准看の年収と他の医療職，産業計の平均年収との比較（女性のみ）

	規模計	1,000人以上	100～999人	10～99人
産業計	343.3万円	407.9万円	341.9万円	298.7万円
平均年齢	39.1歳	37.4歳	38.6歳	40.9歳
勤続年数	8.8年	10.0年	8.3年	8.5年
正看（看護師）	464.9万円	504.6万円	451.6万円	426.4万円
平均年齢	36.2歳	32.5歳	36.6歳	41.9歳
勤続年数	7.1年	7.5年	6.7年	7.3年
准看（准看護師）	404.8万円	488.8万円	420.4万円	374.6万円
平均年齢	43.4歳	45.3歳	44.2歳	42.2歳
勤続年数	10.3年	14.6年	10.7年	9.2年
薬剤師	468.6万円	472.8万円	448.1万円	494.5万円
平均年齢	35.8歳	31.5歳	34.9歳	41.0歳
勤続年数	6.5年	6.6年	5.8年	7.4年
栄養士	338.2万円	349.0万円	340.1万円	331.3万円
平均年齢	34.6歳	31.8歳	34.0歳	36.3歳
勤続年数	6.9年	6.5年	6.8年	7.2年

注：厚生労働省『賃金センサス』（2006年）の女性の職種別データを用いて作成。
年収＝毎月決まって支給する現金給与額×12＋年間賞与・その他特別給与額。

人手不足をいわれる介護サービス産業の賃金は就業者の平均賃金より明らかに低い（『賃金センサス』の職業別データによる。介護産業に関しては下野（2009）を参照）。労働に見合わない賃金であると考えれば，労働者は就業しないし，就業を継続しなくなり（＝離職率が高くなり），人手不足がおきることになる。

そこで，正看と准看の賃金水準を，医師を除く他の医療職種および産業全体の賃金と比較してみよう。表4-1は，2006年の厚生労働省『賃金構造基本統計調査（賃金センサス）』を用いて年収を計算したものである。年収は，"毎月決まって支給する現金給与額"×12＋"年間賞与・その他特別給与額"で計算される。なお，『賃金センサス』の調査対象は常用雇用者である。

表4-1は女性を対象として医師以外の医療職全般と産業平均年収とを比較している。この表からは，医療職の賃金が女性全般の賃金よりも明らかに高い水準にあることがわかる。しかし，正看・薬剤師と准看・栄養士では賃金にかなりの差がある。

まず，正看と薬剤師は専門職として高く評価され，賃金水準も高い。具体的に数字をあげると，女性の産業平均所得は39歳で340万円であるが，正看はそれより若い36歳で平均年収は465万円となっており，薬剤師の470万円（平均年齢36歳）とほぼ同じ水準となっている。一方，准看の平均年収は43歳で405万円，栄養士は35歳で340万円と，産業平均の女性の年収より若干高いが，正看や薬剤師の年収よりはるかに低い。このように，同じ医療職でも，正看・薬剤師と准看・栄養士の間には大きな賃金格差がある。

　同じ"看護師"として働く正看と准看の年収を比較すると，正看の平均年収465万円に対し准看は405万円となっており，しかも正看の平均年齢36歳に対し准看は43歳である。平均勤続年数も准看が10年と正看よりも1年以上長く，年齢が高いにもかかわらず，年収では正看に大きく引き離されている。准看は比較的小規模の医療施設で働くことが多いが，医療施設の規模ごとにみても，明らかに勤続年数が長く年齢も高い准看の方が，正看よりも年収が低いという事実を確認できる。

　これまでに述べたように，同じ臨床現場において，日本では正看と准看に実質的に職務内容に関する差はなく，実施できる医療行為の差もない。インターネットで医療施設の求人情報をみても，「看護師（正看・准看）の募集」となっている場合が多く，正看と准看との仕事の内容の差が明示されることはない。しかし，求人広告などをみると，仕事内容に差がなくとも資格の差で，正看と准看の賃金には月5万円程度の差がある。日本の准看護師は，看護師と同じ仕事のできる安い看護労働者として扱われている。

　さらに，表4-1をみると，医療施設も他の産業と同様に規模間格差が大きいことが確認できる。同じ正看でも，1,000人以上の大規模医療施設では505万円，100～999人規模の中規模医療施設で450万円，10～99人規模の小規模医療施設で430万円となっており，年収の規模間格差は大きい。

　そして，正看と准看の割合を医療施設の規模別にみると，大規模医療施設の看護師はほとんどが正看であり，准看の就業者数は正看の10分の1以下となっている。中規模医療施設では正看と准看の比率は2対1となり，小規模医療施設では准看の割合が若干多くなる。

以上のことから，准看の年収の低さは，"同じ職場であれば月5万程度の賃金格差があること"，さらに，"准看の職場が比較的小規模な医療施設であること"，以上の2つの要因を反映していることがわかる。

　同じ仕事を求められるにもかかわらず賃金が低いとなれば，正看とともに働くことの多い病院への准看護師の就業意欲が弱まるのは，当然であろう。病院で就業する看護師数は1996年末の70万人から2005年末の80万人へと増加しているが，病院で働く准看は24万人から20万人へと絶対数で減少している。准看護師の就業が，病院ではなく診療所や介護施設で増加しているのは，病院そのものが診療報酬点数を高くするために正看の割合を増加させていること，チーム・ワークの観点や知識・技能を評価して正看を選択している要因以外に，准看護師の合理的な職場選択の結果という側面もある。

　それでは，看護師の間で，上記の正看と准看の賃金格差はどのように捉えられているのであろうか。正看として就業した経験を持つ人や現在正看として就業している人たちに聞くと，国家資格と都道府県知事免許という資格の差や，看護師3年間と准看護師2年間という教育期間の差による知識量の違いにより，正看と准看の賃金格差を当然であるとする意見が強いように思われる。一方，インターネットなどでは，准看の立場から賃金格差の大きさへの批判を読むこともできる。看護の世界を外部からみている下野からすると，職務内容の差がないのに賃金に違いがあるのは"同一労働同一賃金"の観点から違和感がある。そもそも同じ職務に2つの資格が存在するのが一番の問題であり，これまでの歴史的経緯はあるとしても，今後は看護師資格の統一を通じて"同一労働同一賃金"が達成されるのが望ましい解決策であろう。そのためには，准看護師の看護師資格取得を強力に推し進める必要がある（第1章2節，第3章3-3節，第5章3-2節などを参照）。

　次に，正看，准看の平均勤続年数をみると，正看の平均勤続年数が7.1年，准看は10.3年となっており，准看の勤続年数が3年以上も長くなっている（表4-1を参照）。産業平均の女性の勤続年数は8.8年なので，正看の平均勤続年数は女性の平均勤続年数よりも短く，病院を中心に働く正看の仕事の厳しさを反映していると考えられる。また，正看の平均勤続年数は規模にかかわらず

7年前後であるが、准看の場合には規模が大きくなるほど勤続年数が長くなる傾向がある。大規模医療施設で14.6年、中規模医療施設で10.7年、小規模医療施設で9.2年となっている。仕事の厳しさは正看と同じでありしかも就業意欲のそがれることも多かったはずの准看の勤務年数の長さは、しばしば経済的に恵まれない状況にあって、働きながら資格の取れる准看を目指す者が多かったことの反映であろう。絶対的な看護師不足の時代から医療現場を支え続けているこのような准看に対する「看護師資格」取得への積極的な後押しを通じた待遇改善は、日本看護協会が行うべき重要な任務ではないだろうか。

　なお、夜勤などの厳しい労働環境にないにもかかわらず、看護師以外の医療職である薬剤師、栄養士の平均勤続年数が、看護職の平均勤続年数より短いことは、就業動機の違いなどいくつかの理由が考えられるとしても、問題であろう。薬剤師や栄養士も経験を積み重ねていく専門職であるにもかかわらず勤続年数が短いことは、これらの職種に、十分な経験と熟練を経た専門知識を持つ人が少ないことを意味しているからである。はたして今後、在宅看護や介護の場を含めて、薬剤師や栄養士の活躍の機会が増えると予想されているときに、専門家として十分行動していけるのであろうか。薬剤師や栄養士に関しても、仕事内容、熟練形成、就業意欲に関する研究が必要だと思われる。

　次に、1980年から2007年までの正看、准看、薬剤師、栄養士の実質年収の推移をみてみよう。図4-1に示された各職種の実質年収は、平均年収を2005年＝1とした全労働者の名目賃金指数で割って算出しており、数値は"2005年の賃金指数で固定した実質賃金"となる。つまり、医療職の賃金を全産業の平均賃金で割っているので、もし平均賃金と同じペースで医療職の賃金が上がっているならば、医療職の実質賃金を示すグラフは水平になるはずである。

　この図によって正看の実質年収の推移をみると、1980年代に若干低下しているが、1992年から1998年まで400万円でほぼ横ばい、1999年に実質賃金は大きく伸び、それ以降も400万円を超えている。2000年前後の看護師需要の高まりを反映して、正看の実質年収は他の産業の労働者以上に上昇しているのである。一方、現在も年収格差は大きいものの、1990年代の准看の実質年収の伸びは正看よりも高かったことも、確認できる。その結果、1980年代前半

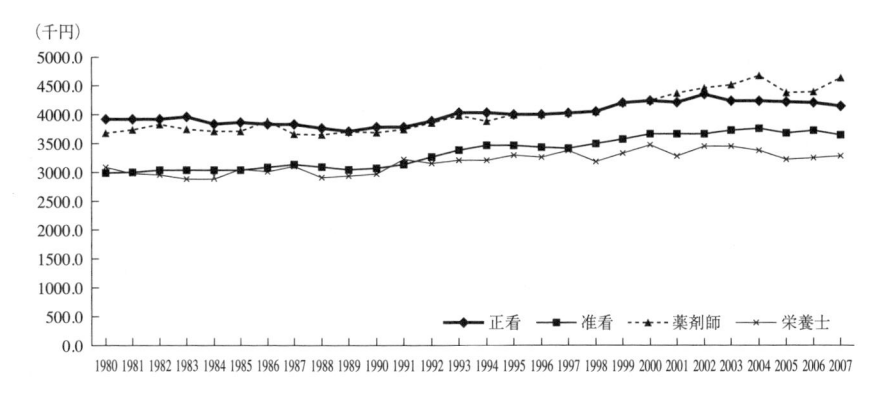

図4-1　正看，准看，薬剤師，栄養士の実質年収の推移（2005年基準）
資料：1980～2007年の厚生労働省（旧労働省）「賃金構造基本統計調査」の第3巻第5表のデータを用いて作成。
注：年収は「毎月決まって支給する現金給与額×12+年間賞与その他特別給与額」として算出し，毎月勤労統計調査（事業所規模30人以上の産業計・現金給与総額・賃金指数表・2005年平均＝100）の年平均の名目賃金指数でデフレート。

には正看と准看との年収格差は100万円近くあったが，1990年代半ば以降の両者の年収格差は60万円近くにまで縮小している。

　なお，この図において，1992年前後に正看・准看の実質賃金が前年より大幅に上昇しているのは，従来からの看護師不足に加え，1992年に看護師等の人材確保の促進に関する法律が施行され，1993年に良質な医療を提供する体制を確保することを目的に第2次医療法改正が施行されたことが要因である。法改正より，長期療養患者のために療養環境が整備された病床として療養型病床群が制度化されたこと，また付き添い看護を解消し，付添婦が実施していた援助を看護師が行うこととなったなどの要因により，看護師の需要が高まり，実質賃金上昇に結びついたと考えられる。また，2000年前後の実質賃金の上昇は，2000年の介護保険の実施による看護師需要の高まりを反映している。2006年には患者対看護師の配置基準が10対1から7対1に変更され，看護師需要が高まったといわれるが，図4-1では看護師需要の高まりが実質賃金に反映されていない。逆に，2007年には，病院経営の悪化を反映し，正看・准看とも実質賃金水準が低下している。

　ところで，この章の最初の部分で，海外の多くの実証研究では，賃金を高く

しても看護師供給は増加しない，という結果が出ていることを紹介したが，図4-1の賃金，図1-2の"看護師"の就業者数データを並べてみてみると，各時期の看護師需要の高まりが賃金の上昇をもたらすと同時に看護師の供給を増加させているように思われる。看護師と准看護師という2つの資格が並存するという点も含めて日本の医療体制の特殊性を考慮した研究が必要である。

以上のように，この節では看護師として就業する女性の年収を分析した。その結果確認されたことは，次の3点にまとめられる。第1は，全産業平均賃金（常用雇用者）に対して，医療職全般の賃金が高いことである。このことは，国内経済のなかで医療従事者の重要性が認識されていることを意味している。第2は，正看と准看の賃金格差が大きいことである。病院という臨床現場では正看と准看は同じ業務をこなしているにもかかわらず，月5万円近い賃金格差がある。第3は，長期的にみると正看と准看の賃金格差が縮小していることである。図4-1は，看護師需要が高まったときに，正看と准看の賃金格差が縮小していることを示している。

臨床の場で同じ職務をこなしながら正看と准看の間にある大きな賃金格差を考えると，日本看護協会が一貫して主張している看護師資格の統一を積極的に進めていくことが望ましい。2004年に創設された2年制の通信制の看護師養成所は，仕事を中断することなく働きながら勉強できる機会を准看に提供することになり，看護師資格の統一への大きな一歩となるであろう（第9章3-1節を参照）。

4. 看護師の離職要因と労働環境

4-1. 看護師の離職要因：家庭生活との両立

前述のように，日本看護協会『平成16年版看護白書』によると，看護職員の離職率（年間の退職者が全職員数に占める割合）は1994年9.9％，1998年10.9％であったのが，2001年11.6％，2004年には13.1％と年々上昇している。つまり，このことは看護師の勤続年数が短くなり，一貫した看護技術の向上が期待しにくくなっていることを意味する。さらに，一度退職すると看護技

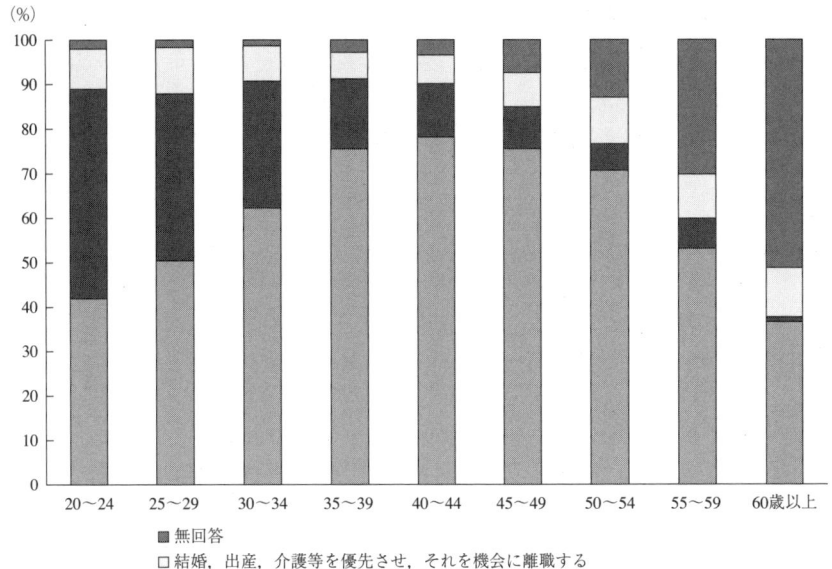

図4-2　今後，どのような形で仕事を継続していきたいか

凡例：
- 無回答
- 結婚，出産，介護等を優先させ，それを機会に離職する
- 結婚，出産，介護等に応じて離職はするが，再就職をする
- 結婚，出産，介護等にかかわらず，何らかのかたちで働き続ける

資料：日本看護協会調査研究報告『2001年看護職員実態調査』（2003年）。

術の維持は難しく，新しい看護知識の獲得にも時間がかかるので，看護技術の維持・向上の面からも，看護師の離職率を下げることは重要である。

　日本看護協会中央ナースセンター調査『平成13年度版　潜在看護職員の就業に関する報告書』で前職場の退職理由をみると，「出産・育児・子どものため（18.1％）」が最も多く，次いで「結婚（16.1％）」，「他分野への興味（13.2％）」，「仕事内容への不満（13.1％）」となっている。

　図4-2は，仕事の就業継続の意向を聞いた結果である。これを見ると，結婚，出産，介護等にかかわらず就業を継続すると回答しているのは，20歳代では50％以下でしかない。20歳代の看護師の半数以上は，結婚，出産，介護等に応じて離職するつもりでいることがわかる。ただし，離職を想定している若手看護師の大多数は再就職する考えを持っている。このように，若い世代の看護師の半数以上は，家庭生活と看護師という仕事を両立させていくのは困難

であると認識しているのである。

さらに，日本看護協会『2001年看護職員実態調査』によると，職場や働き方を選ぶ時に最も重視していることは「家庭生活と両立できる（41.6％）」ことであり，ついで「納得いく看護ができる（25.3％）」，「収入がよい（10.9％）」となっており，家庭生活との両立が看護師の就業継続の鍵を握っている。中央ナースセンター調査でも，求職者が就業の際に重視する条件として，最も多いのが「勤務時間（28.9％）」であり，ついで「看護内容（21.1％）」，「給与（20.3％）」の順となっており，家庭生活と両立できる就業時間を選択していることがうかがえる。また，賃金がそれぞれ3番目の要因となっていることは，日本においては，賃金水準が看護師の労働供給に影響を与える可能性を示している。

以上より，看護師が就業継続や新しく職場を選ぶ時に最も重要視するのは，家庭生活との両立であることが理解されよう。そこで，次の4-2節で，病院で働く看護師にとって，家庭生活との両立のために重要な労働条件である"夜間勤務"を取り上げ，4-3節では，看護師の就業継続に関して先進国の多くの研究で重要性が指摘されている出産，育児に関する支援制度の実態を明らかにする。4-2節，4-3節の結果は，日本における現在の支援体制では，看護師の就業継続が困難であることを示すであろう。

4-2. 病院における看護師の夜勤：「二交代制」導入のすすめ

病院は24時間体制で入院患者の看護を行うために，看護師の勤務形態は必然的に夜間勤務を含む。そして，日本の病院における看護師の勤務形態は，図4-3に示すように三交代制が主流となっている。この図によって病院における勤務形態をみると，三交代制・変則三交代制を採用している病院が約半数，ついで二交代制・変則二交代制が16％となっている（2001年）。

各病院により勤務時間は多少異なるが，一般的に病院の三交代制とは，日勤（8:30～17:25の勤務），準夜勤（16:20～1:00の勤務），深夜勤（12:30～9:10の勤務）の3つのシフトで順に勤務する体制である。また，日本における二交代制とは，日勤（8:30～17:25の勤務），夜勤（17:00～9:00の勤務，その間に休憩90分を含む）

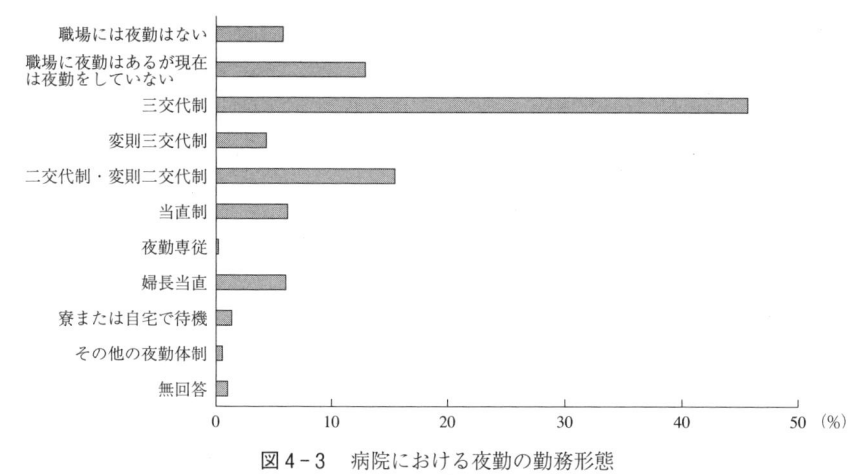

図 4-3　病院における夜勤の勤務形態
資料：日本看護協会調査研究報告『2001年看護職員実態調査』(2003年)。

のように，就業時間帯が2つであるような勤務形態をいう。変則二交代制は，日勤時間の終了時間を 17:25 から 21:30 に延長し，夜勤時間帯を短縮し，日勤と夜勤の時間をほぼ同じにするケースである。ちなみに，日本では変則二交代制といわれるが，日勤と夜勤が 12 時間ずつというのが，日本以外の国における「二交代制」である（以下では，12 時間ごとの二交代制には「　」をつける）。

日本では三交代制が古くから実施されており，2001 年時点で約半数の病院は三交代制を採用していた（図 4-3 を参照）。なお，前述のように，入院患者7 人に対して看護師 1 人という 7 対 1 配置が現在の基準となっているが，看護師の配置基準が問題となるのは日勤時だけであり，準夜勤や深夜勤時には，入院患者 50 人に対し看護師数は 2 人か 3 人と少数になる。病院の食事時間が早いのは，日勤時の終わる時間に合わせているためである。

三交代制での準夜勤と深夜勤を合わせた夜勤回数をみると，2001 年には 1カ月に 8.3 回となっており，1989 年における平均夜勤回数 9.0 回より若干減少しているもののあまり変化はない。また，三交代制勤務は，日勤，準夜勤，深夜勤，休日と勤務時間が目まぐるしく変化し，日常生活のリズムと一致することが少ない。夜勤後の 2, 3 日は身体がだるく，身体のリズムが回復するこ

ろにまた夜勤になるという，慢性的な時差ボケ状態で勤務する状況が続く，体への負担の大きい勤務体制である。

　夜勤・交代勤務による労働者への主だった影響としては，夜寝ないで働けば人間の生理機能の低下に抗して働かなければならず，生理リズムが乱れ体調不良の原因となる（酒井・小木（1992）を参照）。さらに，昼夜逆転による昼間睡眠は夜間睡眠よりも質が悪く，昼間睡眠だけでは夜勤疲労の回復は十分できないことが明らかとなっている。藤原（1992）は，勤務形態と生体負担との関連について労働生理学的手法を用いて分析し，深夜勤務は生体の自律神経系に日勤や準夜勤とは異なった影響を及ぼすと述べ，深夜勤に入る前や準夜勤後の次の勤務までの勤務間隔を長くし，生体負担を軽減することが必要であると指摘している。そして，そのような勤務編成を行うには，十分な看護師数が必要となり，週休や休暇を夜勤の間に入れる勤務編成を行う必要があるとしている。

　しかし，実際には日本の病床あたりの看護師数は欧米の半分以下となっており，日勤の後，同日に深夜勤が入るケースも少なくない。具体的にいうと，日勤で8時半から19時半まで働き，その後少し休み，深夜勤として真夜中の0時半から9時まで働くケースがこれにあたる。このような不規則な就業形態は，継続して就業するよりも体への負担が大きい。そのため，Seki（2008）は，日勤から同日の深夜勤へのシフトが睡眠不足を通じて看護師の健康を悪化させるとして，三交代制ではなく長時間の夜勤を伴うとしても二交代制の導入を勧めている。

　しかし，二交代制シフトに対しては，医療関係者の労働組合は看護師の長時間労働を避けるという理由で反対してきた経緯がある。厚生省（現厚生労働省）による二交代制の導入が，三交代制における準夜勤と深夜勤を一緒にする形をとったために，夜勤の時間が16時間（17:00～9:00，その間に休憩90分を含む）にもなることになった。その上，夜間を含む長時間勤務にもかかわらず厚生省は夜勤時の看護師の増員を手当てしなかったので，看護師は実際には90分の休憩（仮眠を含む）をとることもできない状況で16時間の夜勤をしなくてはならなくなり，三交代制よりも労働条件が悪くなるとして労働組合が反対にまわったのである。

日本において8時間と16時間の二交代制になった理由は，三交代制から人員配置を変えないで移行できる形をとろうとしたためである。もし他の国と同様に12時間ずつの「二交代制」を採用すると，日勤が8時間から12時間に伸び，看護師の配置基準を満たさなければならない時間が4時間増えることになり，看護師数を増やす必要がでてくる。入院患者にとっては望ましいことであるが，病院にとっては費用増大の理由となるので，開業医の力の強かった時代に導入された日本の二交代制は8時間と16時間という勤務形態になったのである。

　ちなみに，1日8時間，1週40時間が法定労働時間のはずであるが，16時間も継続して働くことが合法となっているのは，日本では「変形労働時間制」が認められている一方で，労働基本法には1日の労働時間の上限の定めがないためである。「変形労働時間制」とは，夜勤や繁忙期がある場合には，法定労働時間内であれば，労使協約や就業規則で1カ月の労働時間の変更を認める制度である。

　繰り返しになるが，日本以外の国では「二交代制」とは12時間ごとの交代勤務を意味する。そして，少なくとも2時間以上の仮眠をとることが看護師の権利として認められている（労働者の健康と安全のために長時間労働が禁止されている）。二交代制で日本のように16時間連続して就業しているケースはどこの国にもない。他の先進国では労働者の安全と健康を守ることが重要な政策となっており，下野が，オックスフォード高齢化研究所の同僚やヨーロッパからの訪問者に，日本の看護師の勤務状況を話しても信じてもらえなかった。下野自身も長らく二交代制とは当然12時間ごとの「二交代制」と思い込んでいたので，日本の二交代制で16時間もの夜間労働が許されていることを知ったときには，大きなショックを受けた。

　日本の二交代制の病院で，看護師が16時間も働いていることを入院患者や一般の人は知っているのであろうか。上畑（2000）が，16時間の夜勤を伴う二交代制勤務における疲労蓄積の問題の防止策として，仮眠制度の導入の必要性を報告しているのは，あまりに当然のことである。しかし，実際には，仮眠室や仮眠用のベッドがない病院，夜勤時の看護師の数が少なく仮眠のとれない

病院の例はいくらでもあげられる。

ところで，下野が夜勤について海外の文献を調べてみたところ，「二交代制」を主とする国と三交代制を主とする国があることがわかった（Crofts (1999)，Compolo etc. (1998)，Kundi etc. (1995) など。および各国の HP などを参照）。オーストラリア，スウェーデンなどは三交代制が一般的である。例えば，オーストラリアでは，7:00～15:00（8 時間），13:30～21:30（8 時間），21:15～7:15（10 時間），というのが一般的な勤務体制である。Compolo etc. (1998) が紹介しているようにオーストラリアでは看護師の重複時間の解消を目的とした「二交代制」の導入の動きもあったが，現在も三交代制が中心である。一方，アメリカやイギリスでは伝統的に「二交代制」が主流となっており，ヨーロッパでも「二交代制」をとっている国が多い。しかし，オーストリアでは「二交代制」から三交代制へと移行し，看護師に好評であるとされている（Kundi etc. (1995) を参照）。「二交代制」と三交代制のどちらが優れているかについては，研究者によって結果が異なり，論争の決着はついていないが，病床あたり看護師数が多ければ，三交代制も悪くはないようである（Crofts (1999) を参照）。

ここで，日本では三交代制と二交代制のどちらが看護師にとって望ましいのかを調査した日本看護協会『2001 年看護職員実態調査』の結果を紹介しよう。ただし，この調査は三交代制と二交代制のどちらかを選択する形になっていることに注意してほしい。前述のように，日本における二交代制は，欧米でいう 12 時間ごとの「二交代制」ではなく，8 時間と 16 時間という二交代制である。この調査結果によれば，「私生活との両立のしやすさ」（74％対 7％），「業務遂行上のゆとり」（49％対 15％），「患者サービスの質」（24％対 19％），「疲労感」（31％対 22％）のどの項目をとっても，看護師の二交代制の評価が高いことが明らかになっている（図 4-4 を参照）。

特に，「私生活との両立のしやすさ」に関しては，4 人のうち 3 人の看護師が二交代制を支持している。その理由として，二交代制になると勤務時間は長くなるが勤務時間が規則的になること，さらに，準夜勤と深夜勤を同時に行う形になるために，夜勤時間の制限 72 時間以内という所定労働時間の関係で，夜勤回数が 4～5 回に減少することがあげられる。夜勤回数を三交代制の半分

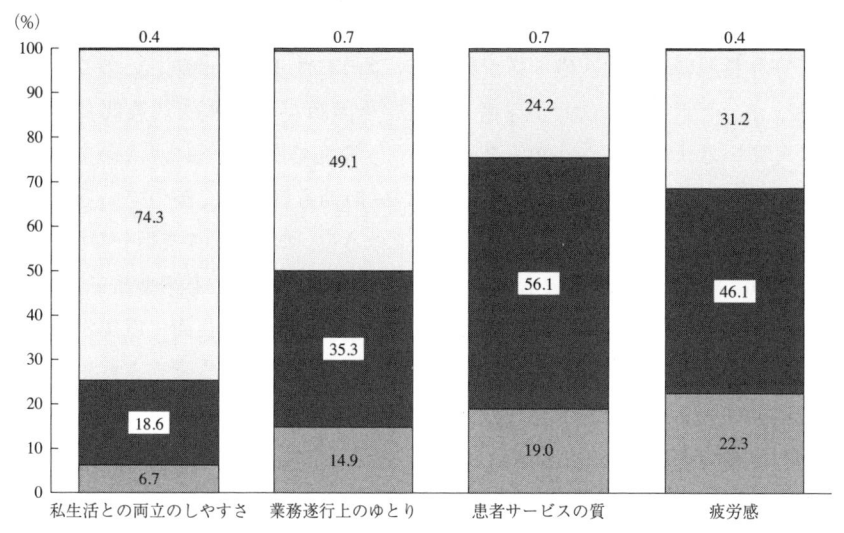

図4-4 三交代制と二交代制の比較

	私生活との両立のしやすさ	業務遂行上のゆとり	患者サービスの質	疲労感
無回答	0.4	0.7	0.7	0.4
二交代制の方がよい	74.3	49.1	24.2	31.2
どちらでもない	18.6	35.3	56.1	46.1
三交代制の方がよい	6.7	14.9	19.0	22.3

資料：日本看護協会『2001年看護職員実態調査』をもとに図示。

程度にできること，労働時間が規則正しくなることが，二交代制のメリットである。1週間単位で考えると，二交代の標準労働モデルでは，日勤（9:00〜17:00の8時間）が3回，夜勤（17:00〜9:00の16時間）が1回で，勤務時間の固定化もしやすく，日勤の労働時間が他の一般的な職種と同じなので，子供の学校生活への援助，地域活動への参加を含めて家庭生活との両立が容易になる。

看護師の離職の大きな要因が"家庭生活との両立が困難であること"を想起すれば，夜勤回数が半分になり，就業時間もより規則的になる二交代制が三交代制よりも看護師の就業継続という面で優れているといえよう。家庭生活との両立を図ることが看護師の離職率を下げることにつながるため，看護師の離職率を下げたい病院や看護師の就業継続に積極的に取り組んでいる病院は，看護師に人気のある二交代制を採用するようになっている。実際，2001年には二交代制を採用する病院の割合は15％であったが，2005年には25％まで上昇している。

ただし，前述のように日本の二交代制では，夜勤の就業時間が90分の休憩

を含む 16 時間という長時間になる。このような制度のもとでは，看護師の健康を守り長期にわたり医療ミスが起きないようにすることは難しいのではないだろうか。下野は，労働経済学者として，看護師が 16 時間もの夜間長時間労働をしている状況を長らく知らなかったことを恥じるとともに，人命を預かる看護師がほとんど休憩もとれない状況で 16 時間も継続して働いている状況を放置することはできないと考える（前述のように，準夜勤と深夜勤を含む夜勤時の看護師は入院患者 50 人に 2 人から 3 人が一般的であるので，休憩をとることは難しい）。90 分の休憩・仮眠をとったとしても，14 時間半も夜間に就業すれば判断力が鈍くなり，医療ミスの可能性も高まり，患者の安全も脅かされる。

　それゆえ，ここでは，16 時間という長時間夜勤を含む日本の二交代制ではなく，欧米で普通となっている 12 時間ごとの「二交代制」（2 時間以上の休憩・仮眠を含む）の導入を強く望みたい。「二交代制」では，患者の申し送りの時間を考えると，就業時間は 8:30〜21:30, 21:00〜9:00 のようになる。この交代制を成り立たせるためには，前述のように，看護師数の増加が必要となる。看護師の配置基準は日勤時のものなので，日勤時間が 8 時間から 12 時間になれば，配置基準を守る時間が増えるからである。つまり，入院患者 7 人に対して看護師 1 人の時間が 8 時間から 12 時間に伸び，入院患者 50 人に対し看護師 2, 3 人という時間が 16 時間から 12 時間に短縮されることになる。患者や働く看護師にとっては望ましいが，病院経営者にとっては費用の増加を伴う。「二交代制」のもとにおける看護師の勤務は，休憩時間にもよるが 1 日実質 10 時間程度の就業なので，就業日は 1 週間に 4 日以内となる。そのうち 1 回は夜勤としても実質 10 時間であれば，看護師の肉体的な負担も大幅に軽減されるであろう。看護師の肉体的な余裕が，入院患者の安全につながることを忘れてはならない。

　なお，同時に，現状において看護師に適用されている夜勤 72 時間以内という規定も改正する必要がある。日本の三交代制で 8 時間の深夜勤・準夜勤が 9 回まで許されるのは，労働者の健康と安全を考慮することのないこのような時代錯誤の規定があるからである。もしこの規定が残れば，12 時間ごとの「二交代制」のもとにおいても，月 6 回の夜勤，つまり 2 週間ごとに週 2 回の夜勤

を許すことになる。看護師の健康と安全を考えれば，週1回以上の夜勤は禁止されるのが当然であろう。

ところで，病院の夜間勤務において，家庭生活（特に子供の存在）は考慮されているのであろうか。日本では夜勤は看護師が平等にこなさなければならない義務と考えられており，個別の事情はほとんど考慮されていないのが現状である。例えば，病院勤務者で子供がいる看護師の平均夜勤回数は8.1回，子供がいない看護師の平均夜勤回数は8.5回となっており，子供の有無が夜勤の勤務条件としてはほとんど考慮されていないことがわかる。これも，病院が多すぎるために"病床あたり看護師数が他の先進国の半分以下"であるという現実からきている。現状のままでは人員に余裕がないために，家庭や個別の事情にかかわらず，すべての看護師が平等に夜勤という義務を果たさなくてはならないが，もし人員に余裕があれば，勤務条件を変えられる可能性がある。例えば，入院患者あたりの看護師数が日本の3倍にもなるオーストラリアは，勤務時間が柔軟であることで定評がある。家庭や個人の状況が考慮されれば，看護師の就業継続は現状よりも容易になるであろう。

4-3. 出産・育児への対応と制度

この節では，看護労働に関する多くの研究において，看護師の労働供給や就業継続に大きな影響を与えると指摘されている出産・育児に関する制度が，日本においてどの程度整っているのかをみていく。

女性の就業割合が非常に高い看護職の労働環境を考えれば，出産・育児を支える制度の有無は看護師の就業継続に決定的に重要である。もちろん，産前・産後の労働条件は母性保護の観点からも重要である。

図4-5（2001年データ，執筆時点ではこれが最新のデータである）によって，産前に受けた母性保護措置の状況をみると，「夜勤・当直免除」が約半数で最も多く，ついで「夜勤・当直日数の軽減」が14％となっている。看護師にとって，夜勤が大きな負担になっていることがわかる。しかし，産前の母性保護措置を全く受けず，出産を控えながら他の看護師と変わらない夜勤や当直をこなしている看護師が2001年でも27％と，4分の1以上を占めており，看護師

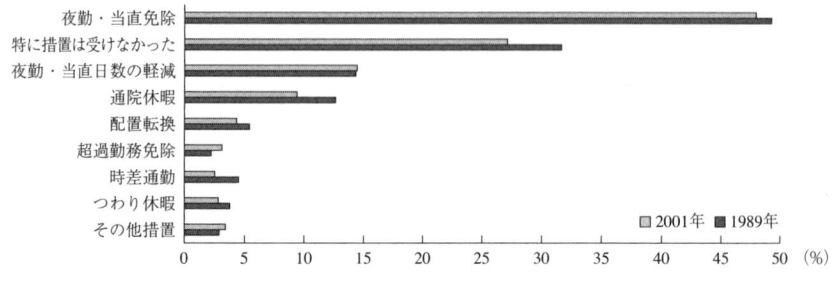

110　第Ⅱ部　看護師の労働供給と労働条件

図4-5　産前の母性保護措置の状況

資料：日本看護協会『1989年看護職員実態調査』の119頁，『1997年看護職員実態調査』の162頁，『2001年看護職員実態調査』の167頁をもとに図示。

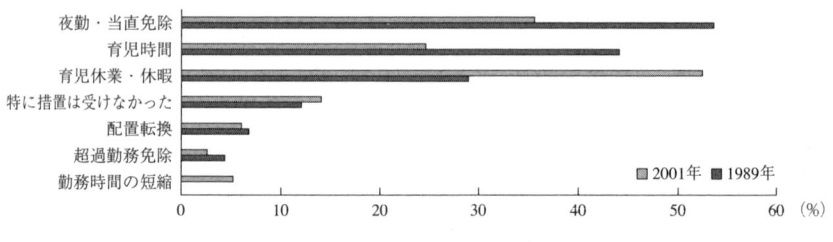

図4-6　産後の母性保護措置の状況

資料：日本看護協会『1989年看護職員実態調査』の120頁，『1997年看護職員実態調査』の164頁，『2001年看護職員実態調査』の170頁をもとに図示。

の現実の勤務実態の厳しさをうかがわせる。このような状況下では就業継続は困難であろう。

　また，図4-6によって，産後に受けた母性保護措置の状況をみると，「育児休業・休暇」が最も多く，半数以上を占める。ついで「夜勤・当直免除（35％）」，「育児時間（24％）」となっている。1989年には「夜勤・当直免除」の割合が最も高くなっており，看護師の多くが出産後直ちに就業していたことを示しているが，2001年には「育児休業・休暇」が最も多くなり，育児休業が一般化していることを示している。

　しかし一方で，産後に母性保護に関し「特に措置は受けなかった」看護師が，1989年で12％，2001年においても14％となっており，少なくない看護師が育児休業も夜勤免除も受けることなく，他の看護師と同じ業務をこなしている

状況がある。

　出産前，出産後の母性保護措置を調査した1989年，2001年のデータをみる限り，これらが看護師に対する需要が高まっている時期であったにもかかわらず，日本の看護師を取り巻く労働環境は良くなっているとはいえない。産前，産後の看護師を取り巻く制度がこのように不十分であることを認識すれば，若い看護師の半数以上が，結婚，出産を機に離職するという考えを持っていることを非難することはできない。

　細道・馬淵・横田（1984），塚田（1986）は，自然流産や切迫流産が高く発生する率は，外来看護師より病棟勤務看護師のほうが高く，深夜労働は妊娠維持に好ましくないことを確認している。また，上田・坂本・田島・薙野（1994）の調査において，自然流産の母体要因として「疲労」の占める割合が，主婦や他の職業に比べて看護師では有意に高いと報告されている。産前の母性保護措置を「特に措置は受けなかった」看護師が4分の1以上という状況では，普通の女性として子供を希望する看護師が離職するのもやむをえない。

　次に，子育て期の看護師に対する子育て支援策や制度の状況をみよう。なお，前述のように，欧米を中心とした多くの研究成果は看護師の就業継続に最も影響を与えるのが子育て支援（Child Care）の有無であることを明らかにしている。日本のデータを用いて現在就業していない看護師の就業意向を分析したKawaguchi, Yasukawa and Matsuda（2008）でも，子育て支援策が十分でない現状においては，就学期以前の子供を持つ元看護師は再就職しにくいことを実証している。

　ここで，図4-7をみると，残念ながら日本では，勤務している職場で子育てに関連したサービス提供や制度を持つ病院が少数派であることがわかる。最も多いサービスは「施設内保育所（42％）」であり，「夜勤・当直の減免（33％）」，「勤務時間の柔軟化（19％）」，「病児看護休暇（18％）」，「法定より延長された育児休業（17％）」と続く。不規則勤務となりがちな看護師の就業継続のためには施設内保育所が不可欠であるが，施設内保育所が設けられていない職場が5割以上もある。施設内保育所がない場合には，子供を地域の公立または私立の保育所に預けることになるが，地域の保育所に子供を預けて就業を継

施設内保育所	ある 41.6	58.4 なし
法定より延長された育児休業	ある 17.4	82.6 なし
勤務時間柔軟化	ある 19	81 なし
病児看護休暇	ある 18.1	81.9 なし
夜勤・当直の減免	ある 33.4	66.6 なし

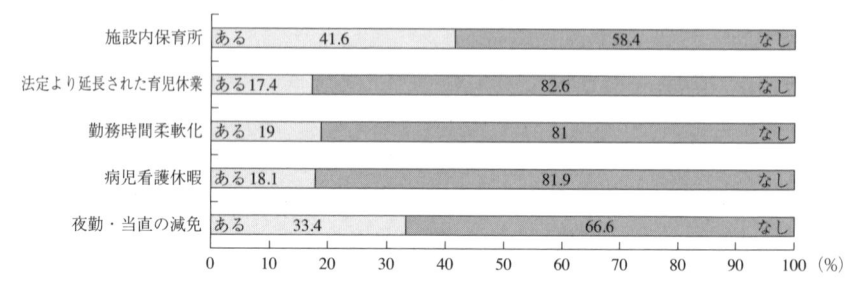

図4-7 職場における子育て関連のサービスや制度の有無
資料:日本看護協会『2001年看護職員実態調査』の215-216頁をもとに図示。

続するのは非常に困難である。つまり,保育所を利用できたとしても,看護師という職業の性格から緊急時の対応が必要な場合もあり,延長保育を利用することによる経済的負担も大きくなる。さらに,保育所も利用できない看護師の場合には,ベビーシッターや家政婦,夫や両親などに頼ることとなり,心身ともにストレスが蓄積し,看護師として仕事を続けていくことが難しくなる。

以上みてきたように,日本の病院では,産前・産後,育児期の看護師を支える体制や制度が十分に整っているとは到底いえない。少子化による若年人口の減少と女性にとって多様な職業機会が提供される現在そして将来の労働市場を考慮すれば,月に8回もの夜間勤務のある職業を選択する若者が減少していくことを当然予想しなくてはならない。日本看護協会や現役の看護師には,若い世代にとって看護師が魅力的な職業であり続けられるように,現場の声として,看護師の労働条件の改善をいっそう積極的に要求してほしいと思う。

看護技術の熟練のための前提条件として,看護師としての就業継続を可能とするためには,少なくとも以下の労働条件の改善が必要である。これらは,看護師という職業と家庭生活との両立を図るために,必要な政策である。①夜間勤務体制を「二交代制」にすること。この場合,16時間という長時間の夜勤を伴う日本独自の二交代制ではなく,看護師の健康と入院患者の安全の観点から,12時間ごとの「二交代制」(日本では変則二交代制といわれる)の導入が望ましい。②産前・産後の母性保護制度の充実。そして,③育児期の看護師を支える病院内保育所や夜勤免除などの整備・拡充。

中兼和津次著
体制移行の政治経済学
――なぜ社会主義国は資本主義に向かって脱走するのか――

A5判・354頁・3200円

歴史的大転換、そして多様なる資本主義へ。中国やヴェトナム、ロシアや東欧など諸国の比較にもとづき、社会主義の理念と現実、崩壊の理論的根拠、体制移行の戦略と過程、結果と評価、さらには民営化と腐敗の問題や、今後の行方まで、第一人者が幅広い視角から移行二〇年を徹底検証。

978-4-8158-0636-1

鮎京正訓編
アジア法ガイドブック

A5判・442頁・3800円

法整備支援プロジェクトで注目を浴び、社会主義法・イスラーム法・伝統法なども取り込みながら、多様な発展を示すアジア各国の法状況を、各国地域の法専門家が最新の情報にもとづき詳細に解説、アジア地域の法制度の展開をダイナミックに捉えた、わが国初の本格的ガイドブック。

978-4-8158-0622-4

倉田　徹著
中国返還後の香港
――「小さな冷戦」と一国二制度の展開――

A5判・408頁・5700円

香港は本当に中国に呑み込まれたのか？　返還以前の多くの悲観的予測を裏切り、安定した中国‒香港関係が生み出されたメカニズムを、一国二制度下の政治・経済・社会情勢の推移から明快に分析、「高度な自治」と中港融合の実像を鋭く描き出す。中国政治と香港の行方を考える必読の一冊。

978-4-8158-0624-8

H・ヨアンソン他編　間野忠明監訳　岩瀬敏／中田実訳
ストレスと筋疼痛障害
――慢性作業関連性筋痛症――

A4判・310頁・8400円

職場環境や心理社会的要因から生じる筋痛・骨関節等の慢性的な痛みの不快感について、病態メカニズムを明らかにしつつ、疫学・生理学・病理学など各分野の研究成果に基づき、臨床・治療に不可欠な知見を集約。医師やリハビリテーション医学・東洋医学・ストレス治療関係者のために。

978-4-8158-0632-3

高木秀夫著
量子論に基づく無機化学
――群論からのアプローチ――

A5判・286頁・4600円

分子の構造はいかにして決まるのか？　化学反応が自発的に進むかどうかを、どう判定するのか？　現代化学の理解に不可欠の群論を、基礎から効率よく身につけながら、無機化学を論理的かつ系統だって学びなおす、まったく新しい教科書。マーカス理論についても詳述。

978-4-8158-0637-8

池上俊一監修

原典 イタリア・ルネサンス人文主義

A5判・932頁・15000円

豊饒なる知の泉へ――。文芸から政治論・教育論・家族論・宇宙論にわたる、ルネサンスの多彩な思想は、ヨーロッパ文化そして近代世界の血肉となって今なお息づいている。人間の探究・教養を通して新たな市民を集めた空前の邦訳選集。人文主義の精髄を集めた空前の邦訳選集。

978-4-8158-0625-5

橋本伸也著

帝国・身分・学校
――帝制期ロシアにおける教育の社会文化史――

A5判・528頁・9000円

教育史から浮かび上がるロシア帝国――。西欧的学知の受容過程を俯瞰し、「教育の身分制原理」とその揺らぎをエリート教育に即して読み解くとともに、辺境地域で展開された教育政策をたどることで、ロシア帝国固有の教育システムを解明。教育の社会文化史の可能性を問いかけた渾身作。

978-4-8158-0627-9

中西 聡著

海の富豪の資本主義
――北前船と日本の産業化――

A5判・526頁・7600円

近世を代表する遠隔地取引の担い手・北前船商人の経営展開と日本の産業化を、その活動や経営戦略を日本の産業化に、徹底的な一次資料の精査により描き出す。北前船商人たちの活躍を広範に捉えて、現代にまで及ぶ、日本および日本海地域の産業発展にもたらした影響を示した注目の成果。

978-4-8158-0626-2

春日 豊著

帝国日本と財閥商社
――恐慌・戦争下の三井物産――

A5判・796頁・8500円

広汎なネットワークと取引基盤をもとに、「大東亜共栄圏」の運営を実質的に支えた圧倒的な巨大企業、三井物産の戦時期の経営を初めて総合的に解明、その経済的役割と戦争との関係を正当に位置づけるとともに、恐慌からアジア太平洋戦争へといたる日本経済の動態をも浮き彫りにした労作。

978-4-8158-0633-0

韓 載香著

「在日企業」の産業経済史
――その社会的基盤とダイナミズム――

A5判・450頁・6000円

エスニック・マイノリティの経済発展を可能にするものとは何か？ 在日韓国・朝鮮人による製造業・土木業・パチンコ産業などへの集中と、迅速な産業転換によるダイナミックな発展過程を、差別など既存の説明を乗り越え鮮やかに解明、世界的視野で移民の経済理論に新たな展望を拓く。

978-4-8158-0631-6

高田康成著
クリティカル・モーメント
―批評の根源と臨界の認識―

四六判・466頁・3800円

相対主義という時代の趨勢に精神をゆだねるままでよいのか――。西欧近代からその伝統へと遡り、俗語文学と古典、政体と主体、キリスト教と異教のトポス、人文主義と国家、歴史と他者、の諸局面での「臨界」の認識を跡づけることにより、「批評」の根源的な力を回復する。

ISBN 978-4-8158-0630-9

安冨歩／深尾葉子編
「満洲」の成立
―森林の消尽と近代空間の形成―

A5判・586頁・7400円

赤い夕日と凍てつく大地、森を切り裂く鉄道と疾駆する馬車、特産の大豆と独自の紙幣、大商人と移民、廟会とペストなど、生態系から経済、政治・宗教まで、相互のダイナミックな連関を解き明かし、中国本土とは異なる社会システムとその形成過程を初めてトータルに捉えた社会生態史の試み。

ISBN 978-4-8158-0623-1

松浦正孝著
「大東亜戦争」はなぜ起きたのか
―汎アジア主義の政治経済史―

A5判・1092頁・9500円

なぜ日本は「アジア解放の聖戦」という理念を掲げながら、アジア諸国を植民地として侵略したのか。これまで誰も正視してこなかった松井石根らと大亜細亜協会を中心とする汎アジア主義の視角から、「大東亜戦争」への道をトータルに読み解く。新たな歴史像を提示した渾身の力作。

ISBN 978-4-8158-0629-3

梶原義実著
国分寺瓦の研究
―考古学からみた律令期生産組織の地方的展開―

B5判・354頁・9500円

全国の国分寺瓦および在地寺院の瓦を実見した著者が、地方独自の瓦に注目し、文様と製作技法の両面から、各地の瓦生産システムの実相を復原。分析論的研究を超えて、造瓦組織が相互に連関・影響し変容する様を地域的・時間的比較によって把握し、従来の国分寺瓦像を刷新する力作。

ISBN 978-4-8158-0628-6

冨谷至著
文書行政の漢帝国
―木簡・竹簡の時代―

A5判・494頁・8400円

木簡・竹簡こそが最強の古代帝国を実現した――。紙とは異なる簡牘という文書のあり方、書体・書芸術の誕生、そして何よりも帝国の伝達・人の動き・物の管理にわたり、文書行政の実態を、明晰な論理と緻密な考証によって蘇らせた労作。

ISBN 978-4-8158-0634-7

刊行案内

2009.10 〜 2010.4

名古屋大学出版会

クリティカル・モーメント　高田康成著

「満洲」の成立　安冨歩/深尾葉子編

「大東亜戦争」はなぜ起きたのか　松浦正孝著

国分寺瓦の研究　梶原義実著

文書行政の漢帝国　冨谷至著

原典 イタリア・ルネサンス人文主義　池上俊一監修

帝国・身分・学校　橋本伸也著

海の富豪の資本主義　中西聡著

帝国日本と財閥商社　春日豊著

「在日企業」の産業経済史　韓載香著

体制移行の政治経済学　中兼和津次著

アジア法ガイドブック　鯨京正訓編

中国返還後の香港　倉田徹著

ストレスと筋疼痛障害　ヨアンソン他編

量子論に基づく無機化学　高木秀夫著　間野忠明監訳

■お求めの小会の出版物が書店にない場合でも、その書店に御注文くだされればお手に入ります。小会に直接御注文の場合は、左記へお電話でお問い合わせ下さい。宅配便もできます（代引、送料200円）。

■表示価格は税別です。小会の刊行物は、http://www.unp.or.jpでも御案内しております。

第36回大佛次郎賞受賞　近代書史（石川九楊著）18000円

第31回サントリー学芸賞受賞　野蛮から秩序へ（松森奈津子著）5000円

第9回島田謹二記念学芸賞受賞　アレクサンドロス変相（山中由里子著）8400円

第4回政治経済学・経済学会賞受賞　近代日本の陶磁器業（宮地英敏著）6600円

第27回政治研究櫻田会奨励賞受賞　国際政治経済学（田所昌幸著）2800円

〒464-0814　名古屋市千種区不老町1名大内　電話052(781)5353／FAX052(781)0697／E-mail: info@unp.nagoya-u.ac.jp

少子高齢時代において今後も増大するであろう看護師需要に対応するためには，看護師が健康に働き続けられ，家庭生活と職業生活を両立させることのできる政策を採っていく必要がある。それによって，看護師の離職率を下げると同時に，再就職者を増やすことも可能となるであろう。

5. まとめ

この章では，日本の看護師の賃金と労働環境についてまとめ，看護師の就業継続を促進するための提言を行っている。看護師の技術水準を考えれば，一度退職するとその維持は困難であり，新しい看護知識の獲得にも時間がかかるので，看護師が就業を継続できる環境を整えることは非常に重要なことである。

まず，看護師の賃金は低いといわれるが，"正看"の賃金水準は薬剤師とともに専門職として扱われており，一般女性正社員の平均年収と比較すれば遙かに高い。ただし，准看護師の給与水準は必ずしも高くない。同じ職場で「看護師」として働く場合，"正看"といわれる看護師と"准看"といわれる准看護師とでは現在でも月5万円程度，年収ベースで60万円前後の大きな賃金格差がある。賃金格差は，准看護師の就業意欲や技術向上への意欲を低下させる可能性を持つ。

看護師の世界では両者の賃金格差は教育年数の違いから当然視されているが，少なくとも経済学者である下野からみると，"同一労働同一賃金"という観点から問題があると考えざるをえない。問題は，同一の職務に2つの資格が存在することにある。日本看護協会が主張しているように，看護師資格の統一を強力に進めていくのが，結果的に"同一労働同一賃金"を達成するために最も望ましい方策であろう。

次に，賃金以外の労働条件について，まとめる。

看護師の離職理由は，出産・育児・子どものため，結婚，他分野への興味，仕事内容への不満，などがあげられるが，一番の理由は「家庭生活との両立」が難しいことである。そして，家庭生活との両立にとって，最も重要なのは交代勤務のあり方である。二交代制と三交代制を比較すると，二交代制のもとで

は，準夜勤と深夜勤を同時に行うことにより，三交代制では平均月8回以上となる夜勤回数が半分の4〜5回となり，勤務時間も固定化するので，家庭生活との両立という観点から，看護師も二交代制を望んでいる。

しかし，日本の二交代制は16時間もの夜間連続長時間労働を伴い，看護師の健康と患者の安全面から疑問を持たざるを得ない。日本以外の国では「二交代制」は12時間交代勤務（2時間以上の休憩を含む）を意味する。過労死の頻発などに象徴されるように，日本では労働者の健康と安全に対する対策が遅れている。看護師の勤務体制に関しても，日本の特殊な二交代制ではなく，12時間ごとの「二交代制」の導入を強く勧める。

また，欧米における看護師の就業継続に関する研究では，"育児期"の支援が非常に重要であると指摘されているが，育児期の支援を積極的に図っている病院は半分以下にとどまり，看護師の出産や育児を理由とした離職を責めることのできない現状にある。産前・産後の母性保護制度さえもまだ十分とはいえない。特に，産前に何の措置も受けなかった看護師が4分の1も存在することは人権の面からも問題であろう。

少なくとも看護師の離職を個人的な理由として片付けて，夜勤の問題点を放置し，産前・産後や育児期の支援体制を後回しにしていては，看護師の離職率の低下や看護師資格者の復職を促すことは難しい。そのためには，看護師自身あるいは日本看護協会が，理念を説くだけではなく，具体的に看護師の就業継続が可能となるような労働環境を要求し整えていく必要がある。

第Ⅲ部
看護技術教育と看護師の熟練形成

第5章

看護師養成制度と看護師国家試験
看護技術の位置づけ

1. はじめに

　この章では，看護技術に注目しながら，日本の看護師養成制度と看護師資格を説明し，看護師国家試験の分析を行う。

　第1章で簡単に説明したように，日本で"看護師"として働くためには，2つの方法がある。まず，最も基本的なコースとして，高校卒業後3年間の看護師養成コースで学び，看護師国家試験に合格して「看護師資格」を得る方法があり，そのほかに，准看護師試験に合格して「准看護師資格」（都道府県知事の免許）を得ることにより"看護師"として働くことも可能である。准看護師養成所は働きながら学ぶ2年間のコースであるため，看護師養成所に比べると教育時間が限られ，教育内容にも大きな差がある。しかし，病院という現場では看護師と准看護師の間に明確な職務の区分はなく，患者への援助という同じ仕事をしている。現在も准看護師養成コースは残されており，准看護師は看護職員の3分の1を占めている（図1-1を参照）。

　ただし，医療の高度化に対応すべく"看護師"養成は看護師の育成に重点を移しており，さらに同じ職責を果たしているにもかかわらず看護師と准看護師の間に大きな賃金格差が存在することも原因となり，現在は准看護師養成所の学生は大幅に減少している。また，准看護師から看護師資格に挑戦する者も増加している。

　この章では，看護師国家試験の受験資格を得るためのコースを説明し，日本

の看護師資格制度の特徴を各国の看護師資格制度と比較しながら明らかにする。さらに，看護師国家試験において，看護技術がどのように評価されているのかを試験問題の分析により示していく。今野・下田（1995）は，資格は一定の能力を習得したことを認定する称号であると述べ，公益の代表者を認定する場合に国家資格として導入されるとし，看護師の資格はこれに該当すると述べている。これに従えば，看護師資格を得ることは，看護師としての一定の能力，すなわち保健師助産師看護師法第5条に明記されている療養上の世話や診療の補助が行える能力を習得したことを公共的な観点から認定されたということにほかならない。では，看護師に最も必要な看護技術に関して，看護師国家試験は受験者の技術水準を評価することに成功しているのであろうか。

　この章の構成は以下のとおりである。2節では，看護技術教育に注目しながら，看護師基礎教育の内容を紹介する。3節では，諸外国の制度と比較しながら，わが国の看護師養成制度と看護師資格の特徴を明らかにする。4節では，看護師国家試験の分析を行う。看護師国家試験は看護師の職業能力を公的に査定するものであり，看護師国家試験の出題内容は専門職としての看護師の技術能力を評価する内容になっている必要がある。5節はまとめである。

2. 日本の看護基礎教育：看護技術教育の位置づけ

　日本の看護師・准看護師養成制度は，第1章2節で見たように，非常に複雑である。複雑になっている理由として，1951年に暫定的な措置として創設された准看護師養成所が現在も廃止されず残っていること，看護師養成所に文部科学省と厚生労働省という2つの省庁がかかわっていることがあげられる。

　なお，これも前述したように，日本看護協会は長年准看護師養成所の廃止を求めており，1990年半ばには廃止も検討されたが，日本医師会の強硬な反対により准看護師養成所は現在も継続している。しかし，2005年前後には人口あたり看護師数は先進国並みとなっており，人口の高齢化を考えれば今後も看護師数を増やす必要があるとはいえ，緊急の対策としての准看護師養成所の役割は終わったといえよう。しかも，医療の高度化も進んで看護師の知識量や質

が問題とされるようになっている。最短のコースでは中学卒業後2年間働きながら学ぶことにより得られる准看護師資格は、限られた時間に得られた限られた知識の上に成立しており、医療の高度化が進む現在にはマッチしない制度とも考えられる。少なくとも就業後の継続的な研修がない限り、学んだ以上の知識を得ることは難しい。実際、看護に関する知識と視野を広げたいと願う准看護師は少なくなく、准看護師資格を持ちながら、看護師資格の取得を目指して看護師養成所で学んでいる。

それゆえ、この節では、准看護師ではなく、病院における"看護師"の中心となりつつある正看を育成する看護師養成所に注目する。看護師養成所には大学、短大、専門学校などがある。

看護系大学はじめ看護系短期大学、看護専門学校などの3年以上の看護師養成所における教育の基本的な考え方や教育内容および単位数など運営に関する指導については、「保健師助産師看護師法」(1948年法律第203号)、「保健師助産師看護師法施行令」(1953年政令第386号)および「保健師助産師看護師学校養成所指定規則」(1951年文部省・厚生省令第1号)に定めるもののほか、「看護師等養成所の運営に関する指導要領について」(1993年健政発第5号)に規定されている。各法令は現状に即して随時改正されており、2001年の看護職員の名称変更により、各法令の名称も現在のように変更された。

「看護師等養成所の運営に関する指導要領について」の第5には教育に関する事項が規定されており、看護師教育の基本的な考え方として、次の6項目が看護師として身につけるべき能力として掲げられている。

①人間を身体的・精神的・社会的に統合された存在として、幅広く理解する能力を養う。
②人々の健康を自然・社会・文化的環境とのダイナミックな相互作用、心身相関等の観点から理解する能力を養う。
③人々の多様な価値観を認識し専門職業人としての共感的態度及び倫理に基づいた看護を実践できる基礎的能力を養う。
④人々の健康上の問題を解決するため、科学的根拠に基づいた看護を実践で

きる基礎的能力を養う。
⑤健康の保持増進，疾病予防と治療，リハビリテーション，ターミナルケア等，健康の状態に応じた看護を実践するための基礎的能力を養う。
⑥人々が社会資源を活用できるよう，保健・医療・福祉制度を統合的に理解し，それらを調整する能力を養う。

①から⑥に述べられた看護師教育の基本的考え方に明示されているように，国家資格を与えるに相応しい看護師像は，人間を幅広く理解する能力，人々の健康を理解する能力，専門職業人としての態度・倫理に基づいた看護の実践能力，科学的根拠に基づいた看護の実践能力，健康の状態に応じた看護の実践能力，調整能力を備えた看護師である。特に，生活援助に関する看護行為に関しては，看護師独自の判断で実施できる看護師を育成しようとしており，看護サービスの提供に関する専門家を期待している。

上記の能力を育成するために，2008年度入学者までは，3年課程の看護師養成所における教育内容と単位数は，表5-1に示すように決められていた。基礎分野13単位以上，専門基礎分野21単位以上，専門分野36単位以上，および「臨地実習」23単位以上，総計93単位以上の講義，実習などを行うように教育課程を編成しなければならない。このうち，看護技術の実践能力の養成と深く結びついているのは，基礎看護学に含まれる学内での基礎看護技術実習と，「臨地実習」（病院などの現場での実習）である。時間数でいうと，総時間数は2,895時間以上，うち基礎看護技術の標準時間は195時間，「臨地実習」の時間数は1,035時間以上となっており，看護技術の実習時間の割合は約42.5％となる。ちなみに，学内で実施される基礎看護技術の実習時間には，看護師養成所ごとにかなりの差がある（次章を参照）。

なお，社会のニーズに対応したより質の高い看護サービスの提供ができる看護師育成にむけて，学生の看護実践能力を強化するために，看護基礎教育のカリキュラム改正が行われ，2009年度入学者から適用されはじめた。新カリキュラムでは，臨地実習3単位（135時間）が基礎看護学内部に取り入れられて，基礎看護学の単位が10単位から13単位に変更され，基礎看護学に含まれる基

表5-1 看護基礎教育の教育内容と単位数

分野	教育内容		単位数	時間数
基礎分野	科学的思考の基盤		13	計 360時間
	人間と人間生活の理解			
専門基礎分野	人体の構造と機能		15	計 510時間
	疾病の成り立ちと回復の促進			
	社会保障制度と生活者の健康		6	
専門分野	基礎看護学		10	計 990時間
	在宅看護論		4	
	成人看護学		6	
	老年看護学		4	
	小児看護学		4	
	母性看護学		4	
	精神看護学		4	
	臨地実習	基礎看護学	3	計 1,035時間
		在宅看護論	2	
		成人看護学	8	
		老年看護学	4	
		小児看護学	2	
		母性看護学	2	
		精神看護学	2	
総計（2,895時間以上の講義・実習を行うものとする）			93	2,895時間

礎看護技術実習の充実が図られている。また，看護マネジメント，医療安全，災害看護，看護技術の総合評価を行うなどを内容とした「看護の統合と実践」科目を新設し，単位数の総計をこれまでの93単位から97単位以上へと変更している。総時間数は2,895時間以上から3,000時間以上となり，105時間の増加となる。ただし，「臨地実習」の時間数は1,035時間と旧カリキュラムのままで，看護基礎教育における学内・外を含む看護技術の実習時間の比率は逆に41％へと下がってしまっている（新カリキュラムについては，小山（2007）などを参照）。

このように，学生の看護実践能力を強化することを目的に改正された新カリ

キュラムは，"臨地実習"に含まれていた基礎看護学の3単位を基礎看護学に特定化することで，基礎看護技術の実習の充実を目指しているが，臨地実習時間数そのものは増加していない。そのため，学生の看護実践能力の強化は，これまでと同様に，看護技術教育を担当する教員の技術指導・教育力に依存することにならざるを得ない。看護技術教育担当の教員自身の看護技術向上のほか，学内に臨床現場に近い臨場感のある場面を作るといった教育上の工夫も求められることになる。なお，看護師養成所における技術教育の達成度に関しては，次章で詳しく論じる。

　学生の看護技術の修得は，基礎看護学に含まれる学内での基礎看護技術実習（標準195時間）と学外での「臨地実習」からなる。上述のように3年課程の看護師養成所における学内での基礎看護技術実習の標準的な時間数は195時間で，臨地実習の時間数は1,035時間なので，看護技術の時間数は全体の教育時間の41％にとどまる（旧カリキュラムでは42.5％）。第4章で見たようにイギリスやオーストラリアの看護師養成教育（3年間）では看護技術の修得に力を入れており，講義時間と実習時間が50％ずつとなっているのに比べると，日本では看護技術の修得が若干軽視されているように思われる。

　なお，「臨地実習」は"各看護学で学んだ知識や技術を，看護実践の場面に活用し，理論と実践を結びつけて理解する"ためのものであり，実際の入院患者を対象として看護師や教員から看護技術を学び，看護師としての実践能力を身につけていく重要な時間である。

　しかし，上述のように3年課程の看護師養成所における臨地実習の時間数は1,035時間から変化しておらず，2年課程の准看護師養成所における臨地実習の時間数は735時間で，看護師養成所の7割とさらに少ない。

　このような状況のもとで，多くの看護師養成所が看護技術教育の時間数の不足を訴えている（日本看護協会『2006年看護基礎教育基礎調査』，第6章なども参照）。また，第4章で述べたように，看護技術が十分身についていないという不安が新人看護師の離職率を上昇させていることも考え合わせれば，学内実習・臨地実習などの看護技術の実習時間数をより多くする必要があると思われる。しかし，前述のように，2009年度からの新カリキュラムにおいても，総

時間数は 2,850 時間から 3,000 時間に増えているが，臨地実習時間数は増えていない。その理由として，臨地実習に対応できる看護師がいないとして，臨地実習に応じてくれる病院が少なくなっていることがある。病院の看護師が忙しすぎることは，看護師，患者だけではなく，看護師養成にも影響を与えているのである。

なお，1989 年以前の 3 年課程の看護師養成所の臨地実習の時間数は，1,770 時間と現在よりも 700 時間以上も長かった。医療の高度化に伴って必要な講義科目数が増えたとはいえ，臨地実習の時間数が減少したまま現在に至っていることは，残念なことである。

それはともかくとして，看護師資格を取得するには，看護師受験資格を取得できると明示してある看護系大学はじめ看護系短期大学や看護専門学校などの 3 年課程の看護師養成所において，指定された科目の必要単位数を取得しなければならない。逆にいえば，看護師国家試験の受験資格を取得できると明示してある看護師養成所は，大学や短大であっても，教育課程を編成する場合には，この節で述べた教育の基本的な考え方や決められた単位数をふまえて行わなければならない。

したがって，当然のことながら，看護基礎教育で何をどれだけ教育するのかの決定が，看護師全体の看護基礎技術や知識の水準を決定することになる。特に，学内で実施される基礎看護技術の実習や学外で実施される「臨地実習」の時間数は，新人看護師の看護技術水準を決定することになる最も重要なファクターの一つである。

3. 日本における看護師養成・資格制度の特徴

3-1. 諸外国の看護師養成・資格制度

この節では，日本の看護師養成・資格制度の特徴を明らかにするために，諸外国の看護師養成・資格制度についてみてみよう。そのために，山本（2002）の報告書を参考に，アメリカ，イギリス，オーストラリア，フランス，ドイツ，デンマーク，韓国，中国，タイの 9 カ国の看護師養成・資格制度をまとめたの

が，表5-2である。ただし，アメリカ，イギリス，オーストラリアについては，新しく調査した結果を付け加えて説明している。

日本看護協会は，3年間の基礎教育期間は短すぎるとして延長を求めている（日本看護協会ニュース2007年2月27日号などを参照）が，この表をみてわかるように，日本の"正看"に相当する看護師の教育年数は3年間としている国がほとんどである。ただし，イギリス，オーストラリアなどで3年間の大学教育で看護師資格を取れるのは，制度の違いも背景にある。イギリス，オーストラリアの大学では教養科目を取る必要がなく，看護学だけでなく経済学や経営学などの他の専攻でも，3年間で学位を取得できる。一方，日本の大学で学位を得るには4年間が必要とされるのは周知のとおりである。

オーストラリアとタイには看護専門学校はなく，看護師の養成は大学のみで行われている。アメリカ，イギリス，韓国，中国には看護専門学校，大学または看護短期大学があり，日本のようにいくつかの教育機関がある。また，フランス，ドイツでは看護専門学校で看護師の養成が行われており，大学では看護師養成を行っていない。

次に，看護職として就業できる看護師資格をみると，資格が統一されている国と2つ以上の資格のある国がある。看護師資格が1つなのは，イギリス，デンマーク，タイ，韓国であり，中国は独自の3つの看護師資格を持つ。アメリカ，オーストラリア，フランス，ドイツなどには，Registered Nurse（RN：登録正看護師）とEnrolled Nurse（EN：准看護師，アメリカではLicenced Practical Nurseを用いる。フランス，ドイツでは看護助手）の2つの看護師資格がある。RNは3年間の看護教育を受けた日本の正看護師にあたる資格であり，ENは1年から2年間の教育を受けることにより看護師として就業が可能となる日本の准看護師にあたる資格である。ただし，日本の准看護師とは異なり，上記の国では，ENはRNの指示のもとで働くことが当然とされている。一般看護師のRNと准看護師にあたるENの間には，はっきりとした職務分担があり，実施できる看護サービスの内容，賃金体系，昇進体系も全く異なるだけでなく，制服の色も違うので，医療者以外からも両者の違いは明確である。

職務内容の違いをオーストラリアのケースで具体的に示すと，ENは，静脈

表 5-2 諸外国の看護師養成・資格制度 (1)

国名	アメリカ		イギリス	フランス
資格の種類	Registered Nurse (RN)	Licensed Practical Nurse (LPN) / Licensed Vocational Nurse (LVN)	Registered Nurse	Infirmier(e)
入学資格	高等学校卒業	高等学校卒業	17歳半以上	17歳以上で、①大学入学資格試験に合格した者、②病院あるいは医療福祉分野で3年間、またはその他の分野で職務経験を有し、地域保健福祉局が実施する予備選抜に合格した者（3年）看護学校（3年）
教育機関（期間）	Diploma nursing program (3年), Associate degree nursing program (2年), Baccalaureate nursing program (4年)	Practical nursing program (1年)	Diploma コース（3年）, Degree コース（学位取得／大学 3〜4年）	
教育プログラム認定機関	各州の board of nursing（看護協議会）	各州の board of nursing	The Nursing and Midwifery Council (NMC)	フランス保健省
資格のタイプ	免許	免許	国家免許	国家免許
資格試験の有無	有り	有り	なし	教育課程修了後、国家試験を受験（国家試験は各地方が実施する）
資格の発行機関・認定機関	各州の board of nursing	各州の board of nursing	NMC	地方公衆衛生局
資格の登録機関	各州の board of nursing	各州の board of nursing	NMC	地方公衆衛生局
資格の更新制度	有り、更新機関は各州の board of nursing、更新方法や基準は各州で異なる	有り、更新機関は各州の board of nursing、更新方法や基準は各州で異なる	有り、3年ごと、最低35時間以上の継続教育を受けて更新の手続きをとる	なし
備考		看護行為を行う場合には、RNあるいは医師の指示が必要	Diploma コース、Degree コースともに、1年目は共通基礎プログラムを履修し、その後4つの領域（成人看護、小児看護、精神看護、学習障害看護）にわかれて履修する。死亡の判断、宣告も看護師が実施。看護師資格を統一	開業看護師は、一般の看護師と同じ免許。病院での実践経験3年を経た後、地方公衆衛生局に登録することで開業が可能。医師の指示で、あらゆる技術を提供できる。ドイツ、アメリカ、イギリスと同様の看護師手配制度がある

注：山本あい子「諸外国における看護師の業務と役割に関する研究」（厚生科学研究補助金、平成13年度総括研究報告書）を用いて作成。アメリカ、イギリスについては別の資料も参照。

第5章 看護師養成制度と看護師国家試験

表5-2 諸外国の看護師養成・資格制度(2)

国名	オーストラリア		ドイツ	
資格の種類	Registered Nurse	Enrolled Nurse (EN)	一般看護師	看護補助者
大学資格	高等学校卒業	12年間の基礎義務教育	17歳以上で、健康上の問題がなく、①実科学校もしくは同等の学校教育、その他の10年間の学校教育修了、②2年以上の看護準備教育施設での教育もしくは2年以上の職業教育修了、③看護補助者の免許がある者	17歳以上で、基幹学校もしくは同等の学校教育もしくは職業訓練の修了
教育機関(期間)	大学(3年)	College(1年)	病院付属の看護学校(3年)	看護補助学校(1年)
教育プログラム認定機関	各州のNurses Board	各州のNurses Board	連邦政府(各州の保健省)	連邦政府(健康保健省)
資格のタイプ	免許、州行政への登録制	州政府の認定	国家免許	免許
資格試験の有無	なし(大学卒業と同時に免許取得)	有り(州政府の資格試験)	教育課程修了後、資格試験に合格すると資格証明書が発行される	教育課程修了後、資格試験に合格すると資格証明書が発行される
資格の発行機関・認定機関	各州のNurses Board	各州	連邦政府(健康保健省)	連邦政府(健康保健省)
資格の登録機関	各州のNurses Board	各州のNurses Board	なし	なし
資格の更新制度	有り、毎年要更新、更新機関は各州のNurses Board、5年間以上更新していない場合には、NBに認められた再教育課程を修了後、再登録		なし	なし
備考	就業先は病院が多いが、看護師には薬剤処方の裁量はないが、患者の状況に応じて処方の範囲内で薬の量の調節や中止が可能	就業先はナーシングホームやホステルが多い。大学への編入によりRNに移行することが可能。ENはRNの指示のもとで働くことが規定されている	学生は看護スタッフの一員として勤務し、給与も支払われる	患者の世話ならびにこれに関連する保健制度の施設・機能およびその他の領域における、家族およびその他の補助業務を行う(看護法第4条第2項)。一般看護師の指示のもとに看護業務の補助を行う

注:山本あい子「諸外国における看護師の業務と役割に関する研究」(厚生科学研究補助金、平成13年度総括研究報告書)を用いて作成。オーストラリアについては別の資料も参照。

表5-2 諸外国の看護師養成・資格制度（3）

国　　名	デンマーク	韓　国	中　国	タ　イ
資格の種類	Registered Nurse	看護師	護師、護士（一般看護師）	看護師
大学資格	12年の基礎教育、大学入学資格、看護教育機関の入試	高等学校卒業	専門学校：中学校卒業（15歳）高等学校：高等学校卒業（18歳）短大：高等学校（3年または4年）、大学（5年：護師）	初等教育6年、中等教育6年、合計12年の教育を受けた後、大学入学のための全国共通選抜試験を受験する
教育機関（期間）	45カ月うち25カ月座学、20カ月は臨地実習、学士レベルに相当	大学（4年）、専門学校（3年）	短大：高等学校（3年または4年）、大学（5年：護師）	大学（4年）
教育プログラム認定機関	デンマーク保健審議会	保健福祉部教育部	教育部／衛生部	タイ看護評議会（NCT）その後大学省へ
資格のタイプ	終生免許、登録制（registered）	免許	国家免許、登録	国家免許
資格試験の有無	教育機関における科目試験と臨地実習評価	国家試験有り	有り	国家試験
資格の発行機関認定機関	各教育機関がディプロマを発行	保健福祉部	衛生部	タイ看護評議会（NCT）
資格の登録機関	各教育機関がディプロマ発行をデンマーク保健審議会に届け出ることにより登録が成立	保健福祉部	省、自治区、直轄市の衛生行政部門	タイ看護評議会（NCT）
資格の更新制度	なし	なし、ただし年12時間の補修教育を受けることを義務とする	2年ごとに更新、実践と看護継続教育を証明する書類の提出が必要。護師の更新制度はなし	5年毎の更新
備考		看護師の業務に必要な知識、技能の有無の判断は、雇用者の医療機関や在宅ケア組織	文化大革命（1966-76年）が終わるまでの30年間、高等教育レベルの看護教育は中断された。現在は、国家試験と看護師試験がある。護士、護師の3つの看護職資格があるが、護士と護師の職務内容は必ずしも明確ではない	

注：山本あい子『諸外国における看護師の業務と役割に関する研究』（厚生科学研究補助金、平成13年度総括研究報告書）を用いて作成。中国については修正した。

内注射，投薬，導尿（排尿を促すためにカテーテルを膀胱内に挿入すること），チューブ挿入などは自分の判断で行ってはいけないことになっている。就業先についても，RN は病院での就業が多いが，EN は日本の特別養護老人ホームにあたる"ナーシングホーム"や老人ホームにあたる"ホステル"で働くことが多い（山本（2002）を参照）。オーストラリアの EN は，12 年間の基礎義務教育を修了（日本でいうと高校卒業に対応）後，College に入学し 1 年間の看護実習を中心とした教育を受け，卒業後，州政府の試験に合格することで認定される。RN になるためには，大学で 3 年間の講義・実習を受けることが必要となる。看護師に必要な看護技術実習に関してはオーストラリア看護協会が基準を示しているが，その要求水準は高く，前述のように大学における技術実習時間は全時間の半分を占める。看護師資格は卒業と同時に与えられる。

　下野の調査によれば，イギリスやタイはごく最近まで 2 つの看護師資格を持つ国であったが，現在では看護師資格が統一されている。例えば，イギリスでは，2000 年に EN が廃止され，EN は試験を受けて RN に移行している（経験豊富な EN は試験を免除）。ただし，3 度試験を受けても合格しない少数の EN は，EN としての就業を許されている。イギリスで看護師資格が統一された理由は，外国人看護師の扱いとも関連する。イギリスでは，就業する看護師の 3 分の 1 が外国人看護師であり，EN として低賃金で就業するケースが少なくなかった。そのため，看護師全般の賃金も低く抑えられてきた。EN の廃止は，看護師の低賃金対策でもあり，安易に外国人看護師に頼ろうとする医療機関へのけん制にもなったのである。2000 年以降，外国人看護師に課される英語能力試験は IELTS で 7.0 以上（上級）と，有名大学の留学生受入水準（IELTS で 6.5 以上が多い）より高い英語力を求められるようになっている。

　次に，資格試験の有無についてみてみると，アメリカ，フランス，ドイツ，韓国，中国，タイでは資格試験を課して免許を与えているが，イギリス，オーストラリア，デンマークなどには資格試験はない。例えば，オーストラリアの看護師は大学卒業と同時に看護師免許を取得でき，デンマークでは教育機関における科目試験と臨地実習の評価で各教育機関が看護師資格を発行している。

　ただし，オーストラリアでは，免許取得のための国家試験はないものの，卒

業するためにはオーストラリア看護協会が看護師の能力基準として定めた規定，特に定められた看護技術水準を達成しなければならない（オーストラリア看護協会の HP などを参照）。学生たちは卒業までにこの技術規定を達成しなければならないので，臨床実習開始前にラボラトリークラス（学内での技術実習）で十分練習するような授業編成がなされている。臨床実習では，病棟での実習担当であるクリニカルスーパーバイザーの監督のもとで実習する。卒業後は RN として認められた状態で就職するために，学生の間にできるだけ多くの実習を経験として積み上げることが目標とされ，看護学部では技術教育や臨床実習を非常に重視しているのである。看護技術の質を保証するために，オーストラリア看護協会は，さらに毎年の免許更新を義務づけることにより，看護技術能力の低下を防止している。オーストラリアの看護師免許をもつ看護師は，毎年各州の看護登録局において登録の更新が必要であり，看護師として 5 年以上勤務していない場合には各州の看護登録局に認められた再教育課程を修了し，再登録しなければならない。このように看護技術の能力の維持・向上を積極的に図るオーストラリアのシステムは，わが国も積極的に見習うべき面を持っている。

　他の国についても，看護師免許の更新制度の有無をみておくと，免許制度の更新を義務づけているのは，表 5 - 1 に示された 9 カ国中 5 カ国で，オーストラリアのほか，アメリカ，イギリス，中国，タイである。山本（2002）では，イギリスでは 3 年ごとに 35 時間以上の継続教育を受けて更新の手続きをとること，アメリカの更新制度は各州で異なり，カリフォルニア州とミネソタ州では 2 年ごとの更新であるが，ニューヨーク州では 3 年ごとに更新することが報告されている。中国の更新は 2 年ごとであり，実践と看護継続教育を証明する書類の提出が求められる。タイの免許更新は 5 年ごとであり，更新までの期間が最も長くなっている。

　看護技術の維持・向上のための手段として考えると，職場における内外の研修も有効であるが，同時に免許更新制度も大いに役立つと思われる。日本には現在看護師免許の更新制度はないが，導入について検討すべきであろう（第 9 章 3-2 節を参照）。

　第 2 章で明らかにしたように，日本では看護師としての経験年数が看護技術

の向上と結びついていない。もし免許更新制度があり，更新時に看護技術のチェックが行われるならば，看護技術の維持・向上を積極的に図るようになり（少なくとも，看護技術を自覚するようになるであろう），医療の進歩に対する看護技術水準の向上が可能となるかもしれない。

　もちろん，看護師の免許更新制の導入には，病床数の減少を含む看護師の労働条件の改善が前提となることを強調しておきたい。病床あたりの看護師数を増加させ，看護技術の向上に振り向ける時間的・精神的な余裕を保証しない限り，看護技術のチェックは看護師を追い詰めるだけの制度になりかねない。

3-2. 日本における看護師養成・資格制度の特徴

　日本の看護教育・資格制度と諸外国の看護教育・資格制度を比較すると，日本には以下に述べる2つの特徴がみられる。

　まず第1は，何度も述べているように，日本では"看護師"として働くための看護師資格と准看護師資格とで臨床現場での職務内容に差がないことである。アメリカ，オーストラリアをはじめとして多くの国でも看護職として就業するための資格が2つ存在するが，いずれの国においても2つの資格で職務内容は明確に異なり，下位の資格は上位の資格の指示を受けて働いている。これまでに述べてきたように，日本で同じ職務内容に2つの資格があることは様々な不都合を生んでおり，准看護師が働きながら看護師資格を取得できるシステムを日本看護協会が強力に後押しし，看護師資格を統一することにより，こうした状況を解消していくことが強く望まれる。

　第2の特徴は，日本の看護師免許が終生免許で，免許更新制度を持たないことである。日本では，看護師国家試験に合格し登録すれば看護師免許を取得することができ，その免許は終生有効である。たしかに，表5-2のなかで，ヨーロッパ大陸のフランス，ドイツ，デンマークは，日本と同じく看護師免許は終生免許であるが，上記の国では，日本に比較して，病床あたり看護師数も多く，職場内・職場外での研修による技術向上に努めている。

　一方，日本には，看護師と准看護師という2つの"看護師"資格が並存すること，看護師養成にいくつものコースがあることにより，"看護師"間で看護

技術レベルや知識にかなり大きな差が生じているにもかかわらず，"看護師"間の看護技術の平準化，維持・向上のためのシステムがない。また，次節で明らかにされるように，看護師国家試験も看護技術のチェックは行っていない。

それゆえ，看護師免許の更新制度を取り入れ，再教育や研修を行うことは，看護専門職業人としての役割を果たす上で有効であると思われる。看護技術は常に訓練していないと衰えるものであることから，更新時に知識のみではなく看護実践能力としての看護技術の再教育や研修を実施すれば，技術向上のインセンティブにもなりうるであろう。ただし，「適性審査」などではなく，自動車の免許と同様に，看護技術のチェックだけにとどめることが重要である。

もちろん，上述のように，その大前提として，看護師が看護技術向上に時間を割けるような労働環境の整備が必須である。看護師に十分な時間的・身体的な余裕がない限り，看護技術のチェックを伴う免許の更新制の導入は，看護技術の向上に結びつかない。

4. 看護師国家試験における看護技術関連問題の分析

4-1. 分析の目的と使用データ

この節の分析の目的は，看護師国家試験が看護技術を評価できているか否かを検討することである。保健師助産師看護師法第17条では，「看護師として必要な知識及び技能について試験を行う」と規定されているが，実技試験を課していない看護師国家試験は，はたして看護師としての技能を適切に評価できているのであろうか。

専門的知識をもとに主体的に判断し実践できる看護師には，とりもなおさず看護技術（体位変換，排泄，全身清拭，移動，食事介助，注射などの看護技術）に関して，単に必要な知識の習得にとどまらず，理論的根拠に基づく判断のもとに行動として表現できる（以下，行動化とよぶ）ことが求められる。しかし，現在の看護師資格取得のための試験には実技試験はなく，看護師国家試験というペーパー試験に合格することで，看護師資格を得ることができる。

ここでは看護技術分野の問題を取り出し，資格試験である看護師国家試験が

第5章　看護師養成制度と看護師国家試験

公的な看護師の職業能力を証明する役割を果たしているか否かを検討する。なお，この節は大平・川口・大津（1998）を大幅に書き換えたものである。

　用いたデータは，看護師国家試験問題4回分（1991年度～1994年度）であり，看護技術に関する試験問題を抽出した。対象となった設問数は54, その選択肢は228である。ここでは，設問に対する選択肢の内容を評価する。

　看護技術教育の最終目標は，援助技術を科学的な根拠に基づき行動化できる能力を身につけることである。そのためには技術の裏付けとなる知識や技術の原理・原則を知り，それを用いて判断し，意志決定していくことが求められる。したがって，看護師国家試験においては，受験者が理論的な根拠に基づき判断し適切な看護行為を選択できるか否か，を明らかにするような選択肢の提示が求められる。

　このような観点から，選択肢の内容を次のように，A～Dレベルの4段階で評価した（表5-3を参照）。まず，Aレベルは，選択肢の内容が一般的な基礎的知識や事項の説明などで作成されており，特定の事実や，基礎的な専門用語，概念・原理・方法などを知っていれば理解できる内容である。看護技術の基礎になる知識をみており，行動化にいたる看護行為の可否を問う選択肢としては物足りない。Bレベルになると，看護技術の行動化を文章化した選択肢として作成されているが，その技術の手順を知っていれば妥当性が判断できる内容となっている。Cレベルは，患者の特定の条件設定はないが，行動の根拠を把握できる形で選択肢が作成されており，知識を単に持っているだけではなく，知識の意味づけや理由がわかり解釈能力を持っていないと選択肢の妥当性を判断できない内容となっている。最も高い能力を必要とするDレベルは，実施する看護技術の適否を判断する要素として，患者の条件や実施する内容・条件が明示された形で選択肢が作成されており，既存の知識のなかから必要な内容を選択する能力・判断力などを持っていないと，選択肢の可否を判断できない内容となっている。つまりDレベルは，学習した知識を応用し，複数のデータを分析・統合した上での看護行為の選択という高次の知的行動レベルを評価できる選択肢となっている。

　したがって，設問に対して用意された選択肢は，AレベルからDレベルに

表5-3 選択肢内容の分析基準

Aレベル	一般的な基礎的知識，事項の説明で選択肢が作成されている。 <例>胃洗浄液は37〜38℃とし，1回の注入量は500ccを超えないようにする。
Bレベル	行動化できる文章で，選択肢が作成されている。 <例>口腔検温法では，舌下中央部に水銀槽部を置く。
Cレベル	特定の条件はないが，その行動の根拠が表現されて選択肢が作成されている。 <例>女子の導尿は3〜4cmなので，カテーテルを4〜6cm挿入すれば尿が流出する。
Dレベル	動作の適否を判断する要素（クライアントの条件，実施する時期，実施する条件，実施する方法）が表現されて，選択肢が作成されている。 <例>右側臥位のクライアントの安楽について−頭部の枕は仰臥位の時より低めにする。

注：A〜Dの分析基準は大平・川口・大津（1998）が独自に作成したものである。

移るにつれて看護技術に関する知的行動レベルは高次になっており，理論的な根拠を持った看護行為の選択を評価するのにふさわしいものとなっている。

4-2. 分析結果

看護師国家試験には看護技術を直接評価する実技試験はないので，受験者の看護技術を評価するためには選択肢によほど工夫を凝らす必要がある。看護は実践できなければ意味がないので，その実践能力を評価しうるC，Dレベルの選択肢の作成が重要となるのである。

表5-4は，対象とした看護師国家試験における看護技術分野の設問に対して用意された選択肢の評価をまとめたものである。作成された選択肢の内容を表5-3に示された基準で判断すると，1991年度〜1994年度の4年間ともAレベルの選択肢の割合が少なくとも70％以上，平均で76％を占めており，4分の3の選択肢は学習した看護知識だけで妥当性を判断できるものとなっていた。看護行為の根拠を求めるBレベルの選択肢は4年間の平均で13％にすぎず，それより複雑な判断が入ってくる選択肢であるCレベルやDレベルにい

表5-4 分析基準別にみた基礎看護技術に関する選択肢内容の割合

レベル	1991年度	1992年度	1993年度	1994年度	計
A	48(75.0)	42(70.0)	35(72.9)	49(87.5)	174(76.3)
B	10(15.6)	3(5.0)	9(18.8)	7(12.5)	29(12.7)
C	4(6.3)	7(11.7)	3(6.3)	0	14(6.1)
D	2(3.1)	8(13.3)	1(2.1)	0	11(4.8)
計	64(100)	60(100)	48(100)	56(100)	228(100)

資料：大平・川口・大津（1998）。レベルA〜Dの基準については表5-3を参照。

たっては，順に6％，5％と非常に少ない。

　上述のように，基礎看護技術を行動化できるか否かを看護師国家試験で評価するには，患者が持つ条件に適した原理・原則を選択・活用して必要な援助技術を判断していくそのプロセスを評価する必要がある。つまり，患者の条件を解釈し判断する，どの原理・原則が妥当か知識の適用力を判断する，必要な援助技術を判断する，という思考過程を評価できるような選択肢内容であることが求められる。このような知識内容を筆記試験で評価するにはそもそも限界があるが，少なくとも上記の条件を満たすようなC，Dレベルの選択肢内容をより多くすることが必要であろう。

　しかし実際には，例えば1994年度には，DレベルどころかCレベルの選択肢も作成されず，その一方でAレベルの選択肢が90％近くを占めている。このことは，看護師国家試験における看護技術に関する要求水準として，一般的知識，原理・原則を「知っている」レベルでよいことを意味する。

　このように，国家試験の出題内容の分析からは，看護師として必要な知識に関する評価はなされているものの，患者の条件を解釈し必要な援助技術を判断するという高次の知的行動レベルの評価は十分になされていないことが明らかになった。

　わが国の保健師助産師看護師法第17条には，看護師として必要な知識および技能について試験を行うと規定されているにもかかわらず，現在の看護師国家試験では筆記試験による知識面の評価に重点が置かれ，看護技術の実践能力

としての技術・技能の評価はほとんどなされていないのである。

　技術（skill）は，知識を選択・処理し，最適な意思決定を行うという一連の思考が，最終的には外的な行動として表現されるものである（元木（1975）を参照）。そして，その表現行動には，一定の正確さ，速さなどが要求される。したがって，看護技術の評価のためには，表現された外的行動を評価しなければならない。しかし，看護師国家試験では，「胃切除術をした患者の全身清拭ができる」などの事例を提示しているが，その内容は患者の条件を考慮して必要な援助を判断するという問題解決思考を評価する内容であり，「～できる」という行動化の根拠や最適な意思決定までの看護行為の評価はできていない。

　前述のように，資格とは，一定の能力を習得したことを認定する称号であり，国家資格はサービスの質を公共的な観点から保証したものである。したがって，看護師国家試験は看護師としての職業能力を公的に査定する試験でなければならないはずであるが，看護師国家試験の方法が筆記試験であるという限界と問題作成の不十分さから，実際には専門職業人としての技能の保証は看護師養成所の技術教育に委ねられている。

　つまり，日本の看護師国家試験では，実際には技術試験を行っていないし，筆記試験で出題される問題によって看護技術の実践能力の評価を行うこともできていないので，看護師養成所の卒業時の看護技術修得レベルをもって看護師としての技術的側面の能力を公的に認定するということになっている。それゆえに，看護系大学をはじめ，看護系短期大学や看護専門学校の各看護師養成所において，卒業時点の学生にどのレベルまで技術を修得させているかが問われることになる。

　そこで，次章では，看護師養成所の看護技術習得レベルの分析を行うことにする。

5. まとめ

　第1章4節で明らかにされたように，看護サービスの最大の需要者である高齢者は，医療・看護サービスを受ける際には，安全で確実な看護技術を持ち，

専門的な知識に裏付けられた医療・看護に関する説明や看護行為の選択ができる看護師を求めている。それゆえ，看護や医療に関する通り一遍の知識ではなく，知識を選択・処理し，最適な意思決定を行った上で，看護行為を選択できる看護師の養成が重要である。

しかし，看護技術の面から考えると，日本の看護師養成制度は大きな問題を抱えている。まず，「看護師」として就業する資格には，"正看"といわれる看護師資格と"准看"といわれる准看護師資格の2つが存在することである。臨床の場では両者は同じ職務をこなしている。しかし，両者の知識量・教育水準は大きく異なっており，看護師間でも技術水準には大きなばらつきがある。したがって，看護師間，看護師と准看護師の間の技術水準や医療に関する知識の格差を埋めるための制度的枠組みが求められる。現状では看護技術や医療技術の学習が個々の看護師の意欲にゆだねられているが，看護師全体の看護技術水準の向上のためには社会的な制度が必要である。

そのための方策の一つとして，看護師免許の更新制度の導入が考えられる。日本の看護師免許制度には，多くの国で取り入れられている免許の更新制が存在しない。第2章で明らかにされたように看護師としての経験年数が必ずしも看護技術の向上に結びついていないこと，さらに，医療環境，医療技術が毎年大きく進歩していることを考慮すれば，オーストラリアのように毎年免許を更新する制度の導入は，技術向上のインセンティブとなりうる。看護技術を支える知識は忘れやすく，繰り返し学ばない限り，経験年数に応じた看護技術の向上は望めないのである。

もちろん，看護師免許の更新制を導入するための前提条件として，看護師の労働条件を改善することが必要であり，まず看護師が身体的・精神的な余裕を持てるようにしなければならない。そして，そのためには，病床数の削減が避けられないであろう。

次に，看護師国家試験に関しては，以下のようにまとめられる。職業能力を公的に査定することになる看護師国家試験では，受験者が専門的知識に裏付けられた安全で確実な技術を持った看護師であるか否かを適切に評価する必要がある。しかし，現在の看護師国家試験は，筆記試験による知識面の評価に重点

が置かれ，既存の知識を活用し根拠に基づいた看護行為を選択し，それを行うという看護実践能力の評価は十分なされていない。それゆえ，現状では，卒業と同時に看護師の受験資格を与える看護系大学や看護専門学校が，看護師資格に相応しい一定の実践能力を保証しなければならないことになる。

しかし，もし看護師国家試験において看護技術の実践能力の評価を取り入れることができれば，看護師養成所のカリキュラムは看護技術教育にもっと比重をおいたものになり，看護師全般の技術水準が上がる可能性もある。現在の看護師国家試験が看護師間の知識水準を平準化するのに貢献しているように，何らかの形で看護技術の評価を看護師国家試験に取り入れることによって，看護技術に関しても看護師間の格差を縮小できる。最も望ましいのは，看護師国家試験に看護技術の実技試験を取り入れることであるが，筆記試験にDレベル（患者の状況を判断しながら看護技術を選択するような選択肢）の回答を必要とする問題の比率を高めていくことも次善の策として有効である。

第6章

看護基礎教育における「技術教育」
基礎看護技術

1. はじめに

　看護基礎教育では療養上の世話や診療の補助業務を行うに必要な知識・技術・態度を修得し，社会に貢献できる人材としての看護師を育成することを目的としている。第1章4節でみたように，医療の高度化が進んだ現代社会では，専門的知識に裏付けられた質のよい安全で確実な技術を持った看護師によるサービスが求められており，そうした意味での看護技術の実践能力の向上は重要な課題である。

　しかし実際には，第2章でみたように，看護師による看護技術の実践能力は経験年数とともに向上していないという現実がある。その理由の第1として，看護師の置かれている労働環境がある。人口あたり看護師数では欧米並みになったにもかかわらず，日本では病院が多すぎて"病床あたりの看護師数"が欧米の半分以下となっている。欧米の半分の人員で患者の世話をすれば，当然忙しくて，技術の熟練をはかる心のゆとりも時間的な余裕もなくなるであろう（第3章を参照）。

　さらに，2つ目の理由として，看護基礎教育そのものの問題点もあげられる。この章の目的は，看護基礎教育における「技術教育」の実態を明らかにすることである。具体的には，3年課程の看護師養成所（つまり，"正看"の養成所）において，基礎看護学のうち"基礎看護技術"を担当する教員が目標とする看護技術のレベルを明らかにしたい。この点を明らかにすることにより，次章で

分析する職場研修における看護技術研修との連携がなされているか否かを検討することが可能となる。

用いたデータは，大津（1998）が行った全国の看護師養成所（3年課程の看護系大学，看護短大，専門学校）の基礎看護技術を担当する教員に対するアンケート調査である。3年課程の看護師養成所を対象にしたのは，年間5万人以上の看護師が育成されており，現在の"看護師"養成の中心となっているからである。ちなみに，現在でも准看護師養成所（2年間）の総定員は3万人近いが，准看護師として就職する人数は1年間に1万人程度にまで減少している。

この章では，さらに，回答者を「看護系大学」と「専門学校」とに分けて，両者の看護技術教育の差にも注目する。その理由は，看護系大学は文部科学省が管轄し，看護系専門学校は厚生労働省が管轄しているという違いを考慮するためである。両者を比較すると，看護系大学での基礎看護技術の時間数が少なくなっており，質の高い看護師の育成を目的として設立された看護系大学では知識の習得により多くの時間がかけられ，基礎看護技術の位置づけが軽くなっているという実態が明らかになる。このことは，看護師の平均的な看護技術水準に関してマイナスの影響がある。

この章の構成は以下のとおりである。2節では用いたデータの説明をし，3節では看護基礎教育における基礎看護技術教育のための時間数を比較する。4節では，看護基礎教育における基礎看護技術の目標到達レベルを明らかにし，看護基礎教育における技術教育の問題点を総合的に論じる。5節はまとめである。

2. 使用したデータと分析対象者の属性

上述のように，この章で用いるデータは，全国の看護師養成所の基礎看護学のうち基礎看護技術担当の教員を対象に実施したアンケート調査であり，大津（1998）でも分析を行っている。ただし，同じ調査データを用いているが，この章での分析は，原論文とは違う視点からのものとなっていることをお断りしておきたい。

さて、2008年度における3年課程の看護師養成所数は、看護系大学が146校、短期大学が45校、専門学校が510校となっている。大津が調査を行った1997年度より看護師養成所数は増加しており、そのうちでも特に看護系大学の数は大幅に増加している（1997年度の看護系大学数は44校）。看護系大学の大幅な増加は、医療の高度化に対応したものである。

　一方で、医療の高度化に加えて、患者の高齢化やそれに伴う重症化などにより、看護業務が多様化・複雑化しているなか、看護師の実践能力の低下が問題視されている。それに対し、日本看護系大学協議会が中心となり、2001年に「看護学教育の在り方に関する検討会」が設置され、2002年に『大学における看護実践能力の育成の充実に向けて』と題した報告書がまとめられた。さらに、厚生労働省は「新たな看護のあり方に関する検討会」を発足させ、2003年に『看護基礎教育における技術教育のあり方に関する検討会報告書』をまとめた。報告書で明らかにされたことは、看護師養成所における看護技術教育の内容や卒業時点での到達目標が看護師養成所ごとに大きく異なり、卒業直後の看護師の技術能力に格差のあること、さらに、臨床現場が期待している能力との乖離が大きいことである。

　この章で使用しているデータは10年以上前のものであるが、上記の2003年の報告書や日本看護協会『2006年看護教育基礎調査』（日本看護協会ニュースリリースに要約あり）などによっても、基礎看護教育の現状が大きく変化していないことを確認できる。さらに、患者に対する倫理的配慮から実際に看護技術教育を実施する機会が年々減少し、技術訓練が困難になってきていることや、現代学生の身体能力の低下を勘案すると、現在の看護技術教育の状況は13年前よりも悪化している可能性さえある。それは、著者の1人であり長年看護基礎教育において技術教育に携わってきた大津の実感でもある。

　この章で用いたデータは、大津が『看護学校・養成所名簿1997』（医学書院販売部）に記載されている全国の3年課程看護師養成所（専門学校487校（80％）、看護系大学44校（7％）、看護短期大学74校（12％）の計605校）の基礎看護技術を担当している教員を対象に、自記式質問紙を用いた郵送調査を行って得られたものである。

表6-1 対象となる看護師養成所教員の属性

n = 257

項目		割合
年齢	平均年齢	40.4歳
	25～29歳(27.0)	1.2%
	30～39歳(34.5)	47.9%
	40～49歳(44.5)	42.0%
	50～59歳(54.5)	8.9%
所属	3年制看護学校	85.0%
	3年生看護短大	7.8%
	看護系大学	5.1%
職位	専任教員	64.9%
	専任講師	12.8%
	教務主任	10.5%
看護学歴	3年制看護学校卒業	67.3%
	3年生看護短大卒業	6.2%
	2年制看護学校卒業	5.5%
講習会	教員養成講習会受講済み	82.4%

注:大津(1998)のデータを用いて,新たに作成。

データ収集にあたっては,教務主任,副校長を通して調査対象該当者に配布を依頼した。対象者には,研究目的および,研究への協力は自由意志であること,匿名性の保持,プライバシーの保持,得られた結果は研究以外には使用しないことを書面でもって説明した。回収率は46％であり,分析対象はデータのそろった257名である。

調査内容は,教員の属性に加えて,基礎看護技術の履修時間,学内実習時間,指導教員数などである。そして,看護基礎教育で指導している基礎看護技術(体位変換,全身清拭,シーツ交換,筋肉注射など)の66項目について,目標とする到達レベルと到達させる時期についての教員の考えを尋ねている。

対象者の属性は表6-1に示すとおりである。

まず,教員の年齢は,30～39歳が48％,40～49歳が42％を占め,看護師養成所の教員の年齢幅から中間値をとって平均年齢をもとめると約40歳となり,高等教育の教員としては若い年齢となっている。つまり,看護系大学,看護系短期大学,専門学校などの看護師養成所では基礎看護技術の教員の需要が大きく,相対的に若くして教員になっていると考えられる。

看護師養成所の専任教員となることのできる者は,文部省・厚生省令第1号保健師助産師看護師学校養成所指定規則(以下,指定規則とする)の第4条の4および厚生省健康政策局長発「看護師等養成所の運営に関する指導要領について」に定められているように,看護師の資格を有する者で,保健師,助産師または看護師として5年以上の業務に従事した者であること,さらに専任教員として必要な研修を修了した者である。

分析対象者の所属をみると,専門学校の教員が85％,看護短期大学の教員

8％，看護系大学の教員5％となっており，看護師養成所の分布から考えると，若干専門学校教員の割合が高くなっている（1997年度の看護師養成所に占める専門学校の割合は80％，2008年度は73％）。

職位は，専任教員が65％と半数以上を占め，ついで専任講師13％，教務主任11％となっている。看護教員の看護最終学歴をみると，3年制看護学校卒業者が67％と最も多く，ついで3年制看護短期大学卒業者が6％，2年制看護学校卒業者（准看護師を経て看護師になったケース）6％と続く。看護教員養成講習会の受講済者は82％であり，大半の教員は教員養成講習会の研修を受けている。

3. 基礎看護技術の授業時間：看護系大学と看護専門学校との比較

この節では，回答者274人のうち33人が属する看護系大学・短大（以下，看護系大学）と241人が属する看護専門学校（以下，専門学校）とを別のグループとして，基礎看護技術の授業時間を比較している。私たちの仮説は，「看護系大学はより知識重視であり，基礎看護技術の実習時間を減らしている可能性がある」というものである。仮説の根拠は，看護系大学が文部科学省，専門学校が厚生労働省という管轄の違い，そして，一般的な傾向としての大学での知識重視の傾向を反映している可能性を考慮した。

まず，2008年度入学者までを対象とする3年課程の看護師養成所のカリキュラムでは，看護基礎教育の総時間は2,895時間以上，臨地実習時間は1,035時間以上と定められていた（表5-1を参照）。この章で分析対象とするのは，看護基礎教育のなかで最も時間数を取っている基礎看護学に含まれる"基礎看護技術"である。

看護基礎教育の専門分野は，基礎看護学，在宅看護論，成人看護学，老年看護学，小児看護学，母性看護学，精神看護学の7つの分野からなり，総計で講義・実習990時間と臨地実習1,035時間からなる。「基礎看護学」は上記の7つの専門分野の講義・実習990時間のうち30％と最も重要な部分を占めている。

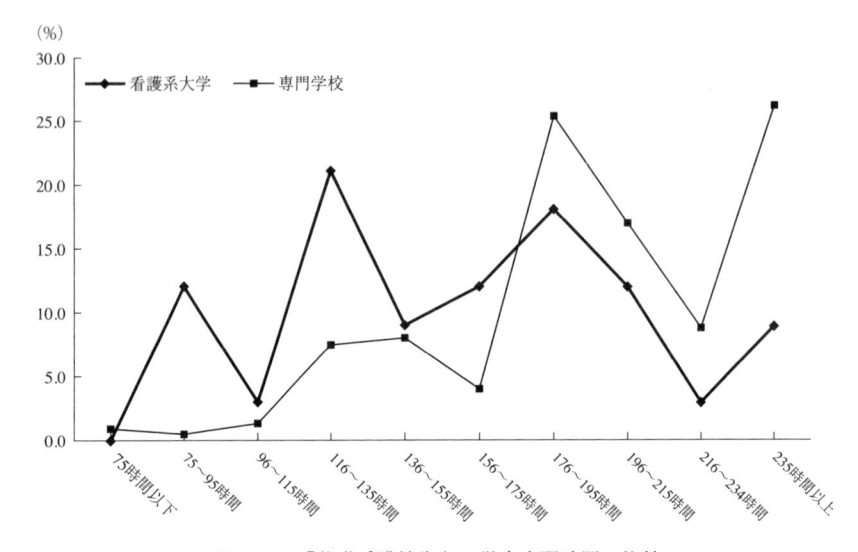

図6-1 「基礎看護技術」の学内実習時間の比較
注:大津 (1998) のデータを用いて,新たに作成。

　2008年度までのカリキュラムでは基礎看護学の単位数を10単位と定めていたが,基礎看護技術の学内時間についての厳密な定めはなかった。ただし,『看護師等養成所の運営に関する指導要領について(平成元年)』(以下,指導要領とする)において,教育の内容等の項で,標準的な履修時間数について明示しており,「基礎看護学」時間数は300時間,そのうち"基礎看護技術"の時間数は195時間とされていた。

　なお,2009年度入学者から適用された新カリキュラムでは,これまでの基礎看護学10単位(うち基礎看護技術の標準履修時間は195時間)に加えて,「臨地実習」3単位(135時間)が基礎看護学のなかに明示的に付け加えられたことは前述のとおりである(第5章2-1節などを参照)。

　ここで,基礎看護学のうち"基礎看護技術"に割り当てられている学内実習時間の分布を図6-1でみると,予想どおり看護系大学は"基礎看護技術"に費やしている時間数が少なくなっている。看護系大学では116〜135時間の大学が21%と最も多く,ついで176〜195時間の大学が18%で続いている。一

方，専門学校では235時間以上の学校が26％と最も多く，ついで176～195時間の学校となっている。基礎看護技術教育に使用している時間が176～195時間より長くなっている学校の割合をみると，看護系大学の42％に対し，看護専門学校においては78％となっており，8割の専門学校は指導要領の標準時間数195時間を確保している。平均時間数でみても，看護系大学164時間，専門学校195時間となっており，看護系大学の基礎看護技術の時間数の短さが目立つ（表6-2を参照）。一般に，専門学校は指導要領の時間数を遵守しているが，看護系大学では基礎看護技術の学内実習時間数が少なくなっている。

　その理由として，看護系大学は大学の教育課程なので，厚生労働省ではなく文部科学省の監督下にあることがあげられる。国家試験の受験資格との関係で保健師助産師看護師学校養成所指定規則の制約は受けるものの，看護系大学のカリキュラム編成は大学の自由裁量に委ねられている。つまり，専門学校では保健師助産師看護師学校養成所指定規則に定められた基準をもとに，定められた履修時間数や1クラスの学生数を遵守し基礎看護技術の指導を実施しているが，看護系大学では各大学の看護技術教育の考え方に基づきカリキュラムを作成しており，看護技術教育に対する取り組みは，専門学校と看護系大学で明らかに異なる。表6-2と図6-1をみてわかるように，看護系大学での看護技術教育の学内実習時間数は看護専門学校よりも少なくなっており，もし身につける看護技術水準が基礎看護技術の履修時間数に比例するとすれば，看護系大学卒業生の看護技術の到達レベルのほうが低い可能性がある。

　さらに，看護系大学と専門学校の特性を比較した表6-2をみると，指導教員1人あたりの指導学生数は専門学校よりも看護系大学の方が多くなっている。学内実習時の1クラス人数は，看護系大学の平均57人に対して，専門学校では40人となっている。看護系大学の基礎看護技術指導体制を専門学校と比較すると，教育経験年数の長い教員が技術指導を行っているものの，指導する学生数が多いために，基礎看護技術指導において一人ひとりの学生にまで目が行き届かない可能性もある。

　基礎的・専門的な技術を身につけるためには，少人数で繰り返し訓練をすることが重要な教育方法であり，訓練する時間数が多く，クラスの人数が少ない

表6-2 看護系大学と専門学校の比較

	看護系大学・短大 (n=33)				看護専門学校 (n=224)			
	平均値	標準偏差	最小値	最大値	平均値	標準偏差	最小値	最大値
年齢(歳)	44.2	7.3	34.5	54.5	39.8	6.3	27.0	54.5
看護教育経験年数(年)	12.8	7.1	0.5	23.0	7.7	5.6	0.5	23.0
基礎看護技術科目担当年数(年)	9.7	7.2	0.5	23.0	6.3	5.1	0.5	23.0
基礎看護技術の学内実習時間(時間)	163.6	45.3	95.5	245.0	195.4	42.0	65.0	245.0
学内実習時の1クラス人数(人)	56.6	22.5	10.0	101.0	39.9	12.4	10.0	101.0
学内実習時の指導教員数(人)	3.9	1.5	1.5	7.5	4.0	2.3	1.5	9.5

注:データは表6-1と同じ。いずれの変数も幅を持った値なので,中間値を用いて平均値を算出した。

ほうが,技術の習得効果が高いと考えるのが自然であろう。その意味で,看護系大学の基礎看護技術教育には危うい面がある。

次節では,履修時間数が少ないことが,看護系大学の基礎看護技術教育にどのような影響を与えているのかを明らかにする。

4. 基礎看護技術教育における到達目標レベル

前節では,看護系大学の基礎看護技術の履修時間が少なく,かつ学内実習を行うクラスあたりの人数が多いことを明らかにした。この節では,看護系大学と専門学校における履修時間の違いが,基礎看護技術の到達目標レベルの設定の違いに表れていることを確認し,さらに,看護技術教育担当の教員が学生に修得させようと考えている到達レベルが,基礎看護技術のカテゴリーにより違いがあることを明らかにする。

看護基礎教育では,保健師助産師看護師法第5条に記載されているように,療養上の世話と診療の補助を行うことができる看護師の育成を目的としている。具体的な看護技術としては以下に示す3つのグループの技術を身につけることを期待される。

第1グループとして,療養上の世話に関わる看護技術があり,シーツ交換,

衣服の着脱，全身清拭，体位変換，便・尿器の当て方などの技術（以下，「生活の援助技術」，26項目）が含まれる。第2グループは，診療の補助に関わる看護技術であり，浣腸，注射，酸素吸入，吸引，導尿などの技術（以下，「診断・治療に伴う援助技術」，24項目）を含む。そして，第3グループは，療養上の世話と診療の補助の両方に関わる技術であり，体温・脈拍・呼吸測定，血圧測定，消毒法，コミュニケーション，観察の仕方などの技術（以下，「援助技術に共通する技術」，16項目）があげられる。

この章の分析のもととなった大津のアンケート調査（1997年に実施）では基礎看護技術66項目を取りあげている。調査時点での基礎看護技術項目の詳細については，カテゴリー別に，「生活の援助技術（付表1）」，「診断・治療に伴う援助技術（付表2）」，「援助技術に共通する技術（付表3）」として，この章の最後に示した。この付表を見ると，基礎看護技術の具体的な内容が理解でき，さらに，教員による技術の到達目標が，基礎看護技術66項目でかなり大きくばらついていることがわかるであろう。

図6-2から図6-4では，「生活の援助技術」，「診断・治療に伴う援助技術」，「援助技術に共通する技術」のカテゴリーごとに，各技術項目を平均した形で，看護技術を担当する教員が目標とする到達レベルを算出し，看護系大学と専門学校とを比較している。到達レベルとしては，"知識のみ"，"一般的な行動化"，"一般的な行動化と根拠"，"患者の条件に適した行動化"の4レベルを設定し，選択肢としては，さらに"実施していない"を加えている。

ここで，調査で用いた到達レベルの概念について説明しておこう。ここでいう到達目標レベルとは，卒業時までに看護師養成所の教員が学生に到達させたいと考えているレベルをいう。まず，最も低い到達レベルの"知識のみ"とは，一般的な基礎知識を持っていればよいと教員が考えている場合である。2番目の"一般的な行動化"とは，一般的な知識に加えて，看護技術を一通り実施できることを目指す。3番目の"一般的な行動化と根拠"とは，一般的な知識に加えて，看護技術を実施する根拠を考えた上で，看護サービスを提供できるレベルまで学生の力量を上げるレベルである。最も高い到達レベルである4番目の"患者の条件に適した行動化"では，個別の患者に対し心身の条件を考慮し

146　第Ⅲ部　看護技術教育と看護師の熟練形成

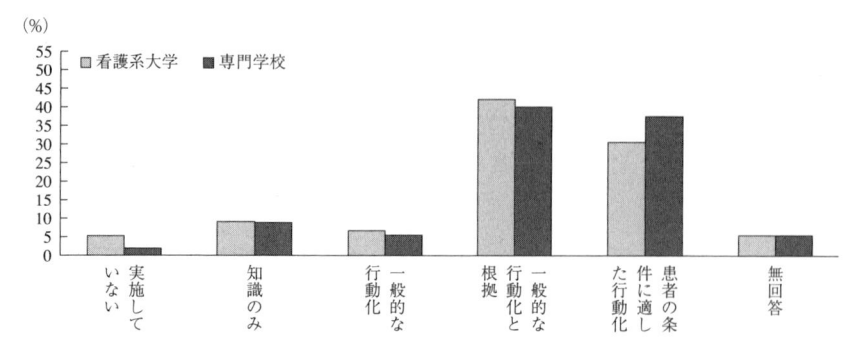

図6-2　生活の援助技術の到達目標レベル

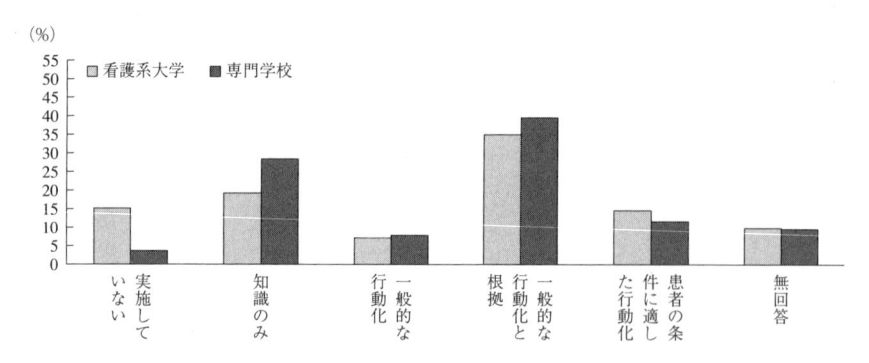

図6-3　診断・治療に伴う援助技術の到達目標レベル

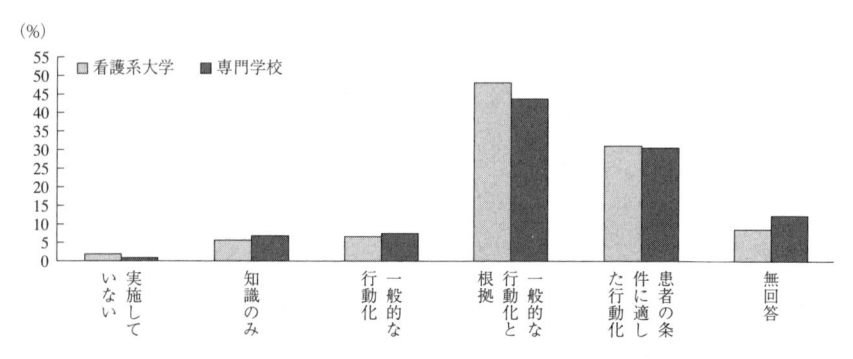

図6-4　援助技術に共通する技術の到達目標レベル

注：図6-2～4で用いたデータは，すべて表6-1と同じ．

て，その条件に適した看護技術を提供できるレベルまで学生の技術を上げることを目標とする。

3つの基礎看護技術カテゴリーの到達目標レベルをみると，すべてのカテゴリーで，看護系大学，専門学校ともに3番目の"一般的な行動化と根拠"あるいは4番目の"患者の条件に適した行動化"を看護学生の卒業時の目標にしている教員が多いことがわかる。大多数の看護教育担当教員が基礎看護技術に関して，根拠を考えた上で看護サービスを提供できるレベルにまで学生を教育したいとしているのは妥当な目標と思われる。

まず，図6-2で示される「生活の援助技術」をみると，授業数の多い専門学校では，"一般的な行動化と根拠"とより高いレベルの"患者の条件に適した行動化"を学生の到達レベルとして想定している教員の割合がほぼ同数となっている一方で，看護系大学では"患者の条件に適した行動化"の割合が若干低くなっている。「生活の援助技術」は，医師の指示を必要とせず看護師の判断で自主的にできる看護技術であり，最も看護師の力量が試される技術でもある。基礎看護技術により多くの時間をかけている専門学校において，このカテゴリーの技術に関して，個別の患者の条件を考えた上で看護技術を実施できることを目標とするケースが多くなるのは当然かもしれない。

次に，医療が関係してくる「診断・治療に伴う援助技術」については，図6-3をみてわかるように，教員が目標とする到達レベルは概して低く，"一般的な行動化と根拠"を目指す教員の割合は看護系大学が35％，専門学校が39％で，最も高い目標である"患者の条件に適した行動化"を目指す教員は看護系大学が14％，専門学校では11％にとどまる（表6-3を参照）。しかも，看護系大学では「診断・治療に伴う援助技術」に含まれる24の看護技術を授業で説明していない場合も少なくなく，授業を行っていない割合は平均で15％にものぼる。専門学校でも"知識のみ"で実習を実施していない割合が30％にもなる。

図6-4に示される「援助技術に共通する技術」に関しては，看護系大学，専門学校とも，根拠を持って実施できるレベルを看護学生の育成目標とする教員が大半を占める。

表6-3 卒業までに目標とする到達レベル：技術カテゴリー別（平均値）

技術カテゴリー	一般的な行動化と根拠		患者の条件に適した行動化		一般的な行動化と根拠および患者の条件に適した行動化の合計	
	看護系大学	専門学校	看護系大学	専門学校	看護系大学	専門学校
生活の援助技術（26種類）	42.2	40.0	30.8	37.6	73.0	77.6
診断・治療に伴う援助技術（24種類）	34.5	39.4	14.0	11.2	48.5	50.6
援助技術に共通する技術（16種類）	47.9	43.7	30.7	30.3	78.6	74.0

注：付表1から付表3を用いて作成。教員が目標とする看護技術の到達レベル分布のうち，高次の到達レベルのみを抜き出している。数字は，教員の割合（％）。

表6-3は，図6-2から図6-4を用いて，技術カテゴリー別に，卒業までに学生に到達させたい技術レベルのうち，"一般的な行動化と根拠"および"患者の条件に適した行動化"の上位2つの到達レベルを取り出してまとめたものである。この表は，看護師養成所の卒業時において，少なくとも根拠を持って提供できるレベルまで学生を教育しようとしている教員の割合を示している。この割合が低い場合には，新人看護師の技術レベルが低いことになる。

この表をみると，「生活の援助技術」については，看護系大学の73％，専門学校の78％の教員が，根拠を持って看護技術を提供できる"一般的な行動化と根拠"以上の高いレベルを，学生の到達目標として設定している。「援助技術に共通する技術」に関しても，7～8割の看護系大学，専門学校の教員が，"一般的な行動化と根拠"以上のレベルを到達目標としている。ただし，この結果は，逆にいうと，看護師養成所の教員のうち2～3割程度は，根拠を持って看護技術を提供する看護師の育成を目指すのではなく，一通りの看護技術を提供できる看護師でよいと考えているともいえる。

一方，「診断・治療に伴う援助技術」に関しては，"一般的な行動化と根拠"以上のレベルを看護学生の到達目標としているのは，大学，専門学校とも約半数の教員にすぎない。図6-3をふりかえってみると，看護技術担当教員の少なくとも3分の1が，「診断・治療に伴う援助技術」に関して"知識のみ"あ

るいは"実施していない"と回答していることを示しており、このカテゴリーに入る技術項目に関して、看護学生間の基礎看護技術の習得レベルに大きな開きがあることが明確になった。

　看護師は臨床現場において、診断や治療を伴う援助者として医療サービスの一端を担うことになるので、「診断・治療に伴う援助技術」には、注射、吸入、導尿など、病院などで働き始めるとすぐにも必要となる基礎的な看護技術が含まれている（個々の看護技術項目の詳細な内容については付表2を参照）。しかし、今まで述べてきたように、「診断・治療に伴う援助技術」に属する看護技術に関して十分な訓練を受けていないどころか、看護技術実施の一通りの手順さえ知らないままに卒業している者が少なからず存在するのである。「診断・治療に伴う援助技術」に関する知識や訓練の欠如は、新人看護師の離職理由にもつながる。新人看護師の大多数は病院に就職するが、第4章2節でも述べたように、10人に1人は看護技術に自信を失って、就職してから1年以内に離職している。具体的な離職理由は、「配置部署の専門的な知識・技術が不足している（77％）」、「医療事故を起こさないか不安である（67％）」、「基本的技術が身についていない（67％）」などの看護技術の未熟さに関わる理由であった（日本看護協会『2004年新卒看護職員の早期離職等実態調査』を参照）。

　「診断・治療に伴う援助技術」に属する基礎看護技術に関し、看護技術担当教員の半分しか、到達目標を"一般的な行動化と根拠"以上においていないという状況を考えれば、基礎看護技術を身につけておらず職場で習得する余裕もない看護師養成所卒業生が、自信を失って離職するのは当然である。看護師養成所でできる限り校内実習を行い、さらに臨地実習を活かして、実際に就業するまでに「診断・治療に伴う援助技術」に属する基礎看護技術項目も身につけさせる必要がある。

　しかし、日本看護協会『2006年看護基礎調査』（有効回答366校）によると、基礎看護学の学内技術演習について、問題がないとする看護師養成所は5.5％と少数であり、問題点として、演習時間の不足（72.0％）、教員数の不足（67.9％）、教材・設備の不足・老朽化（45.4％）があげられている。つまり、4校のうち3校は演習時間の不足を問題としてあげている（日本看護協会ニュー

スリリース，2007年2月27日を参照）。その結果，基礎看護技術80項目のうち，臨地実習で厚生労働省の推奨水準に及んでいない技術が30項目に達しており，多くがこの章でいう「診断・治療に伴う援助技術」に属する。

2009年度からの新カリキュラムは，ようやく基礎看護技術に関する実習時間の不足に対応したものとなった。指導要領で示された基礎看護技術の実習時間195時間に加えて，「臨地実習」3単位（105時間）を基礎看護学に特定化することにより，基礎看護技術教育の学内実習時間数を大幅に増やしている。しかし，教員数の不足，教材・設備の不足・老朽化という問題は，現在もなお残されたままとなっている。

5. まとめ

この章では，以下の3点が明らかにされた。

まず第1に，少なくとも1997年時点において看護系大学と専門学校を比較すると，看護技術教育に力を入れているのは専門学校であったことが確認された。基礎看護学300時間のうち，"基礎看護技術"の学内実習に割り当てられている平均履修時間数は，看護系大学164時間に対して，専門学校は30時間多い195時間となっていた。ちなみに195時間というのは厚生労働省の基礎看護技術の指定時間でもある。看護系大学は文部科学省の管轄下にあり，専門学校に比べてカリキュラムの自由度が高いことと，大学一般での講義・知識重視の傾向から，基礎看護技術を若干軽視する風潮があるのかもしれない。

看護系大学のほうが看護技術教育にかける時間数が少ない結果として，看護系大学を卒業した新人看護師の基礎的な看護技術が若干劣るといわれる状況は現在も継続している（日本医療労働組合連合会『看護教育をめぐる基本的な考え方と要求』（2006年7月20日）などを参照）。

第2として，時間数の違いはあるが，看護系大学，専門学校の教員の多くは，ほとんどの技術項目において，知識だけや手順どおりに手先の動作が一通りできるという低次のレベルの教育ではなく，技術の根拠や患者の条件を考慮し判断するという高次のレベルまで教育する必要性があると考えていることが確認

された。

　第3として，この章で明らかになった最も重要な事実として，「診療・診断に伴う援助技術」に関しては，看護教員の到達目標レベルが低く，目標の散らばりが大きいことがあげられる。「生活の援助技術（24項目）」と「援助技術に共通する技術（16項目）」については，約8割の教員が高次のレベルを目標としているが，「診療・治療に伴う援助技術（24項目）」は学内実習が難しいこともあり，根拠を考えた看護技術の提供という高次のレベルを目標としている教員は半数にとどまる。つまり，少なくとも半数の看護師養成所では，「診療・治療に伴う援助技術」に属する基礎看護技術を十分身につけていない新人看護師を育成していることになる。

　「診断・治療に伴う援助技術」には，腰椎穿刺の介助（髄液などを採取するために腰椎椎間から針を刺入する検査の介助），骨髄穿刺の介助（骨髄液を吸引するために骨髄腔に針を刺入する検査の介助），胸腔穿刺の介助（胸水を吸引するために胸腔に針を刺入する検査の介助），持続的吸引の管理，輸血の管理，皮内注射などの，学内実習の難しい技術が含まれている。これらの看護技術の訓練を学内実習で行うのは簡単ではないが，国家資格を取得した看護師であれば新卒看護師といえども，これらの技術が必要とされる臨床現場では，"できない"，"知らない"ではすまされない。本来ならば，看護技術を教授する履修時間数を多くし，少なくともモデル人形を用いたシミュレーションなどを通して，看護基礎教育の段階でその技術を習得させておく必要があることは，教員であれば誰でも理解できよう。

　「診断・治療に伴う援助技術」は，その技術の特徴から身体への影響が大きい看護技術であり，安全性をより強く求められる技術である。それらの技術について，知識さえ学習せずに卒業する看護学生が少なからず存在し，新卒看護師として臨床の場で初めてそれらの技術を体験することになるという状況は，看護師としても不幸であるが，それ以上に患者にとって不幸なことである。

　次章では，新人看護師に関する研修を取り上げる。はたして基礎看護技術教育に関する上記のような現状を理解した上で，臨床現場における新人看護師に対する研修が実施されているのであろうか。

付表1 生活の援助技術の到達目標レベル

(%) n=257

カテゴリー	到達レベル	実施していない		知識のみ		一般的な行動化		一般的な行動化と根拠		患者の条件に適した行動化		無回答	
		看護系大学	専門学校	看護系大学	専門学校	看護系大学	専門学校	看護系大学	専門学校	看護系大学	専門学校	看護系大学	専門学校
生活の援助技術	1 ベッドメーキング	3	1.3	0	0.4	6.1	5.8	63.6	57.1	27.3	35.3	0	0
	2 シーツ交換	3	1.3	3	1.3	6.1	6.7	54.5	34.8	30.3	51.8	3	4
	3 環境整備	0	0.9	6.1	12.5	15.2	5.4	42.4	33.5	33.3	42.4	3	5.4
	4 食事介助	0	0	3	2.2	3	5.8	42.4	32.6	48.5	55.4	3	4
	5 便器の当て方	3	4	0	0	9.1	4.5	42.4	46	45.5	45.5	0	0
	6 尿器の当て方	3	0.4	0	1.9	12.1	4.5	45.5	47.3	39.4	42	3	4
	7 おむつの当て方	27.3	8	9.1	8.9	9.1	9.4	24.2	33.9	21.2	32.1	9.1	7.6
	8 衣服の着脱	0	0	0	0.4	3	4.9	39.4	32.6	54.5	56.3	3	5.8
	9 洗髪	0	0	0	1.3	9.1	2.7	36.4	42	48.5	50.9	6.1	4
	10 全身清拭	0	0	0	0	3	2.2	39.4	39.7	48.5	53.1	9.1	3.6
	11 入浴	18.2	8.9	24.2	29.5	9.1	6.3	27.3	18.3	18.2	29.9	3	7.1
	12 シャワー浴	24.2	8.5	27.3	28.6	6.1	5.8	24.2	18.8	15.2	31.7	3	6.7
	13 口腔ケア	9.1	1.3	3	4.5	12.1	7.6	39.4	38.4	30.3	43.8	6.1	4.5
	14 陰部洗浄	3	2.2	27.3	14.7	12.1	9.4	30.3	34.4	24.2	33.5	3	5.8
	15 体位変換	0	0	0	0	0	1.3	51.5	42.9	45.5	52.7	3	3.1
	16 車椅子とベッド間の移動	0	0.4	0	0.4	3	2.7	57.6	42.4	36.4	51.3	3	3.1
	17 ストレッチャーとベッド間の移動	3	0.4	3	1.3	6.1	5.8	54.5	51.3	30.3	37.9	3	3.1
	18 車椅子の移送	0	0	0	0.4	9.1	4.5	48.5	47.8	36.4	43.8	6.1	3.6
	19 ストレッチャーの移送	6.1	0.4	3	3.1	9.1	4.5	51.5	53.6	27.3	34.8	3	3.6
	20 良肢位の保持	0	1.8	6.1	5.8	6.1	4	45.5	44.2	36.4	39.3	6.1	4.9
	21 湯たんぽの用い方	3	0	3	8.9	0	7.1	60.6	52.2	24.2	25.4	9.1	6.3
	22 氷枕の用い方	3	1.8	3	5.4	0	6.3	57.6	54.5	27.3	27.2	9.1	6.7
	23 氷嚢の用い方	3	1.8	15.2	12.5	0	7.1	48.5	50	24.2	20.5	9.1	8
	24 抑制	12.1	2.2	24.2	22.3	12.1	9.8	30.3	43.3	12.1	14.7	9.1	7.6
	25 事故防止	0	2.7	36.4	32.6	9.1	8.9	33.3	23.2	9.1	19.6	12.1	12.9
	26 死後の処置	21.2	3.6	48.5	41.1	6.1	11.6	6.1	25.9	6.1	6.7	12.1	11.2
	平均	5.5	1.9	9.4	9.2	6.8	5.9	42.2	40	30.8	37.6	5.4	5.3

注:大津(1998)のデータを用いて,新たに作成。

付表 2 診断・治療に伴う援助技術の到達目標レベル

(%) n = 257

カテゴリー	到達レベル	実施していない 看護系大学	実施していない 専門学校	知識のみ 看護系大学	知識のみ 専門学校	一般的な行動化 看護系大学	一般的な行動化 専門学校	一般的な行動化と根拠 看護系大学	一般的な行動化と根拠 専門学校	患者の条件に適した行動化 看護系大学	患者の条件に適した行動化 専門学校	無回答 看護系大学	無回答 専門学校
診断・治療に伴う援助技術	1 一時的導尿	0	0.4	15.2	10.3	0	3.6	57.6	62.1	21.2	17.4	6.1	6.3
	2 留置カテーテル	9.1	2.2	33.3	27.2	0	5.8	42.4	44.6	9.1	12.1	6.1	8
	3 グリセリン浣腸	0	0.4	7.1	7.1	3	5.8	60.6	61.6	27.3	19.2	9.1	5.8
	4 石けん浣腸	6.1	5.4	33.3	36.6	9.1	6.3	33.3	32.6	12.1	14.3	6.1	7.6
	5 経管栄養	12.1	3.6	27.3	23.2	3	5.8	33.3	45.1	15.2	14.3	9.1	8
	6 検体の扱い方	21.2	4.9	30.3	38.8	3	10.7	30.3	26.3	6.1	6.7	9.1	12.5
	7 経口与薬	0	1.3	18.2	21	6.1	8.9	30.3	37.1	33.3	24.1	12.1	7.6
	8 皮肉注射	3	2.2	27.3	28.1	3	4.5	42.4	47.3	12.1	11.6	12.1	6.3
	9 皮下注射	3	1.3	15.2	21.4	3	4	54.5	55.8	12.1	11.2	12.1	6.3
	10 筋肉注射	3	2.2	9.1	13.4	6.1	4.9	51.5	61.2	18.2	12.9	12.1	5.4
	11 静脈内注射の介助	15.2	2.2	21.2	29.5	3	8	36.4	42.4	12.1	11.2	12.1	6.7
	12 点滴静脈内注射の管理	3	0.4	12.1	28.1	9.1	10.7	54.5	40.6	9.1	11.6	12.1	8.5
	13 輸血の管理	12.1	2.7	54.5	50	3	8.9	12.1	25.9	6.1	5.8	12.1	6.7
	14 酸素吸入	9.1	0.9	12.1	13.8	6.1	8.5	45.5	52.2	15.2	15.6	9.1	8.9
	15 蒸気吸入	24.2	9.8	6.1	35.3	9.1	7.6	36.4	26.3	15.2	9.8	9.1	11.2
	16 ネブライザー吸入	15.2	2.2	3	22.8	9.1	9.8	45.5	43.3	18.2	12.5	9.1	9.4
	17 一時的吸引	18.2	1.8	6.1	20.1	15.2	8.5	36.4	48.2	15.2	12.1	9.1	9.4
	18 持続的吸引の管理	21.2	5.4	27.3	44.6	12.1	8.5	21.2	23.7	9.1	7.1	9.1	10.7
	19 膀胱洗浄	33.3	8.5	27.3	36.6	12.1	6.3	15.2	28.6	3	7.6	9.1	12.5
	20 腰椎穿刺の介助	39.4	8	27.3	51.8	9.1	6.7	9.1	16.5	6.1	4.9	9.1	12.1
	21 骨髄穿刺の介助	45.5	8	24.2	53.6	6.1	5.8	9.1	16.1	6.1	4.5	9.1	12.1
	22 胸腔穿刺の介助	48.5	11.2	21.2	50.9	6.1	6.3	9.1	13.4	6.1	4.9	9.1	13.4
	23 巻軸包帯の用い方	15.2	4	3	7.1	18.2	14.3	30.3	51.8	24.2	10.7	9.1	12.1
	24 布帛包帯の用い方	15.2	5.8	3	12.5	18.2	14.7	30.3	42.9	24.2	10.3	9.1	13.8
	平均	15.5	3.9	19.1	28.5	7.2	7.7	34.5	39.4	14	11.2	9.7	9.2

注:大津 (1998) のデータを用いて、新たに作成。

154　第Ⅲ部　看護技術教育と看護師の熟練形成

付表3　援助技術に共通する技術の到達目標レベル

(%) n=257

カテゴリー	到達レベル	実施していない		知識のみ		一般的な行動化		一般的な行動化と根拠		患者の条件に適した行動化		無回答	
		看護系大学	専門学校	看護系大学	専門学校	看護系大学	専門学校	看護系大学	専門学校	看護系大学	専門学校	看護系大学	専門学校
援助技術に共通する技術	1 呼吸測定	0	0	0	0.4	3	3.1	51.5	37.9	39.4	47.3	6.1	11.2
	2 体温測定	0	0	0	0	3	3.1	51.5	37.9	39.4	47.8	6.1	11.2
	3 脈拍測定	0	0	0	0	3	3.1	51.5	37.9	39.4	47.8	6.1	11.2
	4 血圧測定	0	0.4	0	0	3	3.1	51.5	37.5	39.4	48.2	6.1	11.2
	5 手指の消毒	3	0	0	5.4	9.1	6.7	60.6	60.3	21.2	14.7	6.1	12.5
	6 摂子・鉗子の取り扱い	0	1.3	0	0	9.1	6.7	63.6	69.6	21.2	11.6	6.1	12.1
	7 内科的ガウンテクニック	3	1.3	0	3.1	9.1	8.5	60.6	62.9	21.2	12.1	6.1	12.1
	8 消毒法	3	1.8	12.1	25	9.1	8	48.5	45.1	21.2	8	6.1	12.1
	9 滅菌物の開き方	0	0	3	4.5	6.1	8.9	60.6	64.7	21.2	10.3	9.1	11.6
	10 滅菌手袋の装着	9.1	0.4	0	4	6.1	9.4	54.5	63.8	21.2	9.8	9.1	12.5
	11 身体計測	9.1	1.3	9.1	7.6	6.1	11.6	42.4	50.9	24.2	19.2	9.1	9.4
	12 コミュニケーション	0	0.9	21.2	7.6	3	8.9	30.3	19.2	39.4	52.2	6.1	11.2
	13 記録・報告	0	0	3	8.9	6.1	10.7	45.5	29.9	30.3	36.4	15.2	12.1
	14 観察の仕方	0	0	6.1	6.5	9.1	8.9	36.4	27.2	36.4	44.2	12.1	11.2
	15 意識状態の観察	0	1.8	24.2	26.3	6.1	10.3	30.3	30.4	33.3	19.6	6.1	11.6
	16 問題解決技法	0	0.4	6.1	3.1	9.1	4	27.3	23.2	42.4	54.9	15.2	14.3
	平均	1.7	0.5	5.3	6.4	6.3	7.2	47.9	43.7	30.7	30.3	8.2	11.7

注：大津（1998）のデータを用いて、新たに作成。

第7章

職場研修における「技術教育」
看護技術研修

1. はじめに

　第2章で明らかにしたように，日本においては看護師としての経験年数が必ずしも看護技術の向上に結びついていないという現状がある。技術の習得のためには，基礎から応用へと段階的に習得させることが効率のよい熟練形成になるが，看護技術においても同様であり，そのためには，看護基礎教育と卒業後の職場研修との有機的関連性が必須の条件となる。

　そこで，この章では，前章で分析した看護基礎教育における基礎看護学で学んだ基礎看護技術と卒業後の職場研修における技術教育とがどのように関連しているのか，その状況を把握し，看護技術の熟練形成における課題を明らかにする。

　さて，病院という臨床の場を考えると，"看護師"間の看護技術や知識の差は，"看護師"全体の看護技術を考える場合には大きな問題となる。まず，日本では"看護師"という職を看護師と准看護師という異なる2つのグループが担っているが，看護師は3年間，准看護師は2年間と教育期間の違いがあり，准看護師は臨地実習時間についても看護師の7割程度と，准看護師と看護師では知識や看護技術のレベルが異なっている。また，前章では，同じ看護師間でも看護師養成所によって，基礎看護技術に費やす時間数が異なり，看護技術担当教員の目標設定が異なるので，新人看護師の知識，看護技術水準には大いに差が生じるであろうことを示した。このような"看護師"の技術レベルの多様

性を考慮すれば，"看護師"の看護技術の熟練形成を進めるためには，まず同じ臨床の場でともに働くことになる"看護師"間のレベルの違いを縮小させるような研修や制度が必要となる。

この章では，まず，新人看護師に対する職場研修に焦点を当てて，看護師養成所での基礎看護技術教育と職場研修での技術教育の関連性を検討する。さらに，"看護師"間の知識や技術の違いを埋めるような研修が行われているのか，"看護師"の技術向上を後押しするような研修体制になっているかについても検討する。

この章の構成は以下のとおりである。2節で，看護師募集案内を参考に職場研修の実態をまとめる。3節では，新人看護師研修に焦点を当てて，看護師養成所で実施している基礎看護技術教育との連携を考察する。特に，看護師養成所では十分な実習が行われていない「診断・治療に伴う援助技術」に注目する。4節では，職場研修の問題点を取り上げ，"看護師"間の看護技術の格差を縮小するような看護技術の継続的な研修の必要性を論じる。5節はまとめである。

2. 職場研修の実態

ここでは，国立G大学医学部看護学科に郵送された2006年度看護職員募集案内を用いて，職場研修の実態を分析する。分析対象は，491の医療施設（ほとんどが一般病院）の募集案内に記載されている，職場内での研修プログラムである。

491施設の病床規模の内訳は，1,000床以上の施設が32（7％），999床〜500床の施設は115（23％），499床以下の施設が344（70％）である。厚生労働省『平成17年医療施設（静態・動態）調査・病院報告の概要』によると，2005年におけるわが国の病院の規模別割合は，499床以下の施設が全体の95％を占め，500床以上の施設は5％と少数である。ここで用いるサンプルには500床以上の医療施設が30％も含まれているため，大病院に偏ったデータとなっており，日本の平均的な病院より充実した研修プログラムを分析している可能性があることに注意していただきたい。なお，平均よりも大きな医療施設に偏っ

第7章 職場研修における「技術教育」 157

表7-1 職場研修の有無

病床数	研修プログラム記載あり		研修プログラム記載なし		計	
	数	%	数	%	数	%
1000床以上	23	71.9	9	28.1	32	100.0
999床～500床	89	77.4	26	22.6	115	100.0
499床以下	286	83.1	58	16.9	344	100.0
計	398	81.1	93	18.9	491	100.0

注：G大学医学部看護学科に郵送された2006年度（平成18年度）看護職員募集案内を用いて作成。

ている理由としては，国立大学を卒業する看護学生に対するリクルートなので，大規模医療施設からの募集が多くなっていることがあげられる。

表7-1は，募集案内に研修プログラムの記載のあった医療施設の割合を規模別にまとめたものである。491施設中，研修実施率（研修プログラムが記載してある割合）は81％であり，大半の医療施設が定期的な研修の実施を明文化している。病床規模別にみると，499床以下の施設の研修実施率が83％であり，500床以上の施設の研修実施率76％よりやや高くなっている。このように，8割以上の医療施設において研修プログラムを提示できる形で職場研修を実施している状況を考えれば，少なくともここで分析対象となっている比較的大規模な医療施設においては，教育訓練の機会が用意されていると評価できる。

ところで，医療施設を含めて組織構成員に対する教育訓練は，大きく職場内訓練（OJT）と職場外訓練（Off-JT）に区分される。OJTの利点は，岩出（1998）が指摘しているように，職務マニュアルなどでは表現できない具体的な技能を伝達できることである。またOff-JTの利点としては，鈴木（2004）が述べているように，新しい専門的知識や技術などの指導を受けることができ，他の組織の人たちとの情報交換ができることがあげられる。看護師に対する研修も，OJTとOff-JTの両方の形態で実施されている。

わが国における看護師に対する職場外訓練（Off-JT）としては，看護師保健師助産師の職能団体である日本看護協会が主催する研修が代表的なものである。その目的は，「専門職業人として看護者に必要な知識・技術・態度の維持向上と看護実践現場の指導者・教育担当者の育成を支援すること」である。研修内

容としては，がん看護，糖尿病患者や摂食・嚥下障害患者の看護，心疾患患者の看護，認知症患者の看護など，社会的に問題となっている疾患や症状の看護に関する研修内容が目立つ。さらに，看護管理研修としては，管理者に求められるストレスマネジメントやスタッフのキャリア開発支援，災害時の危機管理，新人看護師の支援などが主な研修内容となっている。

上記の日本看護協会が提供する研修の内容は，専門職業人としての知識，管理者育成，精神的支援などが主となっており，残念ながら，看護技術の維持・向上のための研修は Off-JT ではほとんど行われていない。

したがって看護技術の熟練形成は OJT に委ねられることとなる。では，病院における OJT は具体的にどのような内容を含むのであろうか。前述の 491 施設の募集要項から OJT の内容が詳しく書かれている 6 病院を任意に取り出し，病院の研修内容を具体的に表 7-2 としてまとめた。この表に示した施設の規模は，財団法人 A 病院は 320 床，B 赤十字病院は 540 床，医療法人 C 病院は 1,388 床，D 病院は 350 床，E 市民病院 676 床，F 大学病院 1,195 床である。概して研修内容を詳しく書いているのは比較的大規模な医療施設である。

この表では，看護技術の研修を太字で示した。表に示された研修内容をみると，病院により技術研修の内容はかなり異なるが，卒後 1 年目の看護師に対しては，看護師としての心構え，接遇，注射，記録，感染防止などの基礎看護技術と関連した研修内容が目立つ。一方，卒後 3 年目以降の看護師に対しては，リーダーシップやプリセプター（Preceptor）研修が中心となっている。

プリセプターとは新人看護師を教育するための先輩看護師を指し，プリセプター研修とは，先輩看護師が指導者としての訓練を受ける研修である。木内（1997）によると，プリセプター制度は，新人看護師の教育体制の 1 つとして 1980 年代にアメリカから導入され，新卒看護師の指導の一貫性を図ること，プリセプター自身の成長，新人看護師の思考力や判断力の強化と実践力の強化を目的としている。日本看護協会『新卒看護職員の早期離職等実態調査』（2004 年）によると，86％の医療施設でプリセプター制度を導入しており，病院はプリセプター制度の充実を新人看護師の最も重要な定着対策としてあげている（日本看護協会『2006 年病院における看護職員需給状況調査』の概要を参照）。

しかし実際には，3年目で新人看護師の指導に当たるというプリセプター制度は，看護師にとって大きな負担となっている。プリセプター制度は上述のようにアメリカから輸入された制度であるが，日本では多くの場合，看護師1人に対し平均入院患者数は10人にもなり，アメリカの看護師1人に対して患者3～4人程度と比べて，日本の看護師には時間的にも身体的にも，新人看護師を指導する余裕がない。日本でも看護師1人あたりの患者数が現在の半分の5人程度になればこの制度も有効に実施することが可能になるかもしれないが，現状では看護師への負担が大きすぎて，看護師の離職の要因にさえなっている。

さらに，表7-2をみると，新人看護師に対する技術研修はあるが，2年目以降は看護に関しても事例研究や看護診断などの学習研究などが多くなり，具体的な看護技術研修の機会は少なくなる。さらに，卒後8年目からの研修内容は「指導者研修」や「管理者研修」を中心としており，看護技術の熟練を意図した研修内容はほとんどみられない。つまり，日本における平均的な看護師の姿として，3年目から新人看護師の指導を任され，リーダーシップをとることを期待されるようになるが，一方，看護技術の向上のための職場研修はほとんど受けていないことがわかる。つまり，現状においては，各医療施設が看護技術の熟練形成に組織的に取り組んでいるわけではなく，看護技術の向上は個人の努力と意欲にゆだねられているのである。

表7-2は相対的に大きな病院を中心に取り上げており，募集案内に研修内容も詳細に記述してある熱心な病院である。こうした研修に熱心な病院であっても，看護師の看護技術の向上にはあまり関心がないという残念な状況が，この表からは読み取れるわけである。病院において実施される看護技術に関する研修としては，一般的には，新人看護師に対する研修プログラムを中心に記載されている施設が多い。

次節では，前述の2006年度看護職員募集案内を用いて，1年目の新人看護師に対する研修プログラムに記述されている看護技術の研修の実施率を計算する。病院における新人研修プログラムを分析することにより，前章で取り上げた看護師養成所での基礎看護技術教育と職場での研修との連携がうまくいっているのか否か，を明らかにする。

表7-2 経験年数別の研修内容(1)

	卒後1年目	卒後2年目	卒後3年目	卒後4年〜7年目	卒後8年〜10年目
財団法人A病院	医療事故予防対策 感染予防対策 記録・管理 電子カルテについて 防災設備と看護の役割，勤務心得・接遇 心電図の基礎 循環器患者の見方 カテーテル患者の看護，循環器に必要な知識，CCU看護，ICU看護，リハビリ看護 外来看護	勤務心得・接遇 心電図の基礎 循環器患者の見方 カテーテル患者の看護 循環器に必要な知識，呼吸器管理，カテーテル検査，放射線とレントゲンの見方，超音波検査 CCU看護，ICU看護，リハビリ看護 外来看護	看護研究 プリセプターシップ リーダーシップ 症例検討会 医療事故予防対策 委員会業務	看護研究 プリセプターシップ リーダーシップ 症例検討会 医療事故予防対策 委員会業務	記載なし
B赤十字病院	各種検体採取と提出 感染予防，中材業務 点滴静脈注射，輸液ポンプの取り扱い方 電子カルテについて 輸血の手順 急変時の看護 救急蘇生法 看護過誤防止 自己の看護観	事例研究 心電図の基礎と応用，リーダーシップとは，3年目への課題	リーダーシップ研修，倫理研修	事例研究 褥創予防とケア 生活支援技術（体位変換，洗髪，おむつ交換など）	感染防止 家庭看護法 生活支援技術（体位変換，洗髪，おむつ交換など）
医療法人C病院	看護倫理，医薬品とは，処方箋の見方 接遇，基礎技術（体位変換，車椅子，ストレッチャーの移動，吸引方法，採血，点滴） 感染防止（手洗い） 感染廃棄物の取り扱い，ME機器について 人間関係論，安全管理教育，看護過程	プリセプター教育 看護過程 感染看護 創傷看護 救急看護 看護研究	実習指導教育 看護研究 人間関係論 感染看護 創傷看護（スキンケア，栄養管理，体位の工夫，事例検討など） 救急看護（フィジカルアセスメント） がん看護 在宅看護	管理補佐教育 マネジメント教育	マネジメント教育

注1：G大学医学部看護学科に郵送された2006年度（平成18年度）看護職員募集案内より作成。
注2：太字が，看護技術に関する項目である。

表7-2　経験年数別の研修内容(2)

	卒後1年目	卒後2年目	卒後3年目	卒後4年～7年目	卒後8年～10年目
D病院	事故防止のための薬剤・輸血の知識 **ME機器の使い方** **褥瘡ケア** **心電図の基礎知識**	看護ケアを考える 事例発表	事例検討 プリセプター研修	看護理論 リーダーシップ 専門の課題学習 看護研究	専門の課題学習
E市民病院	接遇，コミュニケーション，ME機器の理解 手術滅菌管理部，営養科の実地研修 **救急蘇生法** **静脈注射** **基礎看護技術のチェック** コンピューターの扱い方	プリセプターシップ **静脈注射** **救急蘇生法** 事例検討 看護過程 **生活の援助技術** **医療事故防止** 看護研究の基礎	プリセプターフォローアップ 看護研究 **看護記録** 看護理論 看護観 看護サービス・マネジメント 看護診断	看護倫理 緩和ケア **感染症対策** スキンケア 家族看護 院内感染 フィジカルアセスメント	中堅ナース研修 臨床指導者研修 管理研修 指導のあり方 専門知識・技術・実践 教育原理・方法・評価 人間関係 ケースマネジメント 看護管理
F大学病院	接遇 **感染防止，事故防止** **看護過程と記録** 良い看護をするには メンバーシップ **感染予防** 症例検討 **心肺蘇生**	接遇 看護診断 コミュニケーション 臨床におけるリーダーシップ **感染管理** **スキンケア** **がん症状マネジメント** **呼吸ケア** **ペインコントロール**	看護倫理 看護診断 リーダーシップ リスクマネジメント 看護における教育的支援 **感染管理** プリセプター研修 **スキンケア** 緩和ケア フィジカルアセスメント	看護師としての自律 コーチング 役割モデル 看護研究 看護管理研修 **がん看護研修** **急性期看護研修**	管理者研修 看護師としての自律 コーチング 役割モデル 看護研究 看護管理研修 **がん看護研修** **急性期看護研修**

注1：G大学医学部看護学科に郵送された2006年度（平成18年度）看護職員募集案内より作成。
注2：太字は，看護技術に関する項目である。

3. 新人看護師に対する看護技術研修：看護基礎教育と職場研修の連携

　前章では，看護師養成所の学内実習では実施の難しい「診断・治療に伴う援助技術」については卒業後に身につければよいとする看護技術担当者が3分の1以上存在することを指摘した。このことは，「診断・治療に伴う援助技術」に属する基礎看護技術を学んでいないか，知識だけしか持たない新人看護師が数多く存在することを意味する。基礎的な看護技術を十分身につけないままに看護師としての働きを求められることは，患者にとって危険であることはもちろん，看護師にとってもつらいことであり，新人看護師の離職率を上昇させることにつながる。

　新人看護師の不安や苦痛に関して，水田（2004）は，新人看護師は看護基礎教育で学習した知識をもとに，卒業後の現場での実践活動に向けて準備をしているにもかかわらず，予期せぬ苦痛や不快さを伴う現実に出会い，理想と現実とのギャップを感じ，職場への適応障害などを訴えていると報告している。そして，その不安や苦痛の訴えとして，「注射や検査介助などの診療の補助の難しさ」や「記録・報告の難しさ」，「基本的な看護技術が上手くできないこと」など看護技術に関するものが多くみられ，次に「先輩・同僚との人間関係の難しさ」や「職場の雰囲気になじめないこと」など職場の人間関係に関すること，「指導体制，方法の不適切さ」や「自分のした仕事が認めてもらえないこと」など教育面に関することを訴えている新人看護師が多いと述べている。

　また，第4章2節でも述べたように，日本看護協会『2004年病院における看護職員需給状況調査』によると，新卒看護師の入職後1年以内の離職率は9.3％であり，10人に1人の新人看護師が1年以内に離職している。その離職理由を日本看護協会『2004年新卒看護師職員の早期離職等実態調査』でみると，「配属部署の専門的な知識・技術が身についていない（77％）」，「医療事故を起こさないか不安（69％）」，「基本的な技術が身についていない（69％）」（いずれも複数回答）など，離職した新人看護師の多数が看護技術に関する不安をあげている。

　さらに，看護管理者，学校教育者ともに，新人の職場定着を困難にしている

要因として「基礎教育修了時点の能力と看護現場で求められる能力とのギャップ（76％，80％）」を第1位にあげている。そのために，病院におけるOJTとして，新人看護師に対する研修プログラムが多くなったと思われる。

そこで，この節では，前章で取り上げた看護師養成所における"基礎看護技術"と新人看護師に対する看護技術に対する職場研修との連携を分析する。ここで分析対象とした491施設は相対的に大規模な医療施設であり，ほとんどの施設で新人看護師に対する看護技術研修を行っているが，個々の基礎看護技術項目に関する研修の平均実施率は20％に達していない。もちろん80項目すべての基礎看護技術の研修を限られた時間で実施することは難しいので，OJTの研修内容として取り上げられる看護技術項目が限られ，個々の看護技術研修率が低くなるのは当然であるが，看護師養成所での実習が困難な「診断・治療に伴う援助技術」に属する看護技術項目の研修は十分になされているのであろうか。ただし，ここで取り上げているのは，明文化された形での新人研修プログラムであり，実際の技術研修はもっと多い可能性もあることに注意してほしい。

さて，各カテゴリー別の看護技術に関する職場研修実施率の平均値をみると，「生活の援助技術」や「援助技術に共通する技術」に関しては11％，15％と低いが，これらのカテゴリーの基礎看護技術は8割以上の看護師養成所で"一般的な行動化と根拠"あるいは"患者の条件に適した行動化"という高いレベルまで教育されており，実施率が低くても大きな問題はないと思われる。しかし，看護師養成所では校内実習を実施していないか，実施したとしても知識のみのレベルで終わっている看護師養成所が3割以上もある「診断・治療に伴う援助技術」に属する基礎看護技術の平均実施率も17％と低くなっている。少なくとも3分の1の看護師養成所の看護技術担当者が，看護師養成所での実施が困難であり，現場で学べばよいと考えている「診断・治療に伴う援助技術」に属する基礎看護技術は，職場研修でも十分教育されていないのである。

ここで，図7-1から図7-3を用いて，個別の看護技術について，分析対象の491施設の新人看護師に対する職場研修実施率を詳しくみていこう。図7-1から図7-3では，研修で実施される基礎看護技術を，前章の基礎看護技術と同じように，「生活の援助技術（26項目）」，「診断・治療に伴う援助技術（24

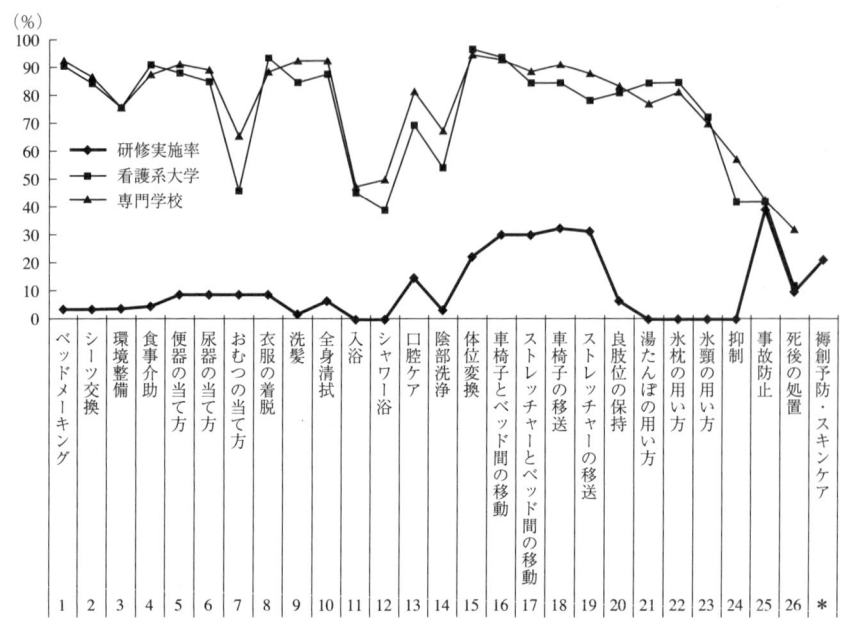

164　第Ⅲ部　看護技術教育と看護師の熟練形成

図7-1　基礎看護技術と1年目研修実施率：生活の援助技術

注：看護系大学と専門学校については、第6章の付表1を用いており、"一般的な行動化と根拠"あるいは"患者の条件に適した行動化"を到達目標とする割合を示す。＊は1997年時点の調査項目には含まれていない。

項目)」,「援助技術に共通する技術（16項目)」としてまとめている。さらに，図中には，前章の付表1から付表3にまとめられた看護系大学と専門学校において基礎看護技術教育を高いレベル（"一般的な行動化と根拠"あるいは"患者の条件に適した行動化"）で実施している割合も図示している。

職場研修での基礎看護技術の実施率と看護師養成所で高いレベルの教育を行っている基礎看護技術の割合を比較することにより，基礎看護技術教育で足りないところを職場研修で補うことができているか否かの検討が可能となる。なお，＊は，大津（1998）が調査した項目に含まれていなかった看護技術項目である。

まず，図7-1は「生活の援助技術」に関する研修実施状況をまとめている。看護技術研修の平均実施率は11％でしかなく，最も多くの医療施設で実施されている看護技術研修項目の「事故防止」でも39％である。ついで「車椅子

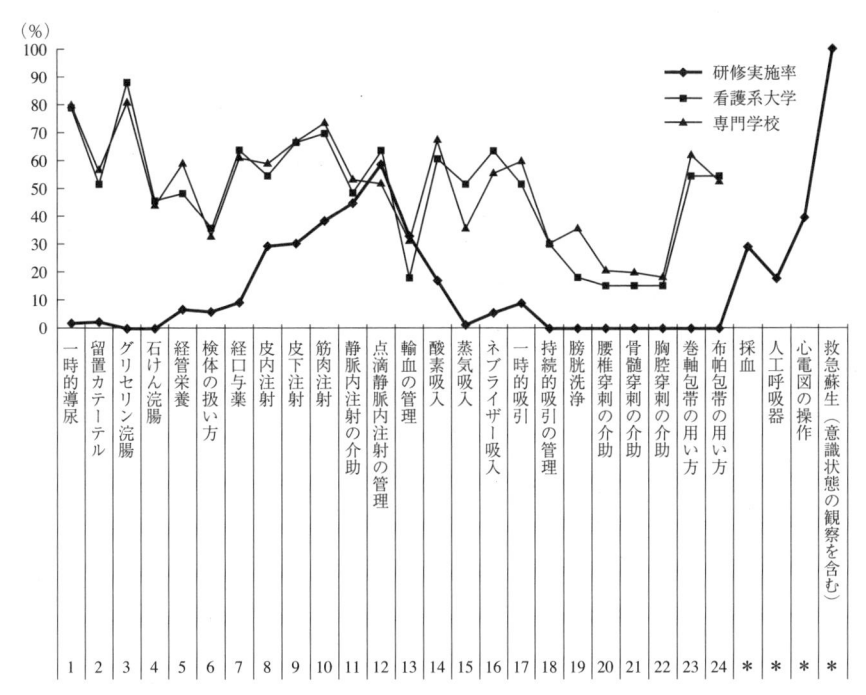

図7-2　基礎看護技術と1年目研修実施率：診断・治療に伴う援助技術
注：図7-1の注を参照。看護系大学と専門学校については，第6章の付表2を用いた。

の移送（33％）」，「ストレッチャーの移送（32％）」と続き，体位の変換や移動に関する技術の実施が目立つ。病院におけるOJTでほとんど実施されていない技術項目については，病院管理者は看護基礎教育における学習のレベルで十分であると判断していると考えられる。このカテゴリーに入る基礎看護技術は，看護師養成所での学内実習の実施率も高く，平均して8割の看護技術教育担当者は，根拠を持って看護技術を提供できる高いレベルを目標に看護学生の教育を行っている。

ただし，清潔を保つための援助技術や排泄の援助技術に関しては，看護師養成所での実施率が低くなっている。具体的には，おむつの当て方，シャワーや入浴の介助など学内実習が困難な基礎看護技術である。このように「生活の援助技術」に属する基礎看護技術のなかにも，看護師養成所では実施困難で新人

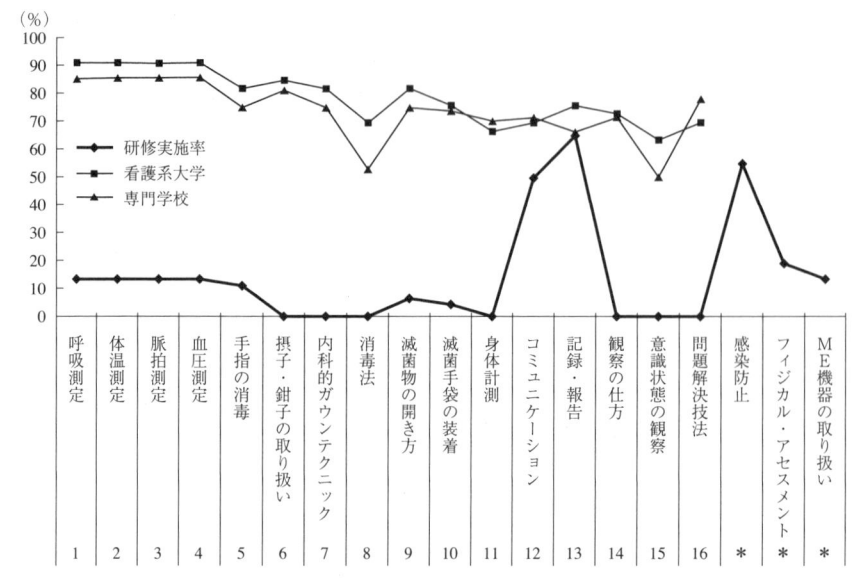

図7-3 基礎看護技術と1年目研修実施率：援助技術に共通する技術
注：図7-1の注を参照。看護系大学と専門学校については，第6章の付表3を用いた。

看護師が十分身につけていない可能性のある基礎看護技術があり，それにもかかわらず，それらの基礎看護技術は職場研修でもほとんど実施されていないというギャップが存在する。上記の基礎看護技術が職場研修でもほとんど実施されていないとすれば，新人看護師は見よう見まねで上記の基礎看護技術を身につけていかざるを得ない。

次に，図7-2は「診断・治療に伴う援助技術」の研修実施状況をまとめたものである。このカテゴリーに入る基礎看護技術は看護師養成所の校内実習では実施が困難なものが多いために，看護技術担当者の少なくとも3分の1は，このカテゴリーに属する基礎看護技術は職場での研修・就業を通じて身につければよいと考えている。

このカテゴリーに入る基礎看護技術26項目に新たに学ぶ看護技術を含めた28項目の平均実施率は17％である。そのうち「救急蘇生（意識状態の観察を含む）」（新たに学ぶ看護技術）は，すべての施設で実施されている。新人看護師

といえども臨床現場で看護業務に携わるときには，患者の生命を守る援助行為は最低限できなければならないので，OJTとして実施されているのも当然であろう。ついで多くの施設で実施されている基礎看護技術項目は，「点滴静脈内注射の管理（58％）」，「静脈内注射の介助（45％）」，「筋肉注射（38％）」，「輸血の管理（33％）」，「皮下注射（30％）」と続き，注射に関する技術研修が多い。

一方，注射以外の導尿や浣腸など排泄に関する技術や経管栄養，吸入，穿刺の介助などの技術研修はほとんど実施されていない。これらの技術は看護師養成所では実施していなかったり，知識のみを与えられている場合が少なくない（前章を参照）。

特に，学内実習が難しく，看護師養成所での学内実習の実施率の低い"腰椎穿刺の介助"，"骨髄穿刺の介助"，"胸腔穿刺の介助"などの穿刺の介助，持続的吸引の管理，輸血の管理などの看護技術が，職場研修においてもほとんど実施されていないことは，患者にとっても大きな問題である。つまり，各種の穿刺の介助，持続的吸引の管理，輸血の管理などの人命にかかわる看護技術を持たないままに看護師になり，職場研修でも上記の看護技術を教えられない看護師が存在することになるからである。上記の看護技術は患者の生命にかかわる看護技術なので，必ず職場研修で実施すべきである。

このように図7-2から，「診療・治療に伴う援助技術」に属する基礎看護技術についても，看護基礎教育と職場研修の連携がうまくいっていないことを確認できる。病院は，看護師養成所におけるこのカテゴリーに属する基礎看護技術の実施率が低いことを考慮して，新人研修での実施率をもっと上げる必要がある。

最後に，図7-3の「援助技術に共通する技術」に関する研修実施状況をみると，平均実施率は15％となっている。"基礎看護技術"に含まれる14項目を含めた17項目中，最も多くの医療施設で実施されている職場研修は「記録・報告（65％）」であり，ついで「感染防止（55％）」，「コミュニケーション（49％）」と続く。それ以外の看護技術に関する研修はほとんど行われていないが，このカテゴリーに入る基礎看護技術に関しては看護師養成所での学内実習でも高い目標を持って実施されており，職場研修実施率が低くても大きな問題

はないと思われる。

　なお，「感染防止」は当然として，「記録・報告」の研修が多いのは，臨床現場のほとんどで電子カルテを使用していることから，その使用に慣れるためと思われる。また，「コミュニケーション」が約5割の施設で職場研修として実施されているのは，看護という仕事がチーム・プレーであること，コミュニケーション能力の重要性を示している。

　以上，図7-1から図7-3をもとにした分析からは，看護師養成所での学内実習が困難であるために看護技術担当教員の到達目標レベルが低い基礎看護技術項目については，新人看護師向けの職場研修でも実施率が低く，看護技術に関する看護基礎教育と職場研修の連携はうまくいっているとはいえないことが明らかになる。

　基礎看護技術教育での到達目標レベルが低く，職場研修の実施率も低い基礎看護技術として，「生活の援助技術」のうち入浴やおむつの当て方などの清潔に関する基礎看護技術，「診療・治療に伴う援助技術」に属する基礎看護技術のうち注射以外の大半の基礎看護技術があげられる（図7-1，図7-2を参照）。前述のように，「診療・治療に伴う援助技術」のうち，注射に関係する職場研修の実施率は点滴静脈注射の管理の60％をはじめとして相対的に高いが，それ以外の「診療・治療に伴う援助技術」に属する基礎看護技術の職場研修はほとんど行われていない。

　新人看護師を対象とした職場研修において，「診療・治療に伴う援助技術」に属する基礎看護技術を中心に，十分な基礎看護技術の研修が行われれば，看護技術への不安を新人看護師からかなり取り除くことができ，新人看護師の離職率を下げられる可能性もある。同時に，看護師の将来的な看護技術の熟練形成の基礎を与えることにもなる。

4. 職場研修の問題点

　看護師の援助行為のなかで最も優先させなければならない行為は，患者の生命を助けることである。目の前で患者が意識をなくし倒れた時には，他の行為

に優先してすばやく救命処置を行うことは看護師の役割である。その救命救急処置の技術は，看護基礎教育の「診断・治療に伴う援助技術」に含まれる。看護師のすばやい判断と的確な技術の実施が求められるこのような技術は，長期の訓練により習得される技術でもある。したがって，可能な限り，看護基礎教育の段階からモデル人形などのシミュレーションを用いて，基本的な動作を習得させておく必要がある。そのような基礎的な技術を持っていれば，経験を知識に変えることにより，臨床での多様な患者の状態に応じて的確な技術を提供することができるようになるであろう。

　しかしながら，前章で明らかになったように，看護技術担当教員が，看護師養成所では学内実習が困難として「診断・治療に伴う援助技術」の教育を実施していない場合も多く，また，たとえ実施していても卒業時の到達目標レベルを"知識のみ"としているケースも少なくない。それゆえ，医療施設における新人看護師向けの職場研修は，「診断・治療に伴う援助技術」のうち精巧で緻密さが要求される看護技術を中心に，時間をかけて行う必要がある。しかし，実際には，前節でみたように，看護師養成所で十分に身につけられなかった「診断・治療に伴う援助技術」に属する基礎看護技術のうち，各種の注射と救急蘇生以外の基礎看護技術は職場研修でもほとんど実施されていないことが明らかになった。

　このように，看護師養成所での基礎看護技術教育と看護技術に関する職場研修とは，うまく連携していない。患者を危険にさらさないことはもちろん，看護技術に自信の持てない新人看護師の離職率を下げるためにも，職場研修では看護技術に関する研修の実施率を上げる必要がある。

　さらに，2節の研修プログラムの例で紹介したように，日本では卒後3年目以降，看護技術に関する職場研修はほとんど行われていない。現在のところ，看護師の技術向上は本人の自主性に任されているとしかいえない。つまり，看護技術の向上を長い視野でサポートしていくシステムがないことになる。その結果が，第2章で紹介した"看護技術水準の停滞"である。経験年数とともに看護技術が向上しない状況は，患者にとってはもちろん，看護師のやりがいにとっても不幸なことである。

職場研修（OJT）が現在のままであれば，日本看護協会などの職場外研修（Off-JT）によって看護技術の向上を図ることを提案したい。現行の日本看護協会の研修が看護知識の普及や管理者育成に主眼を置いていることは前に述べた。しかし，看護師と准看護師が同じ職場で就業していること，同じ看護師でも看護養成所の基礎看護技術に関する考え方で習得レベルが異なってくることを考慮すれば，"看護師"全体の技術レベルの格差を縮小させることが求められる。看護師全体の技術レベルの平準化，そして維持・向上を図っていくことは，看護師全体への信頼を向上させることにもなり，看護師の地位向上を目指す看護師の職能団体である日本看護協会の目標にも合致するはずである。

　知識の普及ももちろん大切であるが，入院患者は合理的で適切な看護技術を提供してくれる看護師を高く評価するであろう（第1章4節を参照）。知識に裏付けられた看護技術を提供できる看護師の育成と"看護師"間の技術の格差の縮小のために，日本看護協会が職場外での看護技術研修の場を積極的に設けていくことを強く望みたい。

　次に，看護師の卒後研修に関して新しい動きがあったので，それを簡単にまとめておこう。

　まず，2000年代半ばから新人看護師の実践能力の低下が問題視され，新人看護師に対する卒後臨床研修の必要性が指摘されてきたが，2010年4月からすべての医療施設で実施され始めた。厚生労働大臣主催の「看護の質の向上と確保に関する検討会（2008～2009年）」の報告を受け，「新人看護職員研修に関する検討会（2009年）」では具体的な卒後臨床研修制度の枠組みが検討された。その結果，看護の質の向上，医療安全の確保，早期離職防止の観点から，新人看護師に対する卒後臨床研修は不可欠として，「保健師助産師及び看護師等の人材確保の促進に関する法律の一部を改正する法律案」が可決，成立した（2009年7月9日）。この法律により，新人看護職員を迎えるすべての医療機関で新人看護師研修が努力義務化され，2010年4月より施行された。

　このことは，逆にいえば，新人看護師に対する臨床研修がすべての医療機関で行われていたわけではないことを意味する。前章で明らかにされたように，看護師養成所では「診断・治療に伴う援助技術」に属する基礎看護技術を十分

身につけないで卒業している看護師も少なくないにもかかわらず，新人看護師に対する臨床研修がない医療機関で働いている看護師が存在するということである。下野の感覚では，患者の安全を考えれば，"努力義務化"では不十分に思える。

さらに，上記の法律の成立に伴い，厚生労働省は2009年12月に「新人看護職員研修ガイドライン」を公表し，各医療機関で研修の企画・立案に活用することを勧めている。このガイドラインでは，臨床実践能力を"基本的姿勢と態度"，"技術的側面"，"管理的側面"としてとらえており，技術的側面では69項目の到達目標が与えられている。同時に公表された「技術指導の例」には，「与薬の技術」，「活動・休息援助の技術」に関する到達目標と研修方法が具体的に示されており，各医療機関での技術研修方法に与える影響は大きいであろう。

看護技術教育を専門としている大津は，厚生労働省が参考として示したこの「技術指導の例」の研修方法は，看護手順に重きを置いているため，基礎看護技術の到達レベルを下げることになりかねないと危惧している。なぜなら，前章で明らかにしたように，多くの看護系大学や看護専門学校では，手順教育から脱皮しようと"一般的な行動化と根拠"（根拠を持った看護技術の提供）以上のレベルを卒業時の到達目標として学生の技術教育を行っているのであり，卒後研修において手順を重視することは看護技術の教育方法に混乱をもたらすと懸念されるからである。

しかしながら，下野は，新人看護師には正確な看護技術実施の手順を身につけてほしいと思う。もし，看護師養成所で「根拠を持った看護技術の提供」という考え方を身につけているならば，新人看護師であっても手順だけでよしとすることはなく，たとえ手順重視であっても，よい看護技術の復習となると考える。

新人看護師に対する研修の問題点は，むしろ，どのような看護技術項目が取り上げられるのかにあると，下野は考える。新人看護師に対しては，看護師養成所で十分実施できていない「診断・治療に伴う援助技術」項目に属する基礎看護技術を確実に行えるように，臨床研修にじっくり時間をかけてほしいもの

である。

5. まとめ

　この章では，看護師養成所では十分身につけられなかった技術が，職場研修によって獲得ができているのか，また，卒業後に病院で働く看護師の技術の熟練形成を助けるような内外の研修が行われているのか，という2つの問題を扱った。

　まず，最初の問いに対する答えは，残念ながら「否」であった。職場研修において看護技術研修自体の実施率が低く，新人看護師向けの看護技術研修の実施率でさえ，平均すると20％未満である。3節での分析は，看護師養成所で学生が身につけられなかった基礎看護技術の多くは職場でも研修が実施されていないことを明らかにしている。つまり，基礎看護教育と職場研修の連携は明らかにうまくいっていない。

　「診断・治療に伴う援助技術」に属する看護技術のうち看護師養成所において特に実施率が低かったのは，腰椎穿刺の介助などの基礎看護技術，導尿や浣腸など排泄に関する基礎看護技術，経管栄養，吸入などであるが，これらの基礎看護技術は職場での研修項目にもほとんど入っていない。つまり，上記の看護技術に関して，看護師養成所で身につけていない看護師は，職場研修で学ぶこともできず，基礎的な知識や技術を知らないままに働くことになる。この点は，入院患者となる可能性を持つ私たちにとっても非常に気がかりなことである。

　次に，看護師の看護技術の熟練をサポートするような職場研修になっているか，という問いに対する答えも「否」であった。職場研修における看護技術研修はほぼ新人看護師を対象としており，3年以上の経験を積んだ看護師向けの技術研修はほとんど実施されていない（2節を参照）。

　経験年数とともに技術の水準が上がらないのは，このような職場研修のシステムにも問題があるだろう。看護師の看護技術は，ただ年数を積み重ねていても，技術水準の向上・熟練にはつながらない。看護師としての実務経験から得

られた経験知を積極的に活用し高度化するような訓練の場が必要なのである。

　実際，技術とは常に教育訓練を実施しなければ忘却していくものである。看護師の場合においても，職場において看護技術の訓練を常に実施していなければ，技術水準は低下していく。その結果，第2章で示したように，経験年数の長い看護師が，看護基礎教育で学習した看護技術のレベルを維持できなくなり，新人看護師の方が経験年数の多い看護師よりも適切な看護技術を提供できるという逆転状況がおきる。

　そして，看護師全体の看護技術水準向上のためには，看護基礎教育における看護基礎技術教育の充実，個々の看護師が自主的に参加する看護技術の研修だけでは不十分である。第3章，第4章で論じたように，看護師が技術向上に取り組める労働環境を整えることが最も重要であるが，同時に，看護師の技術向上への意欲を支え，看護師全般の看護技術の平準化と向上を目指す組織的な取り組みが必要である。次の第8章，第9章では，看護技術の向上のためのインセンティブの制度化を論じる。

第IV部
看護技術向上のインセンティブ

第8章

病院における看護サービスの価格づけの可能性

1. はじめに

　第1章3-2節で説明したように，看護サービスは，提供されるサービスの質や量ではなく，単に看護師と患者数の比率によって評価されてきた。具体的には，1972年以来長らく「診療報酬点数表」において"看護料"として表記され，2000年以降は"入院基本料"として包括された形で評価されている。入院基本料を決定するのは患者対看護師の人数比であり，その配置基準は，長らく患者10人に対し看護師1人という10対1配置であった。2006年の診療報酬の改定により，半世紀ぶりに，患者7人に対して1人の看護師という7対1配置が配置基準となったが，2009年7月時点でも7対1の配置基準を満たした一般病院は4分の1程度で，大半は10対1配置以下である。

　このように，現行の医療保険制度のなかでは，入院患者に対して提供される看護サービスは入院に付随するサービスと考えられている。基本的に，「医療サービス」（ここでは，看護サービスを除く狭義の医療サービスを指す。これ以降，この意味で用いる場合には「　」をつける）が，手術，検査，医薬品投入の種類や量による"出来高払い"であるのに対し，看護サービスは，個々のサービスに対して料金が算定されるのではなく，入院患者1人に対して提供されるサービスを一定とみなした"包括払い"（実際の個々の看護サービスの供給量や看護師の技術水準を考慮せず，一定額を支払うシステム）として点数化されているのである。

つまり，現行の医療保険制度のもとでは，個々の患者にどれくらい看護の手がかけられたのか，また，看護サービスを提供した看護師がどのような知識を持つのか，どの程度の技術レベルにあるのか，についてはほとんど問われることはない。保険収入の面だけからいえば，病院にとって最も優先されるのは"看護師資格（准看護師資格を含む）"を持つ看護師の数を確保することである。そして，病院収入に関して看護師の技術水準が問われないならば，看護師の技術水準向上を目的とした職場研修が不十分になりがちなのは当然であろう（前章を参照）。

なお，第1章でみたように，看護師の貢献が入院患者に対する人数で評価される制度であったために，診療報酬点数を決定する重要な委員会である中央社会保険医療協議会（中医協）に看護師代表の姿はなく，部会に専門委員として看護師代表が入ったのさえ，ようやく2003年のことである。その後，看護師の専門技術を評価する方向に多少とも進み，2004年に「褥創管理加算」，「ハイケアユニット入院医療管理料」，「亜急性期入院医療管理料」，さらに，2008年には「妊産婦緊急搬送管理料」，「小児入院医療管理料」，「糖尿病合併症管理料」，「回復期リハビリテーション病棟入院管理料」，「外来化学療法加算1」，「リンパ浮腫指導管理料」などの診療報酬点数が新設され，看護師の専門性が病院の経営に結びつくようになってきている（次章2節も参照）。

看護師の技術向上は患者の立場からみて明らかに望ましいことであるが，病院収入や看護師賃金の上昇などのような経済的インセンティブと結びつかない限り，全体としての看護技術の質的向上は難しいと考えるのが自然であろう。技術を向上させても何の見返りもない状況で，サービスの質の向上を看護師に期待するのは，個々の看護師の意欲だけに頼った無理な要求である。

この章では，看護技術の向上のインセンティブとして，看護技術の価格づけの可能性を論じる。看護技術の価格づけは，入院患者対看護師数として"包括払い"になっている看護サービスを「医療サービス」と同様に供給量に応じた"出来高払い"にすることを意味する。

看護サービスの価格づけに関して，仁木（1992）は，現在の"出来高払いから包括払いへ"という流れのなかで考えれば，看護サービスの出来高払いは非

現実的であり，看護師の待遇改善につながらないとして，診療報酬における看護サービスの出来高払いを退けている。それに対して，看護サービスを具体的なサービスの集合として個々の看護サービスに価格づけ（診療報酬点数化）していこうという考えは，看護技術向上に取り組む看護師や看護技術担当教員を中心として根強く存在する。例えば，金井・安川（1996），安川（1996）は，看護技術の評価とそれに応じた価格評価の必要性を論じている。

　私たちの立場は金井や安川と同様であり，看護サービスは基礎看護技術（例えば，第6章で示した66項目の基礎看護技術を参照。現在では80項目）の集合体プラスアルファであり，個々の看護技術の価格評価は可能である（少なくとも，看護技術のなかには個別の価格評価が可能なものが多くある）と考えている。そして，看護サービスも"サービス"の一種である以上，価格評価によって，サービスの質の向上というインセンティブが与えられると考えるのは自然なことであろう。

　ところで，情報の経済学では，需要者と供給者の間で情報に関する非対称性がある場合には，需要と供給を一致させるように価格メカニズムがうまく働かないことを明らかにしている。医療サービス全般について，市場で価格を決定するのではなく，「診療報酬点数表」によって公定価格が決められるのは，患者側に医療サービスについての専門的な知識がないという"情報の非対称性"に配慮した結果であろう。医療サービスの消費者である患者は自分の疾病の原因や治療法について限定された知識しか持たないが，医療サービスの供給者である医師や看護師は患者の疾病の原因や治療法について本人よりも情報を持っている。そのため，患者の医療サービス購入の意思決定や購入する医療サービスの種類や量は，サービス供給者である医師や看護師の強い勧めや彼らの提供する情報に依存することになる（しかも，そうした説明が事後的になることも少なくない）。

　ここで個々の看護サービスを考えると，看護サービスは「医療サービス」よりも，患者に身近なサービスであり，情報の非対称性が小さいともいえる。さらに，看護サービスは，分割できない部分もあるが，基本的には基礎看護技術の集合体と考えることができ，基礎看護技術は，第6章で示したように，「生

活の援助技術」（26項目，付表1を参照），「診療・治療に伴う援助技術」（24項目，付表2を参照），「援助技術に共通する技術」（16項目，付表3を参照）などからなる（現在では80項目）。このうち，「生活の援助技術」や「援助技術に共通する技術」は，第6章の付表をみてわかるように，ベッドメーキング，シーツ交換，食事介助，排泄の援助などを含み，入院患者にとって理解しやすい，つまり，情報の非対称性の程度が非常に小さい看護技術である。一方，「診療・治療に伴う援助技術」は，各種の注射や各種の穿刺の介助などを含み，より「医療サービス」に近い看護サービスである（情報の非対称性が大きい）。

個々の看護サービスの価格づけを行おうとする場合，情報の非対称性が大きい看護サービスについては，「医療サービス」と同様に専門家の意見を踏まえた診療報酬制度により価格設定を行うことで問題はないと考えられるが，問題は情報の非対称性の小さいと思われる看護サービスの価格づけにある。もし情報の非対称性が小さい看護サービスに関して，供給者と需要者の価格評価が著しく異なっているのならば，それらの看護サービスの価格づけは困難となる。市場経済モデルのなかでは，価格は需要量と供給量を調整する重要な役割を持つ。看護サービスに即していえば，ある看護サービスが需要者（一般人）にとって安すぎる価格であれば，需要が供給を上回り，超過需要となって，その看護サービスを受けられなかったり少なすぎると感じて需要者の不満が高まる。逆に，需要者にとって高すぎる価格であれば，必要と思っても看護サービスを購入できなかったり多すぎると感じて需要者の不満が高まる。つまり，一般人と看護師の考える妥当な価格が大きく乖離している場合には，需要と供給を一致させるような価格づけは難しくなると考えざるを得ない。

そこで，情報の非対称性が小さいと思われる「生活の援助技術」や「援助技術に共通する技術」に属する基礎看護技術の多くの部分については，需要と供給を一致させるような価格づけが可能であるか否かを確認する必要がある。この章では，一般人が理解しやすく情報の非対称性が小さいと考えられる7つの具体的な看護技術を取り出し，看護サービスの供給者である看護師と需要者である一般人に対して，個々の看護技術に対して妥当と考える価格をたずねている。そして，データの分析結果により，一般人と看護師とで，情報の非対称性

の小さいと考えられる個々の看護技術の価格評価にはほとんど差のないこと，つまり，個々の看護サービスに対する需要と供給を一致させうる"適切な"価格設定が可能であることが示される。

したがって，情報の非対称性の小さい個別の看護技術の場合でも，「診療報酬点数表」に一般人と看護師の需要と供給を一致させるような価格を反映させれば，看護サービス需要者である一般人の不満を蓄積させるようなことはなくなり，情報の非対称性の大きな看護技術（主として「診療・治療に伴う援助技術」に属する基礎看護技術）の場合を含めて，個々の看護技術サービスの診療報酬点数化が可能であるということになる。

つまり，この章の目的は，個別の看護技術の出来高払い化が可能であることを示すことである。看護サービスの大半が基礎看護技術として個別化できるとすれば，そのうち情報の非対称性の大きな看護技術は「医療サービス」と同様に専門家による診療報酬点数の決定により出来高払い化が可能であろう。ここでは，さらに，情報の非対称性が小さい個々の看護技術についても，需要と供給を一致させるような価格づけが可能であることを示す。

この章の構成は以下のとおりである。2節では用いたデータを紹介する。3節では，病院における7つの看護サービスに対する看護師（特に断らない限り，看護師・准看護師の両者を含める）と一般人の価格づけを比較する。そして，需要者（一般人）と供給者（看護師）の価格づけに大きな差がないことを示す。4節ではデータの計量分析結果から，看護師による個々の看護技術の価格づけに影響する要因を明らかにする。5節はまとめである。なお，この章は，下野・大津（2001）に加筆・修正をほどこしたものである。

2. 調査の目的と調査方法

2-1. 調査の目的

病院における患者への看護サービスは，第6章で詳しく述べたように，食事介助，便・尿器の挿入，洗髪などの「生活の援助技術」，注射や浣腸，導尿などの「診断・治療に伴う援助技術」，体温測定，血圧測定，消毒，コミュニケ

ーションなどの「援助技術に共通する技術」の3つのカテゴリーに属する"基礎看護技術"を中心に提供される。つまり，病院で提供される看護サービスの大半は，基礎看護技術として分割することが可能である。上述のように，基礎看護技術は現在80項目からなる。

　ここでは，一般人にも理解しやすく情報の非対称性が小さいと考えられる7つの具体的な看護技術を取り上げ，一般人と看護師に妥当と思われる価格を回答してもらい，両者の想定する価格水準を比較する。もし両者の看護技術に対する想定価格水準が大きく異なるならば，個々の看護技術の需要と供給を一致させうるような価格づけは困難であるが，もし両者の想定する価格水準に大きな差異がなければ，個々の看護サービスの価格づけが可能と考えてよいであろう。

2-2. 調査対象と調査方法

　調査対象は，愛知県・静岡県在住の住民（以下，一般人）200名と愛知県・静岡県の病院に勤務している看護師200名である。一般人，看護師とも"看護サービスに関する意識や価格づけが年齢により異なる"という仮説をたてて，20歳代，30歳代，40歳代，50歳代の各年齢階級で人数がほぼ同じになるようにアンケート対象者を選択した。調査時期は1996年2月～3月である。

　調査対象となる一般人の抽出はモニター紹介業者（株・朝日エル）に依頼し，調査方法は郵送法を用いた。このとき，愛知県や静岡県の特定地域に偏らず，かつ，入院体験のある人を選択するように依頼したが，入院体験者のサンプル数が不足し，結果的に入院体験のない人も15％程度含まれている。入院体験者を選択したのは，多少なりとも病院のシステムを理解しているサンプルを選択するためである。また，看護師の調査対象の抽出は，1つの老人病院と7カ所の国立・公立・私立の総合病院に筆者の1人である大津が直接依頼した。調査対象サンプルの選択は，各年代がほぼ同数になるように希望した上で，選択は各病院にゆだねた。調査方法は留置法である。有効回収票は，一般人が164票（回収率82％），看護師が136票（回収率68.5％）である。

　アンケート調査の目的は，現行の医療保険では基本的に認められていない

個々の看護サービスに対する価格づけを試みることである。価格づけを試みる具体的な看護サービスは,「全面介助が必要な食事介助（1回）」,「全面介助が必要な全身清拭（1回）」,「全面介助が必要な洗髪（1回）」,「1日10回以上行う便・尿器の挿入」,「1日10回以上行うおむつ交換」,「1日10回以上行う体位変換」,「1日10回以上の血圧測定」の7項目である。最後の血圧測定は"援助技術に共通する技術"に含まれるが, その他の6つの看護サービスは"生活の援助技術"に属する看護技術である（第6章の付表1, 付表3を参照）。

アンケートではこの7項目の看護技術に対して, 物価や他のサービス価格と比較して, 妥当と考える価格を看護サービスの需要者である一般人と供給者である看護師に尋ねている。一般人に対する質問, 看護師に対する質問は次のとおりである。

＜一般人への質問＞
「現在の医療保険（健康保険など）では, 入院中に洗髪や清拭などのサービスを受けてもその料金を支払う必要はありませんが, もし仮に, 看護師から次のサービスを受けてその料金を保険内で支払うことになれば, どのくらいの料金が適切だと考えますか。」

＜看護師への質問＞
「現在の医療保険（健康保険など）では, 入院患者に洗髪や清拭などのサービスを行った場合に, その料金を請求することは認められていませんが, もし仮に, あなたが次のサービスを行い, その料金を医療保険の範囲内で患者に請求することができるとすれば, どのくらいの料金が適切だと考えますか。」

質問に続けて, どちらに対しても,「以下の平成6年度小売物価を参考に, 適切だと思われる価格に○印をつけて下さい。」とし, 平成6年度の名古屋市における入浴料, 理髪代, マッサージ, 家政婦給料, 米等の平均価格を示している（表8-1を参照）。

第 8 章　病院における看護サービスの価格づけの可能性　183

表 8-1　価格に関する質問

現在の医療保険（健康保険など）では，入院患者に洗髪や清拭などのサービスを受けてもその料金を支払う必要はありませんが，もしかりに，看護婦から次のサービスを受けてその料金を保険内で支払うことになれば，どのくらいの料金が適切だと考えますか。以下の平成 6 年度小売物価を参考に，適切だと思われる価格に○印をつけて下さい。

＜参考＞平成 6 年度の名古屋市の年平均価格（総務庁：小売物価統計調査年表より）

品目	価格(円)	品目	価格(円)
①入浴料（大人）	320	⑥大工手間代（1人，1日）	22,500
②理髪料（洗髪含む）	3,448	⑦家政婦給料（一般家庭 8 時間）	7,721
③ヘアーカット代（婦人，シャンプー無）	2,961	⑧正常分娩料（国立病院 8 日間入院）	70,000
④パーマネント代（セット含む）	6,475	⑨うるち米（標準価格米，10kg）	3,453
⑤マッサージ代（全身，1 時間）	3,019	⑩かけうどん（並，1 杯）	415

患者1人に行う援助項目	①100円未満	②100～500円未満	③500～1,000円未満	④1,000～2,000円未満	⑤2,000～3,000円未満	⑥3,000～4,000円未満	⑦4,000～5,000円未満	⑧5,000～1万円未満	⑨1万円以上	⑩料金は支払わない
Q39. 自分で食事ができない人への食事援助（1回）										
Q40. 自分で拭く事ができない人への全身清拭（1回）										
Q41. 1日10回以上，便器・尿器を当てる										
Q42. 自分でできない人への洗髪（1回）										
Q43. 1日10回以上行うオムツ交換										
Q44. 1日10回以上体の向きを変える										
Q45. 1日10回以上の血圧測定										

注：質問票は大津が独自に作成したものであり，この表はその一部である。なお，平成 6 年（1994年）には"看護婦"が用いられていた。

3. 調査対象者の属性と看護サービスに関係する回答

アンケート調査では，表8-1に示された7つの具体的な看護サービスに対する妥当な価格をたずねる質問以外にも，医療費や看護料，診療報酬に対する関心度とその理由，看護サービスの質，看護師・准看護師の給与水準に対する考え方，保険外負担の是非，個人特性などの質問をしている。

調査対象者の属性と価格評価以外の看護サービスに関する主な回答は表8-2にまとめられている。

調査対象となっている看護師の属性に注目すると，調査対象者の平均年齢は

表8-2 調査対象者の属性

項　目	一般人		看護師	
	平均，割合	標準偏差	平均，割合	標準偏差
年齢	44.4歳	12.85	37.5歳	10.49
性別（男性の割合）	40.9%	-	2.2%	-
既婚者の割合	81.1%	-	59.9%	-
医療費に関心がある割合	85.3%	-	80.2%	-
看護料に関心がある割合	72.3%	-	81.5%	-
看護サービスへの評価（10年前よりよくなった）	36.4%	-	70.4%	-
保険外負担を認める割合	52.2%	-	43.4%	-
看護師の給与が安いと思う割合	90.5%	-	95.4%	-
家族構成	3.5人	1.428		
世帯収入	798.3万円	444.83		
保険の種類（国民健康保険加入者）	28.8%	-		
入院経験者の割合	86.6%			
満足な看護・介護サービスを受けた割合	39.9%			
勤務先（国・国立病院割合）			27.3%	-
勤務年数			15.0年	9.40
准看護師の割合			50.0%	-
サンプル数	164		137	

資料：下野・大津（2001）。

38歳で勤務年数が15年となっており，看護師の平均勤務年数7年程度に比べると倍近く，相対的にベテラン看護師の割合の高いサンプルとなっている。現在の看護師の構成では准看護師は3分の1程度であるが，調査対象者の年齢階級が高いために，准看護師の割合が半数と高い比率となっている。また，国公立病院勤務者が27％と高い割合を示しており，これが勤務年数の長い理由と考えられる。国公立病院では身分が公務員であり，公務員は男女の賃金格差が小さく，民間病院に比べると平均的に育児休暇などの勤務条件もよいことはよく知られている。

表8-2をみると，看護師の給与が安いと思う者の割合が，看護師で95％，一般人で90％と非常に高くなっている。調査対象の半分を占める准看護師が給与に不満を抱くのは理解できるが，第4章3節で示したように，"正看"といわれる看護師の給与は医者を除く他の医療職と比較して決して低くない。むしろ女性一般の給与水準に比べればかなり高いといってよい。にもかかわらず，"正看"を含めた看護師，一般人の大半が看護師の給与が低いと評価するのは，第3章で論じた"看護師の忙しさ"のためであろうか。人口あたり看護師数は他の先進国並みであるが，病床数が他の先進国の2倍以上であるために，病床あたり看護師数（医師数も）は他の先進国の半分以下となり，日本の看護師は時間に追われることになる（第3章3-1節を参照）。この忙しさと月に平均8回にもなる夜勤回数が，看護師の賃金が低すぎると思わせる理由かもしれない。

ここで，看護サービスの価格づけに関連すると思われる回答を簡単に紹介しておく。

まず，看護料については看護師の82％が高い関心を持っているのは当然として，調査対象の一般人でも入院体験者が85％を占めるので，72％が看護料に関心を持っている。その理由として，一般人では「良い看護を提供してもらうには，看護料が関係するから（42％）」という回答が多く，よい看護サービスを得るためには応分の負担が必要であると考えている。一方，看護師は「看護が自立するためには，看護料が関係するから（35％）」，「良い看護を提供するためには，看護料が関係するから（34％）」と回答している。つまり，一般人も看護師も，現在の医療制度の下でも，よい看護サービスと看護料とは関係

していると考える者が少なくないことがわかる。

　さらに，よい看護を受けるために"保険外負担をしてもよいか"という問いに対しては，一般人で「支払ってもよい」が52％，「支払う必要はない」が30％で，保険外負担をしてもよいとする回答が半数を占めている。「支払ってもよい」理由は，「良いサービスに対するお礼の気持ちから」が62％と最も多く，「また次回も良いサービスをして欲しいから」が18％であり，サービス需要者である一般人は，提供される看護サービスの水準が高ければ，保険外負担をしてもよいと考えている。

　一方，サービス供給側の看護師では，保険外負担として看護サービス料を「支払ってもらいたいと思う」者が43％，「支払ってもらいたいと思わない」者が40％で，意見はほぼ半々に分かれる。保険外負担で看護サービス料を「支払ってもらいたい」理由は，順に「医療保険（健康保険など）に含まれている看護料が安いから（32％）」，「他の専門職と比較して，看護師の給与が安いから（31％）」，「自信をもって，良い看護サービスを行ったから（29％）」となっており，4割強の看護師は提供した看護サービスに値する支払いを希望している。それに対し，入院患者に保険外負担を求めない4割の看護師の理由で最も多いのは，「医療保険（健康保険等）以外の支払いは，患者の負担が多くなるから」が58％であり，「すでに医療保険（健康保険等）の中で看護料として，支払われているから」が26％と，患者の負担感を考慮している。また，「看護は奉仕の精神が大切だから，料金とは関係ない」という回答も13％存在する。

　看護サービス一般の水準について，"10年ぐらい前の看護サービスと比較すると，看護サービスの質は良くなったか"の問いに対し，一般人では「変わらないと思う」が47％と最も多く，ついで「良くなったと思う」が36％，「悪くなったと思う」が13％となっている。一方，看護師の自己評価は「良くなったと思う」が70％と大多数を占めている。このように，看護サービスの質についての認識は，一般人と看護師では大きく食い違っている。

　看護サービスの供給者と需要者とで，看護サービス水準に対する認識の相違が生じる理由としては，まず，一般人は常に病院にいるわけではないので，10年ぐらい前の看護サービス自体を想起することが困難であり，現状と比較する

こと自体が難しいであろう。あるいは，看護師が10年前に比べよりよくなっていると認識している看護サービスが，消費者である一般人のニーズと食い違っている可能性も考えられる。例えば，看護師は医療・看護技術の高度化を理解し，それに専門家として参加している自己を高く評価しているのかもしれないが，専門家ではない一般人には医療・看護技術の高度化を理解するのは困難であり，第1章4節で示したように，自分がどのような状態でどのような治療をされるのか，常に不安を感じ，看護師の丁寧な技術的な説明を期待している。しかし現実には，看護師は忙しく動き回り，患者に治療に関する丁寧な説明がなされていない場合が少なくない。こうした状況が継続していることが，一般人の看護サービスの質の評価を看護師自身による評価よりも低くする要因の1つとなっているのかもしれない。

いずれにせよ，看護サービスの需要者のニーズを把握し需要者が真に満足できるようなサービスを提供することは重要であり，そのためにも，"看護師の忙しさ"を緩和していくことが必要であろう。

4. 看護サービスの価格づけ：一般人と看護師の比較

最初に，各看護サービスに対する看護師と一般人の価格評価の分布を図示した図8-1をみてみよう。7つの看護サービスすべてについて，一般人の方が看護師よりも，回答価格のばらつきが小さいことがわかる。看護師の価格分布をみると，「料金はいらない」（一般人の場合には「料金は支払わない」）として看護サービス価格を0円とする割合が一般人より高い（清拭を除く6ケース）反面，非常に高い価格を提示しているグループも存在し，回答のばらつきが大きくなっていることが確認できる。

このアンケートでは，「料金はいらない（看護師），料金は支払わない（一般人）」「100円未満」「100～500円未満」「500～1,000円未満」「1,000～2,000円未満」「2,000～3,000円未満」「3,000～4,000円未満」「4,000～5,000円未満」「5,000～1万円未満」「1万円以上」の10の選択肢があり（表8-1を参照），欠損値を除き，各選択肢の中間値をとって計算している。なお，「料金はいらな

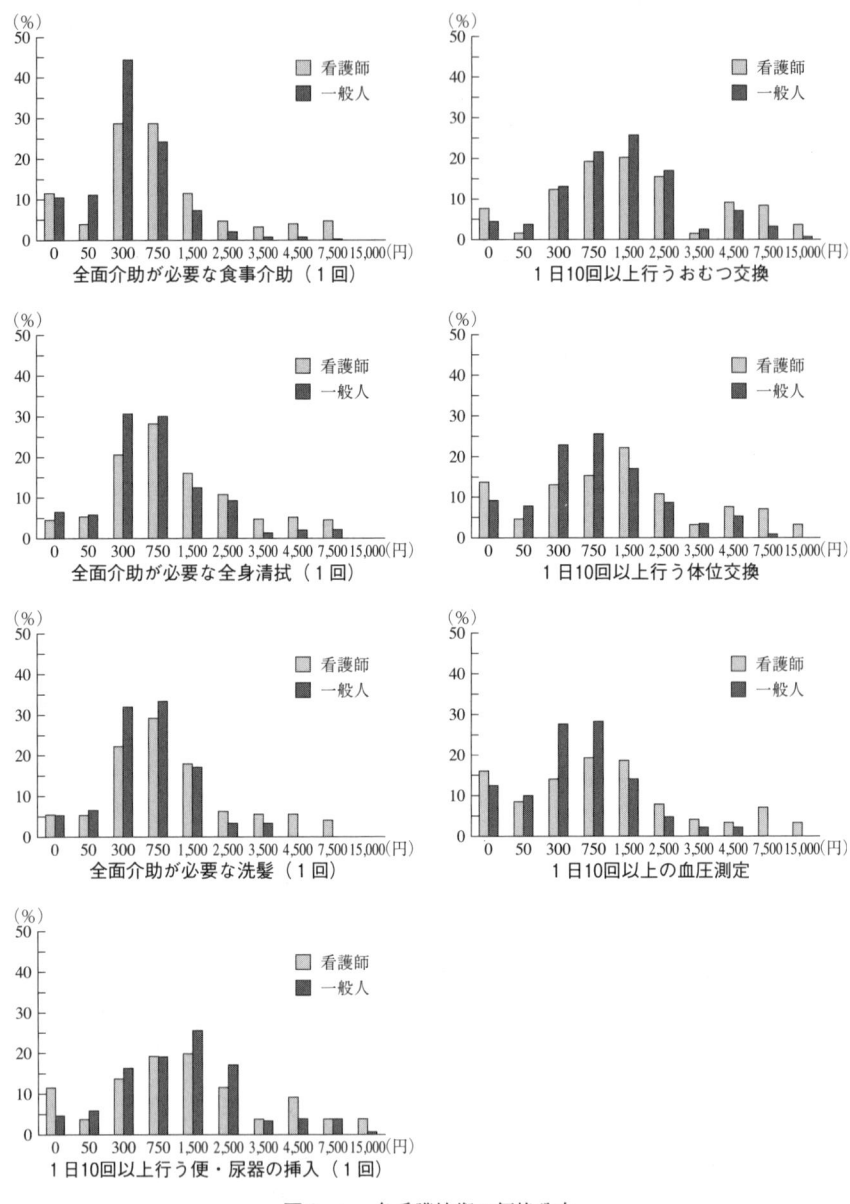

188　第Ⅳ部　看護技術向上のインセンティブ

図8-1　各看護技術の価格分布

資料：下野・大津（2001）。

表8-3 看護サービスの価格づけ：一般人と看護師

看護技術項目	看護師			一般人			一般／看護師
	平均	中央値	最頻値	平均	中央値	最頻値	
全面介助が必要な食事介助（1回）	1,216.2	(750)	(300)	526.0	(300)	(300)	43.2％
全面介助が必要な全身清拭（1回）	1,528.2	(750)	(750)	1,016.7	(750)	(300)	66.5％
全面介助が必要な洗髪（1回）	1,416.4	(750)	(750)	795.1	(750)	(750)	56.1％
1日10回以上行う便・尿器の挿入	2,174.8	(1,500)	(1,500)	1,684.3	(1,500)	(1,500)	77.4％
1日10回以上行うおむつ交換	2,567.1	(1,500)	(1,500)	1,779.9	(1,500)	(1,500)	69.3％
1日10回以上行う体位交換	2,178.6	(1,500)	(1,500)	1,129.7	(750)	(750)	51.9％
1日10回以上行う血圧測定	1,898.5	(750)	(750)	775.2	(750)	(750)	40.8％

資料：下野・大津（2001）。

い（看護師），料金は支払わない（一般人）」は0円，「1万円以上」は1万5,000円として数値化している。

表8-3は，一般人（需要者）と看護師（供給者）が回答した各種の看護サービスの価格の平均値，中央値，最頻値をまとめたものである。

この表で平均値をみると，一般人と看護師の想定する看護技術の価格評価には大きな差があるといわざるを得ない。看護サービスの供給者である看護師は，全体的に一般人より高い価格を回答しており，看護サービスの需要者である一般人の想定価格の平均値は，看護師のつけた価格の平均値の40～77％の範囲にある。

しかし，少数の高所得者を含む所得分布や少数の富豪を含む資産分布などと同様に，看護サービスの回答価格は左右対称の正規分布ではなく，高い価格を回答する少数者を含む分布となっている（図8-1を参照）。このように非常に高い価格評価をする少数者が存在する場合には，その影響で平均値が高くなり，分布を代表する値として平均値を用いることは妥当ではない。このような場合には，平均値ではなく中央値を分布の代表値として用いるのが普通である。中央値は，回答価格を低いほうから並べて中央にある価格である。また，最も回答数が多い価格を示す最頻値も，データの性格を知るためには重要な値となる。なお，左右対称の正規分布の場合には，平均値＝中央値＝最頻値となり，3つの値が等しくなる。

表8-2の中央値を用いて，各看護サービスの価格をみると，看護師と一般人の看護技術の価格は「全面介助が必要な食事介助（1回）」を除いて一致しており，最頻値でみても，「全面介助が必要な全身清拭（1回）」と「1日10回以上行う体位交換」以外では両者の回答価格は一致している。

つまり，平均値でみると看護師と一般人のつける価格には大きな開きがあるようにみえるが，中央値や最頻値によって判断すれば（すなわち，一部の非常に高い価格づけを行っている看護師を除いて考えれば），大多数の看護師と一般人の考える看護サービスの価格水準はほぼ一致していると結論づけることができる。このことは，中央値や最頻値によって，個々の看護技術の価格づけが可能であることを意味している。

次に，看護師と一般人について，各看護技術の難易度や重要性の順位が同じか異なるかについて，表8-3にまとめられた看護師と一般人のつけた7つの看護サービス価格の平均値を用いて確認しよう。ここでは，7種類の看護サービスの相対的な重要度のランクをつけることが目的なので，同じ価格帯に入ることが多い中央値や最頻値ではなく，平均値を用いて比較している。

まず一般人について，看護サービスを平均価格が高い順にあげると，「1日10回以上行うおむつ交換（以下，おむつ交換）」，「1日10回以上行う便・尿器の挿入（以下，便・尿器の挿入）」，「1日10回以上行う体位交換（以下，体位交換）」，「全面介助が必要な全身清拭1回（以下，全身清拭）」，「全面介助が必要な洗髪（以下，洗髪）」，「1日10回以上行う血圧測定（以下，血圧測定）」，「全面介助が必要な食事介助1回（以下，食事介助）」となっている。明らかに，一般人が難しい看護技術というイメージを持つ"おむつ交換"，"便・尿器の挿入"などの看護サービスの価格が高くなっており，"洗髪"や"食事介助"などの誰でも（多少努力すれば）できると考えられる看護技術には相対的に安い価格がついている。次に看護師の場合をみると，非常に高い価格をつける看護師に引っ張られて平均価格水準自体は一般人よりも高くなってはいるが，個々の看護技術サービスに対する価格ランキングは一般人とほぼ変わらない。

価格水準の差はあっても，看護師と一般人の両方について，看護サービスを平均価格の高い順に並べると，その順番がほとんど変わらないことは，看護技

術の難易度や重要性を一般人も理解していることを意味している。

ただし，唯一の例外が血圧測定である。看護師は血圧測定に4番目に高い価格をつけているが，一般人の血圧測定の価格評価は7つの看護サービスのなかで6番目となっている。看護師にとって，血圧測定は，体温脈拍呼吸測定とともに，生命の徴候に関する情報を得るための重要な看護技術であり，そのサービスは専門的知識に裏付けられた看護サービスであると認識されているが，一般人には専門家でなくてもできる活動であると認識されているからだと考えられる。このことは，一見情報の非対称性の小さいようにみえる（個別の）看護サービスであっても，実はそうでないものが存在することを意味している。したがって，看護技術の価格づけを行う際には，情報の非対称性が小さいと思われる看護技術についても，看護師が患者に対し，看護技術の意味や重要性について十分説明することが重要であることを示唆している。

最後に，表8-3の中央値を用いて，公的介護保険導入時に提供された介護サービス価格と比較してみよう。2000年4月に導入された公的介護サービスでは，個々の介護サービスが価格づけされている。

このアンケートで調べた看護サービスの価格は時間単位ではなく作業単位であるが，病院管理研究協会『介護必要度に関する調査研究』（1999年）で調査されている平均サービス提供時間を用いると，表8-3に示されたいくつかの看護サービス価格を，時間あたりの看護サービス価格に変換することが可能である。例えば，「全面介助の必要な食事介助」（1回約30分）は中央値を用いて1時間あたりに換算すると600円から1,500円（一般人と看護師の中央値が異なるため），「全面介助の必要な全身清拭」（1回約15分）は時間あたり約3,000円，「全面介助が必要な洗髪」（1回約12分）は時間あたり換算で3,750円になる。

時間あたりで計算されている訪問介護サービス価格（2000年時点）と比較すると，看護技術のうち「食事介助」は，訪問介護の家事援助サービス（30分から1時間の単価1,530円）の水準に近く，「全身清拭」や「洗髪」は身体介護サービスの単価4,020円（30分から1時間）より若干低めであるが，身体介護サービスにやや近い価格となっている。しかし，ここで調査した病院内で提供される看護技術の時間あたりの評価価格は，訪問介護サービスのうち家事援助サ

ービス1,530円，身体介護サービス4,020円，さらに，訪問看護サービスの単価5,500円（医療施設からの派遣）と比較すると，看護師・一般人ともに，全般的に看護技術の価格をやや低めに回答しているように思われる。

5. 看護師の看護サービス価格の決定要因

次に，看護師が7つの看護サービスの価格をどのような要因で決定しているのかを紹介する。なお，下野・大津（2001）では，一般人についても同様の分析を行っているが，ここでは"看護師の価格づけのばらつきの大きさ"に注目し，看護師の価格づけの分析に集中する。一般人の価格づけに興味のある方は原論文を参照されたい。

最初に，図8-2によって，7つの看護技術の平均価格を年代別に比較すると，すべての看護技術で20代の平均価格が最も高く，30代，40代，50代の順に低くなっており，その差は大きい。例えば，「おむつ交換」，「体位変換」，「便・尿器挿入」について，40代・50代では1,300～1,800円台の価格づけをし

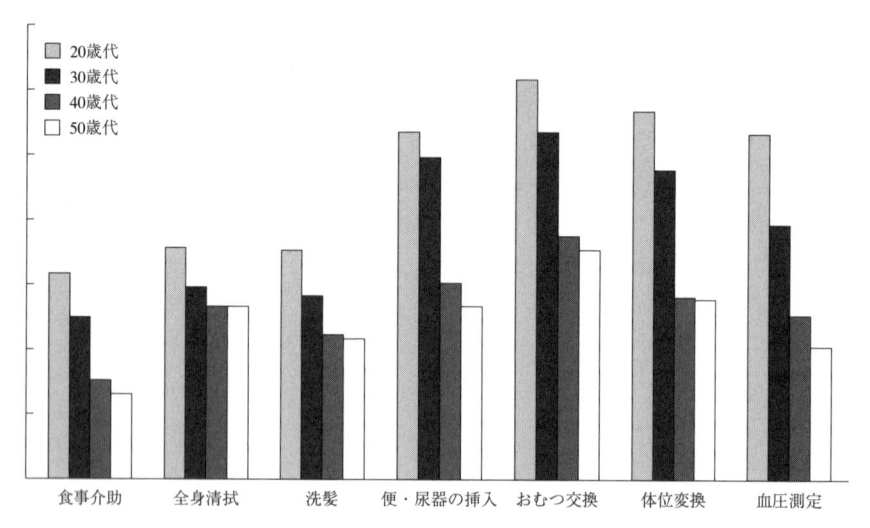

図8-2　各看護サービスの年代別平均価格（看護師）

資料：下野・大津（2001）。

第8章 病院における看護サービスの価格づけの可能性 193

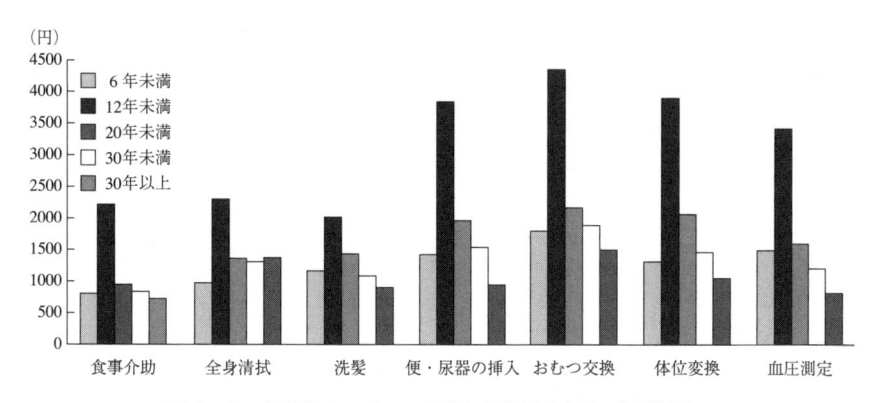

```
(円)
4500
4000    ■ 6年未満
3500    ■ 12年未満
3000    ■ 20年未満
2500    □ 30年未満
2000    ■ 30年以上
1500
1000
 500
   0
      食事介助  全身清拭  洗髪  便・尿器の挿入  おむつ交換  体位変換  血圧測定
```

図8-3　各看護サービスの勤務年数別平均価格（看護師）

資料：下野・大津（2001）。

ているのに対し，20代・30代では2,500〜3,100円台と1.3〜1.5倍の価格づけがされている。年代にかかわらずほぼ同じレベルでの価格づけをする一般人と異なって，看護師では若い世代ほど各看護技術の価格を高くつけるという明確な傾向がみられる。若い看護師ほど看護技術の評価を求めていることの反映であろう。

　次に，勤務年数別に各看護技術の平均価格を図示したものが，図8-3である。どの看護技術においても勤続年数6年から12年未満の中堅の看護師が最も高い価格を回答している。そして，勤続年数12年以上になると，勤務年数が長くなるほど回答する価格は低くなっている。勤続6年から12年未満の看護師が最も看護技術に自信を持っていることの反映かもしれない。

　ここで，7つの看護技術に対する価格づけの決定要因分析を，トービット・モデルを用いて行った結果を紹介する。単純な回帰分析を用いることができない理由は，価格が0というケースを含むためである。ここで用いた最も単純なトービット・モデルは，次のように定式化される（Amemiya（1985）を参照）。

$$y = y^* \quad \text{if} \quad y^* > 0$$
$$ = 0 \quad \text{if} \quad y^* \leq 0$$

ここで，$y^* = \beta_1 + \beta_2 x + u$

上式の β_1, β_2 は推定すべき係数，yは被説明変数，y^* はyの推定値，xは説明変数，uは残差である。

被説明変数は，価格0も含めた看護師の回答した看護サービス価格である。説明変数は，年代，勤務年数をあらわす説明変数——年代ダミー（30代，40代，50代），勤務年数，勤務年数の2乗——に加えて，性別，結婚の有無，看護料の関心度，保険外負担に対する回答，介護の質の評価，医療に関する知識，准看護師か看護師か，の12変数である。

推定結果は表8-4にまとめられている。表の中で，太い斜体の数字になっているのが価格づけに影響を与えている要因である。この結果から，看護師の価格評価に与える影響は，年代より勤務年数のほうが大きいことがわかる（太い斜体の数字が多い）。

この表をみると，7項目の看護サービスすべての推定式において，勤務年数は正，勤務年数の2乗の項は負の値で，価格に影響を与えている。価格と勤務年数の関係は，上に凸な2次曲線となる。つまり，勤務年数が長くなると，最初は回答価格が高くなっていくが，やがて勤務年数とともに回答価格が下がっていく。この結果は，もし評価価格が主観的な看護技術サービスの質を反映しているとすれば，看護師自身は勤務年数12年程度までは看護技術の質が向上していると認識しているが，その後は看護技術の質にあまり自信を持っていない，と解釈できる。

看護師の年代ダミーが価格に影響を与えるケースは食事介助，体位交換，血圧測定の3つの看護技術だけであるが，価格に影響する場合には，図8-2で予見されたように，年代が高くなるほど回答価格は低くなっている。

年代，勤務年数以外の説明変数で，各看護技術の価格設定に共通して有意な変数（つまり，価格づけに影響を与える変数）となっているのは，"保険外負担を認めるダミー"と"看護の質の評価ダミー"である。しかし，両者の価格に対する影響の方向は全く反対となっている。前者の係数は正の値をとり，後者の係数は負の値をとる。つまり，「保険外負担をして欲しい」看護師は高い価格を回答し，「看護の質が10年前に比べて良くなっている」と評価する看護師は低い価格を回答している。

第8章　病院における看護サービスの価格づけの可能性　195

表8-4　各看護サービスに対する供給価格の分析（TOBIT分析）

	食事介護		全身清拭		洗髪		便・尿器の挿入		おむつ交換		体位交換		血圧測定	
		t-value		t-value		t-value		t-value		t-value		t-value		t-value
30代ダミー	-911.42	-1.73	-811.37	-1.54	-615.44	-1.22	-950.63	-1.03	-1,175.19	-1.22	-1,529.22	-1.66	-1,896.84	-1.99
40代ダミー	-1,285.48	-1.73	-1,165.93	-1.55	-981.86	-1.37	-1,451.18	-1.11	-1,836.61	-1.35	-2,422.75	-1.87	-2,404.87	-1.8
50代以上ダミー	-886.04	-0.86	-359.28	-0.35	122.98	0.12	-187.83	-0.10	-580.81	-0.31	-529.95	-0.29	-1,501.91	-0.81
勤務年数	301.20	4.99	299.27	4.94	298.10	5.15	449.22	4.26	480.72	4.37	554.92	5.25	465.04	4.27
勤務年数の2乗	-7.88	-4.50	-7.81	-4.43	-8.36	-4.93	-13.12	-4.26	-13.94	-4.35	-15.20	-4.97	-12.35	-3.98
性別（男性＝1）	1,571.77	1.41	-243.73	-0.23	-1,282.03	-1.15	4,166.14	2.23	3,460.56	1.78	-1,092.59	-0.52	5,253.92	2.86
既婚者ダミー	-570.75	-1.44	-211.85	-0.62	-479.67	-1.28	-1,162.04	-1.68	-764.76	-1.07	-1,152.14	-1.69	-690.90	-0.98
看護科に関心ありダミー	-188.71	-0.48	-215.77	-0.96	-135.44	-0.37	42.75	0.06	-215.12	-0.30	-468.73	-0.69	-105.76	-0.15
保険外負担認めるダミー	794.55	2.47	686.66	0.55	688.43	2.23	1,805.79	3.19	1,778.93	3.03	1,877.84	3.39	1,737.60	3.05
看護の質ダミー	-1,058.85	-3.15	-891.38	-2.12	-839.07	-2.60	-1,844.16	-3.10	-1,797.82	-2.87	-1,848.16	-3.13	-2,006.12	-3.32
医療に関する知識ダミー	678.87	1.97	513.58	2.64	451.72	1.37	1,033.86	1.71	1,414.56	2.25	929.07	1.55	607.64	0.98
准看ダミー	324.89	1.01	582.05	1.50	529.82	1.73	772.23	1.38	1,171.24	2.02	819.16	1.47	831.73	1.44
siguma	1,708.54	14.97	1,739.14	1.82	1,659.86	15.68	3,006.62	15.07	3,128.67	15.29	2,944.18	14.84	3,016.63	14.61
sample (positive sample)	130(115)		131(125)		131(124)		131(116)		129(119)		131(113)		131(110)	
log lokelihood	-1,030.98		-1,115.43		-1,100.59		-1,105.3		-1,134.89		-1,076.41		-1,053.97	

資料：下野・大津（2001）。
注1：「医療に関する知識ダミー」は、"出来高払い方式" "保険診療の仕組み" "点数単価方式" "基準看護" "新看護体系" "新看護補助体系" "2：1看護料" "特3類看護" のうち5つ以上を知っている者を1とした（47％）。
注2：太い斜体の数字は、有意水準10％で統計的に有意であることを示す。つまり、回答価格に影響を与える要因であるる。

保険外負担への期待を持つ看護師が高い価格を回答することは理解しやすい。しかし，現在の「看護の質が10年前より良くなっている」という評価をしている看護師が低い価格を回答している理由をあげるのは難しい。例えば，現状の看護サービスの質に自己満足している看護師は看護技術の価格にあまり関心を抱いていないといえるのかもしれない。

そのほかの変数で，看護師の看護サービスの回答価格を高くしているのは，「男性」，「医療に関する知識が豊富」なこと，「准看護師」である。看護師が「男性」である場合（割合は1％以下），医師や放射線技師などの男性の多い医療職種と比較して看護師の賃金水準に不満を持つのはもっともなことである。日本は他の先進国と比較すると男女の賃金格差が大きく，女性の労働分野と考えられてきた看護，保育，介護などの福祉分野の賃金が相対的に低いことはよく知られている事実である（西村（1992）などを参照）。また，「医療に関する知識が豊富」な者ほど，専門家として高い価格を提示することも理解しやすい。さらに，「准看護師」は看護師に比べて賃金が低いために，高い看護サービス価格評価を要求するのは当然かもしれない。同じ仕事をしながら，准看の賃金は正看よりも平均して5万円も低いのである（第4章3節を参照）。

一方，看護サービス価格を低くする要因として，「既婚者」があげられる。看護師の多くが女性であることを考慮すると，夫の所得をあてにできるため低い価格を回答している可能性がある。

6. 看護サービスの価格づけと看護技術の向上，その問題点

以上の分析により，看護サービスは個別化が可能であり，情報の非対称性の小さい個別の看護技術についても価格設定をすることができることが示された。したがって，看護サービスの多くには個別に医療報酬点数をつけることができる，すなわち，看護サービスの"出来高払い"化は可能であると考えられる。

看護技術の向上との関連を考えると，看護サービスの価格づけは，看護師自身の技術向上へのインセンティブを与えるとともに，病院が看護技術向上に組織的に取り組むインセンティブを与える。

まず，一般的にサービス業で就業する労働者は，サービス需要者に満足を与えると同時に，価格評価を高めるために努力するものである。看護師の提供する看護サービスもサービス業の一部であり，看護技術が価格評価されることにより，看護師はその価格評価に見合うように，看護技術をよりいっそう熟練させ，質を高めようという行動をとるであろう。個々の看護サービスの価格評価は，特に価格や評価に敏感な若い世代の看護師にとって技術向上のインセンティブになりうる可能性を持つ。20歳代，30歳代の若い看護師は高い価格評価を望んでおり，個々の看護技術が価格評価されれば，看護技術の向上に積極的に取り組むであろう。

　また，価格に見合う看護サービスの提供ができなければ患者が減少するとなれば，病院も看護技術の向上へ組織的に取り組み始めるであろう。看護師の看護サービス水準が病院収入という目で見える形で示されることにより，病院が看護師の技術向上に組織的に取り組むことが病院経営上からも正当化される。各病院が価格評価に応じて看護師全般の看護技術を向上させるように努力する結果として，次章で詳しく述べるように，提供される看護サービスの質は平準化し，全体としてのサービスの質も向上する。もし看護サービス水準が高すぎる場合には価格水準に見合う水準まで質を下げることになるが，いずれにしても，適切な価格設定により，劣悪な看護サービスしか提供できない病院が淘汰されることにより，全体としての看護サービス水準を向上させることが可能となる。

　最後に，看護サービスの出来高払い化に関して，容易に想定されうる2つの疑問点にあらかじめ答えておこう。

　第1は，病院で提供される看護サービスのすべてが価格づけ可能か，という点である。この章で取り上げたのは7つの具体的な看護技術に限られ，"個々の看護サービスに対する価格づけは可能である"というこの章での結論に対し，入院中の患者に提供される看護サービスのすべてに対し価格づけが可能か，という疑問がおきるのは当然であろう。

　この点に関して，私たちは，個別化可能な基礎看護技術の残り73項目についても，個別の価格づけが可能であると考えている。その一方で，病院で入院

患者に対して提供される看護サービスのすべてを個別化することはできないことも認識しており，包括払い部分が残ることを否定するものではない。しかし，「医療サービス」が出来高払いである一方で，看護サービスのすべてが質も量も問われない包括払いとされていることが，看護技術の向上を妨げている可能性が高いのではないだろうか。もしそうであるならば，看護サービスのうち個別の価格設定が可能な多くの部分（基礎看護技術80項目）は出来高払いとし，個別化できない要素を包括払いによってカバーするという制度に移行すべきであろう。

　第2は，看護サービスの出来高払い化による過剰な供給（モラル・ハザード）の可能性である。「医療サービス」における患者に対する大量の投薬，過剰な検査などと同じように，過剰な看護サービスが供給される可能性があるのではないか，という疑問が残るであろう。この点を完全に否定することはできないが，現在3,500以上もある保険者を統合した上で，近年のコンピューターのメモリー容量の拡大，ソフト開発などIT環境の向上を活かして，保険者が厳密にレセプトをチェックすれば，過剰な「医療サービス」提供や過剰な看護サービス提供を抑制することは可能になっていると考える。第1章でみたように，フランスやドイツも，日本と同様に社会保険方式で公的な医療制度を運営しているが，過剰な医療サービスが日本ほど問題となっていないのは，保険者数の違いも大きな要因であろう。また，少数のレセプトのチェックでは無理でも，多数のレセプトをチェックすれば，各症状についての平均的な診療パターンや診療費用を明らかにすることも可能であろう。

　さらにいえば，看護サービスの大部分を出来高払い化した場合に，もし過剰な看護サービスをチェックできないのなら，過剰な投薬や検査などの「医療サービス」の提供もチェックできないことになり，「医療サービス」と看護サービスのすべてを包括払いに移行するべきである，ということになるだろう。

7. まとめ

　この章の分析で明らかにされたことは，以下の点である。

第1として，一般人に理解しやすく情報の非対称性が小さいと考えられる7つの看護サービスについて，少なくともそのうちの6つは個別の価格づけが可能であることが示された。看護師と一般人の看護技術に対する回答価格は平均値でみると開きが大きいが，中央値や最頻値でみると，看護師と一般人とでは看護技術の価格評価にほとんど差はない。

　第2として，一般人と看護師とで，看護技術の難易度や重要性に関する認識に大きな差異がなかったことも重要である。しかし，血圧測定のような例外もあり，一見一般人にわかりやすく情報の非対称性が小さいようにみえる看護技術に関しても，看護師がその看護技術の意味や重要性を，看護サービスの需要者である一般人に十分説明していく必要がある。

　第3として，サービス提供者である看護師の一部には，一般人以上に個々の看護技術に対する報酬を受け取ることへの抵抗がみられることである。この理由は"博愛""奉仕"の精神が強調されてきた看護の歴史的経緯のためかもしれない。この点に関しては，第9章4節でもう一度取り上げる。

　第4として，病院で提供される看護技術の回答価格（中央値）を時間あたり価格に換算し，類似の訪問介護サービス価格と比較すると，一般人・看護師ともにやや低めの価格評価をしている。この理由として，病院で提供される看護技術に対し現在は価格づけされていないために，具体的な価格イメージを持ちにくい可能性が考えられる。

　第5は，看護師を対象とした推計により，7つの看護技術すべての価格評価において，勤務年数は価格決定に影響を与えており，勤務年数が長くなると，最初は回答価格が高くなっていくが，やがて勤務年数とともに回答価格が下がっていくという傾向がみられることである。もし看護技術価格が質の向上を反映しているとすれば，看護師も，最初は経験年数とともに看護技術の質は向上するが，その後低下する，と認識していることになる。

　この章では，看護サービスは個別化が可能であり，情報の非対称性の小さい個別の看護技術についても価格設定をすることができることを明らかにされた。つまり，看護サービスの多くには医療報酬点数をつけることができる，すなわち，看護サービスの"出来高払い"化は可能である。そして，看護サービスの

価格づけ（＝出来高払い）が、看護師自身の看護技術向上のインセンティブとなりうること、さらに、病院が看護師の技術向上に組織的に取り組むインセンティブになりうることを論じた。

現状においては、看護技術の維持・向上は、個々の看護師の意欲に任されており、組織的な取り組みはほとんどなされていない。123万人の看護師（助産師と保健師を含めると131万人）全体の看護技術の維持・向上を考えれば、組織的な取り組みが必要なことはいうまでもない。次章では、技術向上のための組織的取り組みを論じる。

第9章

看護技術向上のためのインセンティブの制度化

1. はじめに

　この章では，前章で取り上げた個々の看護技術の価格づけを含め，看護技術向上のためのインセンティブの制度化について検討する。

　前章でも述べたように，現在日本における看護サービスは，「診療報酬点数表」上では，基本的に看護師1人あたり入院患者数という形で評価されている（2006年以降は7対1が配置基準）。「医療サービス」が，手術，検査，医薬品投入の種類や量による"出来高払い"であるのに対し，看護サービスは，個別の看護サービスに対して料金が加算されるのではなく，患者1人に対して提供される包括的なサービスとして「入院基本料」に含まれる形で点数化されている。

　つまり，病院は保険収入のみを考えれば，個々の看護師がどのような看護知識を持ち，どのような看護技術レベルにあるのかを問題にする必要はほとんどなく，看護師資格（准看護師資格を含め）を持つ看護師を何人雇えるのか，ということが優先事項になる。診療報酬点数上で看護技術水準を問わないので，新人研修を除いて，病院が看護技術を向上させるための研修を行うことは少なく，病院の範囲を超えて組織的に個々の看護師の技術向上を推進する体制も整えられていない。

　しかも，第6章でみたように，看護師養成所間でも"基礎看護技術"の時間数にはばらつきがあり，技術担当教員の目標とする教育レベルも異なり，すべての基礎看護技術を実習させているわけではない。その上，日本では准看護師

も看護師と同じ仕事をこなすことを期待されている。そう考えれば,同じ病院で働く白衣の"看護師"間で知識や技術の格差が大きいであろうことは容易に想像がつく。知識や技術の格差の大きな集団でのチーム・パフォーマンスがよくないことは,多くの研究で明らかにされている（第1章2節などを参照）。病院という組織,日本の医療制度を考えたときには,個人の努力や意欲にのみ期待するのではなく,組織的に看護師間の知識や技術に関するばらつきを縮小し,看護技術の向上を支えるような制度的枠組みが必要である。

　患者にとっても,看護師間の知識や技術格差が大きいことは決して望ましいことではない。医療・看護の専門家でない患者が個々の看護師の知識量や看護技術を正確に評価することは困難であるし,たとえ個々の看護師の知識や看護技術を評価できた（個々の看護技術のうちには,注射などのように患者がある程度上手・下手を評価できるものもある）としても看護師を選択できないので,患者としてはどの看護師も医療の専門家として一定水準の知識や技術を持っていることを期待するしかない。

　この章では,看護技術の熟練という面から,看護技術向上のインセンティブの制度化について考察する。この章の構成は以下のとおりである。2節では,日本看護協会が導入した認定看護師,専門看護師という資格制度などについて説明し,看護技術向上との関連を論じる。3節では,第5章3-2節でみた諸外国の看護師教育制度と資格制度からヒントを得て,看護師資格の統一と看護師免許更新制度について考察する。4節では,第8章で論じた"看護サービスの価格づけ"の可能性と限界について論じる。5節はまとめである。

2. 新たな看護師資格制度の導入

2-1. 認定看護師制度

　認定看護師制度は,1996年に2-2節で紹介する専門看護師制度とともに日本看護協会が導入した制度である。認定看護師は「特定の看護分野で熟練した看護実践ができる者」と規定されており,実践的な能力を期待されている。具体的には,"特定の看護分野において",以下に述べる実践・指導・相談という

3つの役割を果たす者をさす。

①個人・家族または集団に対して，熟練した看護技術を用いて水準の高い看護を実践する（実践）
②看護実践を通して看護職者に対し指導を行う（指導）
③看護職者に対しコンサルテーションを行う（相談）

"特定の看護分野"は日本看護協会の認定看護師制度委員会が特定し認めたもので，最初は，救急救命，皮膚・排泄ケアの2分野であったが，2009年現在では表9-1に示した17分野に拡大している。認定看護師数は2009年5月現在で4,438人である。最も多いのは，皮膚・排泄ケアの815名であり，感染管理765名，緩和ケア572名，集中ケア417名，救急看護346名，がん性疼痛看護322名，がん化学療法看護268名と続く。これ以外の特定分野の認定看護師数は200名に満たない。

表9-1 認定看護師の看護分野と登録者数

	人数
1. 救急看護	356
2. 皮膚・排泄ケア	815
3. 集中ケア	417
4. 緩和ケア	572
5. がん化学療法看護	268
6. がん性疼痛看護	322
7. 感染管理	765
8. 糖尿病看護	174
9. 不妊症看護	72
10. 新生児集中ケア	113
11. 透析看護	74
12. 手術看護	116
13. 訪問看護	65
14. 乳がん看護	78
15. 摂食・嚥下障害看護	108
16. 小児救急看護	62
17. 認知症看護	61
合計	4,438

注：2009年5月1日現在。日本看護協会認定部による資料。

認定看護師になるためには，保健師，助産師，看護師のいずれかの免許取得者で，実務経験が通算5年以上あり，そのうち認定看護分野での経験が通算3年以上あれば，認定看護師教育課程を受講するための入学選抜試験を受けることができる。そして選抜試験に合格した後に，6カ月以上，600時間以上の認定看護師教育課程を受講する必要がある。認定看護師教育課程を修了すると，筆記試験と書類審査による認定看護師認定審査を受け，合格者に認定資格が与えられる。認定看護師については，レベル保持のために，5年ごとの更新審査がある。

認定看護師は，特定分野で"熟練した看護実践"のできる看護師を育成するためのものであるが，その入学選抜試験は筆記試験と面接であり，看護技術の

実技は含まれていない。そして、第2章でみたように、看護師の看護技術は経験年数とともに向上しているわけではない。それゆえ、認定看護師の選抜に際しては、看護師養成所卒業以降も看護技術水準が保たれているのか、あるいは看護技術が向上しているのか、についてチェックする必要がある。

ところで、認定看護師の役割として、患者に対する看護実践とともに、他の看護職に対する指導や相談も重要視されており、マネージメント的な役割を期待されているようにも思われる。もしそうであるのなら、この認定看護師制度は看護師間に職務の違いを意識的に作り出そうとする制度として捉えるべきかもしれない。

しかし、もし認定看護師の役割を、指導やマネージメントではなく、"熟練した看護実践"に置くとすれば、看護師の看護技術向上のインセンティブとして活用できる可能性がある。この場合には、看護技術の評価により比重を置くことになり、資格にかかわらず、就業している全"看護師"を対象とするべきであろう。そうすれば、認定看護師制度は、現在就業している"看護師"の3分の1を占める准看護師にとっても身近な制度となりうる。現在の認定看護師の受験資格には、准看護師資格者は含まれておらず、准看護師には無縁の制度である。

さらに、認定看護師制度は1996年に創設されたが、その数は2009年5月現在でも4,438人にとどまる。就業している看護師123万人からみると、ほんのわずかな数である。

認定看護師の取得者が少ない理由として、以下の3つがあげられる。第1に、看護師として働く3分の1の准看護師を排除した制度になっていることである。もし看護技術の実践力を問題にするのであれば、看護現場で看護技術を磨いてきた准看護師も資格対象者になるのではないだろうか。日本では看護師も准看護師も臨床現場での職務内容に差はない。看護技術に関して、准看護師には実施できない技術がないのであれば、看護師資格にこだわる理由はないといえるのではないだろうか。

第2として、第3章で述べた看護師の"忙しさ"がある。病院の統廃合を実施することによって病床数を減らし、病床あたりの看護師数を他の先進国並み

に近づけて看護師の忙しさを緩和しない限り，認定看護師入学選抜試験後の6カ月・600時間以上に及ぶ認定看護師教育課程への参加は困難である。なお，上述のように，認定看護師資格に必要とされる指導やマネージメントの部分を軽くし，看護技術に重点を置くならば，教育期間の短縮も可能かもしれない。

第3として，認定看護師制度の今後を考えたときには，時間と費用を費やして取得した認定看護師資格の活かし方も問題となる。日本看護協会は，認定看護師がいることを病院の広告として出せることを強調しているが，認定看護師制度を知っている一般人は決して多くない。ほとんど知る人がいない制度では宣伝にならない。そのため，病院によっては認定看護師に手当てを加算するケースもあるという程度が現状である。

前述のように，2004年以降，「緩和ケア診療加算」，「じょく創患者管理加算」などが導入され，また2008年からは「妊産婦緊急搬送管理料」，「小児入院医療管理料」など，専門性と長い経験を持つ看護師が存在することで診療報酬点数が加算されることが，診療報酬点数表に明記されるようになった。このように診療報酬点数表に明記されることで，看護師の専門性も評価されることになる。しかし，こうした診療報酬点数上での加算として評価される看護師と現在の認定看護師は同一ではない。認定看護師の場合，上述のように特定分野の経験が3年以上となっているが，各種の加算に必要とされる看護師の経験年数は5年以上となっており，特定分野での経験年数に差が生じている。診療報酬点数表と結びつけていかない限り，認定看護師の拡充（人数の増加）は困難であろうと思われるので，まず，認定看護師の特定分野での経験年数を3年以上から5年以上に引き上げる必要があるだろう。

2-2. 専門看護師制度

専門看護師制度は，認定看護師制度と同時に，日本看護協会が1996年に創設した。専門看護師は「複雑で解決困難な看護問題をもつ個人・家族や集団に対して，水準の高い看護ケアを効率よく提供するために，特定の専門分野の知識・技術を深めた看護師」と規定されている。専門看護師は，"専門看護分野において"，下記に示す内容の実践・相談・調整・倫理調整・教育・研究とい

表9-2 専門看護師の専門看護分野と登録者数

	人数
1. がん看護	128
2. 精神看護	52
3. 地域看護	9
4. 老人看護	14
5. 小児看護	27
6. 母性看護	17
7. 慢性疾患看護	25
8. 急性・重症患者看護	26
9. 感染症看護	1
10. 家族支援	3
合計	302

注：2009年5月1日現在。日本看護協会認定部による資料。

う6つの役割を果たすことを期待される。

①個人・家族または集団に対して卓越した看護を実践する（実践）
②看護職者を含むケア提供者に対しコンサルテーションを行う（相談）
③必要なケアが円滑に行われるために，保健看護福祉に携わる人々の間のコーディネーションを行う（調整）
④個人・家族または集団の権利を守るために，倫理的な問題や葛藤の解決を図る（倫理調整）
⑤看護職者に対してケアを向上させるための教育的機能を果たす（教育）
⑥専門知識・技術の向上，解決を図るために実践の場における研究活動を行う（研究）

専門看護分野は，"変化する看護ニーズに対して独立した専門分野と知識・技術に広がりと深さがある"ことを理由として，日本看護協会の専門看護師制度委員会が認定している。専門看護分野は年々増加しており，2009年5月現在では表9-2に示された10分野となっている。

専門看護師になるためには，看護系大学の修士課程修了者であることが要求されている。また，実務経験が通算5年以上あること，そのうち通算3年以上は特定の専門看護分野の経験があること，さらに，この3年のうち1年は修士課程終了後の実務経験であることが求められる。資格取得のための認定試験は，1次が書類審査であり，書類審査の合格者が2次試験として口頭試問を受け，その合格者が専門看護師として認定される。レベル保持のため，5年ごとの更新制度がある。専門看護師は大学院修士課程を修了する必要があるために，資格取得者は2009年5月現在で302名と，非常に少ない（表9-2を参照）。

看護技術の熟練という面からいうと，専門看護師の認定試験は書類審査と口

頭試験であり，看護技術のチェックが行われていないことは，重大な問題であると思われる。"卓越した看護を実践する"という専門看護師の第1の要件を満たしていることのチェックがないのである。実務経験を積んでも必ずしも看護技術が向上しているわけではないというのが，第2章で明らかにされたことであった。

ところで，第5章3-1節では，アメリカ，オーストラリア，イギリスなどで導入されている Nurse Practitioner（NP）を紹介した。NP は一般医である GP と同様の機能を持ち，診断や簡単な診療サービスの提供を行い，専門医への紹介を行うことのできる専門的な資格である。地域における医療サービス提供は限られた数の医師だけでは不可能なので，看護師が活用されているのである。この資格は，日本の専門看護師と同様に，大学院修士課程における教育が必要とされている。

日本でも，在宅医療に関わる医師不足を受けて，2010年に「特定看護師」の導入にむけて制度づくりが進んでいる。特定看護師は NP と異なり，医師の指示なしで実施できる医療行為の範囲がより狭く限定される見通しである。現在のところ，看護師が自立的に診断や医療行為を行うことに対する医師の反対は根強い。しかし，第3章でみたように，日本の医師不足は深刻であり，在宅看護を充実させようとするならば，医師の指示なしで簡単な医療行為のできる NP が間違いなく必要となるであろう。将来的には，特定看護師は NP に近づいていくと思われる。

専門看護師は日本看護協会の資格制度であり，特定看護師は厚生労働省の資格であるが，看護の専門家集団としての日本看護協会が，専門看護師のなかに在宅看護の専門家として簡単な医療行為を実施できる NP（今は特定看護師）の養成を積極的に行っていくことを期待したい。ただし，その際，医療知識を身につけるだけでなく，看護師として「診断や治療に伴う援助技術」に属する基礎看護技術の実践能力の向上にも時間を十分割くことが望ましい。そして，優れた看護技術の提供が専門看護師の条件となっているからには，専門看護師資格の取得に際しては看護技術の実技試験の実施を強く望みたい（特定看護師についても同様である）。

最後に，専門看護師を病院経営の立場から考えてみよう。認定看護師と同様に，専門看護師がいることを病院の広告に使うことができるが，専門看護師という資格も一般の人々にほとんど認知されておらず，認知されていない資格を宣伝しても役に立たない。専門看護師に関しても，診療報酬点数と結びつく形での資格の位置づけを整えていくべきであろう。

2-3. 専門的な看護師資格制度と看護師の熟練形成

2-1節と2-2節では，日本看護協会が1996年に創設した認定看護師，専門看護師制度の概要を説明し，2009年5月現在の登録者数が，順に4,438名，302名にとどまっている理由についても考察した。

ここでは，認定看護師，専門看護師という高度な看護師資格制度の導入が看護師の熟練形成を促進するか，という問いを立ててみたい。上記の資格制度では，看護師の技術水準をどのように評価しているのであろうか。

まず，"熟練した看護技術"を実践することを要求される認定看護師の場合，認定看護師教育課程を修了することが重要で，認定審査は書類審査と筆記試験であり，看護技術の実技試験はない。"卓越した看護"を実践することを期待される専門看護師の場合も，認定試験は1次試験が書類審査，2次試験が口頭試問となっており，看護技術の実技試験は含まれていない。つまり，上記の2つの看護師資格では，看護技術について，実務経験で十分熟練できていると想定していることになる。認定看護師，専門看護師とも，実務経験が通算で5年以上，そのうち3年以上は認定看護分野か専門看護分野での実務経験を必要とするとされている。

しかし，第6章で明らかにされたように，看護師に必要とされる基礎看護技術のすべてを看護師養成所において十分に身につけることは困難である。さらに第7章では，看護師養成所の基礎看護技術の授業で十分実施できなかった「診断・治療に伴う援助技術」を教える形での職場研修はほとんど行われておらず，看護師の技術水準を向上させるような職場研修プログラムを持つ病院も少ないことが明らかにされた。

このように，現実には看護師養成所における基礎看護技術の修得も不十分で

あり，さらに病院での研修を含めて看護師の技術の熟練を促すような制度は整備されておらず，看護技術の熟練形成は個人の意思と努力にゆだねられているのである。その結果，第2章で明らかにされたように，経験年数と看護技術のレベルとは必ずしも結びついていない。このような現状を認めれば，実務経験が通算5年以上という条件のみによって，看護技術の熟練の保証はできない。それゆえ，認定看護師，専門看護師とも，看護技術に関するチェックを行う必要があると思われる。

さらにいえば，2-1節で論じたように，認定看護師制度については，管理的な役割（指導や相談）を除き，看護技術だけを評価する制度にすることも考えられる。専門看護師は大学院修士号の取得が条件となる特別な資格であるが，認定看護師制度は専門性を持ちたいという一般の看護師の希望に沿うものであり，相談・指導という管理的な役割は最小限にとどめ，具体的な看護技術レベルの評価を主とするシステムに変更すれば，"看護師"全般の看護技術向上を促すインセンティブの制度化の1つとなりうる。

その場合，認定看護師については准看護師の受験を認めてもよいのではないだろうか。日本では看護師と准看護師の臨床現場での職務内容に差異はない，つまり，両者が実施できる看護技術に差異はなく，准看護師も看護師と同様の実務経験を積んでいるはずである。そして，准看護師は就業者の3分の1を占める。もし認定看護師制度が看護技術水準を評価する制度であれば，"看護師"のうちの3分の1を対象外とする理由はないと思われる。もし看護師と准看護師とで看護知識の差があるとしても，認定看護師制度では，看護知識に関する筆記試験を行っているので，看護知識が足りなければ合格できないまでのことである。最初から，認定看護師の受験資格を看護師資格取得者に限定する理由はないのではないだろうか。

また，日本看護協会は，せっかく認定看護師制度を創設したのであれば，認定看護師の取得が本人の自己満足ではなく，病院収入に結びつくような形で活用できるように制度化することを考えるべきであろう。

3. 看護師の看護技術向上のための制度

3-1. 看護師資格の統一と看護技術の評価

　看護技術の面から考えると，看護師資格の統一は"看護師"間の看護技術に関する知識と技術のばらつきを小さくすることに貢献する。繰り返し述べてきたように，日本の看護師は同一内容の仕事に2つの異なる資格で就業できるという特殊な形をとっている。しかし，看護師はチーム・ワークが必要となる仕事であり，知識や看護技術に格差がある2つのグループが入り混じって同じ職務を遂行する場合には，チームのパフォーマンスが落ちる可能性が高くなる。チームのパフォーマンスには突出した個人の存在ではなく，構成員の一体感，均質性が重要になる。その意味で，日本看護協会が推進している看護師資格の統一は，看護師全般の技術の向上という面からも望ましいことである。

　この点で注目されるのは，第1章2節でもみた2004年に始まった2年課程の通信制の看護師養成所である。准看護師が看護師になるためには2年課程の看護師養成所で学ぶ必要があるが，忙しい職場で継続的に通学することは非常に困難である。そこで，准看護師が働きながら学べる制度を創設したのがこの通信制である。2009年5月現在で22カ所の通信制の看護師養成所があり，月3万円の奨学金制度もある。

　ただし，下野は，通信制看護師養成所の入学資格を実務経験年数が10年以上の准看護師に限っていることに違和感がある。もし日本看護協会が看護師資格のできるだけ早い統一を望むのならば，現在"看護師"の3分の1が准看護師であること，今も年間1万人以上の准看護師が誕生していることを考え合わせて，准看護師が看護師資格を取る道をもっと広げたほうがよいというのが，労働経済学者としての下野の考えである。具体的には，通信制看護師養成所を増設ないし定員を拡大するとともに，その入学資格を実務経験10年以上から実務経験年数3年以上に短縮すれば，対象者は大幅に拡大し，看護師資格の統一も格段にスピード・アップするであろう（3年間の実務経験というのは，中学卒業者の准看護師が看護師養成所に入学するための条件と同じである）。臨床現場において職務内容が同じであるにもかかわらず，看護師と准看護師で月5万円

もの賃金格差が存在しているので（第4章3節を参照），看護師を目指すインセンティブは大きい。

一方，大津は，看護技術教育を担当している立場から，通信制看護師養成所の現行のカリキュラムにににおける臨地実習が知識・理論を重視したものになっている点（事例研究，専門分野ごとに病院見学実習2日間および面接授業3日間）に不安を感じている。入学資格として，准看護師としての経験年数10年は十分な実技能力を有していると想定していることになるが，第2章で明らかにしたように，経験年数は必ずしも看護技術水準を保証するわけではない。大津は，看護師資格の統一は重要であるが，通信制看護師養成所における看護技術教育の充実を図らない限り，入学資格の緩和や通信制看護師養成所の拡充を急いではならないと，考えている。

しかし，もし看護師資格の統一を優先するのなら，通信制看護師養成所の拡充を急ぐべきであると，下野は考える。入学資格に関しても，看護技術水準が経験年数によって必ずしも向上していないことを認めるならば，むしろ10年にこだわる必要はないのではないだろうか。准看護師が看護師資格取得を目指すときの最も大きな障害は長期にわたる通学期間なので，下野は集中的な実習期間を設けるなど前向きの取り組みを期待したい。また，通信制の看護師養成所において看護技術の実技がないとしても，准看護師は日々臨床現場において看護技術を実践しており，通信制看護師養成所での看護技術に関する教育において看護技術の背後にある理論や知識を与えることにより，根拠を持った看護技術を提供できるようになると考えることもできる。

また，現在はペーパーテストである看護師国家試験に，将来的に技術試験を導入することができれば，看護師の技術水準をチェックすることが可能となる。仮に技術試験が導入されれば，通信制であっても看護技術の実習に重きを置くようになるであろう。ともかく，看護師資格の統一は，看護師間の知識や技術水準の平準化のためにも重要なので，准看護師が看護師資格を取るルートとして通信制看護師養成所の拡充を期待したい。

さらに，看護師資格の統一と同時に，図1-1で示したように，各種のコースで看護師になっているために知識や看護技術の格差の大きい現在の看護師に

対して，根拠を伴った看護技術を提供できるよう，その看護技術を向上させるための組織的取り組みを日本看護協会に望みたい。第7章で示したように，職場研修では，基礎看護教育で十分身につけられなかった基礎看護技術はそのまま置き去りにされている（例えば，各種の穿刺の介助など。図7-2を参照）。

現在の日本看護協会が提供する研修は，看護技術の向上を目指す実践的な内容をほとんど含んでおらず，看護に関する知識の伝達に重きを置いているのは前述の通りである。しかし一方で，新人看護師の基礎看護技術が不十分であることも認識されている。そして，日本看護協会は看護師の看護技術向上のための対策として，現在専門学校・看護系短期大学などの3年課程の看護師養成所から，看護師養成所を大学の4年課程に移行することを提唱している。大津も看護技術教育に長く携わってきた経験から，看護専門職としての知識・技術・職業倫理などの教育を行うには3年間では短いと考えている。日本の現行の制度の下では看護師受験資格を得るためには97単位を習得しなくてはならないこと，学生の身体能力，コミュニケーション能力，倫理観を考えれば，自立した専門職業人を育成するために4年間が必要であるというのが，大津の考えである。

しかし，下野の考えは大津と同じではない。第5章でみたように，多くの国で看護師養成所は3年課程である。イギリスやオーストラリアのように大学が看護師養成所となっている国でも，看護師の教育年数は3年間となっており（ただし，その理由は，大学の教育期間が看護学部以外の学部も3年間であることが大きい），日本の若者だけが特別に各種能力が劣るとは考えにくい。また下野は，看護師養成所の教育期間の延長が看護師になる道を狭めることになりかねないことを危惧する。現在でも経済的な理由から准看護師になるコースを選択する者が少なくないことを忘れるべきではない。さらに，看護技術の面からいっても，看護師養成所を3年課程から大学の4年課程に移行させることで，卒業生の知識の量は増えても，看護技術の実習時間をよほど多くしない限り（例えば，延長した1年間のすべてを看護技術教育に充てるなど），看護技術が大きく向上するとは考えにくい。

もし看護師の技術向上のためには看護実践とその根拠の理解が重要であると

すれば，就業している看護師に対する教育こそが重要なのではないだろうか。また，看護サービスの需要者である国民から望まれているのが，現在就業している123万人の看護師全体の看護技術水準の向上であるならば，イギリスやオーストラリアの看護協会のように，職能団体である日本看護協会が中心となって，働く看護師を対象として，看護知識に関する研修だけでなく，看護技術に関する研修・実習を活発に行うことが望まれる。そして，このような研修が充実し，また次節で述べるような免許更新制度が実現できれば，必ずしも看護師養成所の教育期間を長くする必要はないというのが，下野の考えである。

3-2. 看護師免許更新制度の導入

この節では，看護師全般の看護技術の向上あるいは維持のためのインセンティブの制度化として，看護師免許の更新制度を提案したい。

第5章3-1節では諸外国の看護教育制度と看護師資格について説明したが，看護師資格の更新制度を持つ国が9カ国のうち5カ国を占めていた。例えば，イギリスでは3年ごとに看護師免許を更新する必要があり，35時間以上の継続教育を受けることになっている。アメリカでは州によって異なるが2～3年ごとの更新である。オーストラリアでは毎年免許を更新することとなっており，更新時には継続教育を受けることになる。また，韓国には看護師免許の更新制度はないが，毎年12時間の補習教育を受けることを義務として課している。

一方，日本の看護師資格や准看護師資格には，免許更新制度が存在せず，看護技術のチェックを受ける機会がなく，看護技術の向上に関しては個人の努力に任されているのが現状である。看護技術は何度も繰り返して身につけていくものであり，意識的に行わない限り基礎的な看護技術も忘却するものである（第2章を参照）。

看護職として就業するすべての看護師・准看護師に対して"看護師"としての知識や看護技術の維持・向上を望むのであれば，看護技術に関する研修やチェックを組織的に行う必要があり，その1つの方法が看護師の免許更新制度であろう。例えば，運転免許の更新制度は人命がかかっているから定期的に実施されている。同様に，人命を扱う看護師や医師にも免許の更新制度が必要なの

ではないだろうか。未熟な，あるいは劣化した看護技術や医療技術で医療事故をおこしては，患者はもちろん，看護師や医師にとっても不幸である。

人命を扱う看護師には免許更新制度を導入し，そして，免許更新時には基礎的な看護の知識だけでなく，基本的な看護技術のチェックが行われることを期待したい。ただし，免許更新制度の導入は，看護師の忙しさが緩和された後でなければならない。看護師が忙しくて，精神的にも肉体的にもとうてい看護技術の向上に取り組む余裕がないときに，免許更新制度を導入するのは問題外である。

4. 看護サービスの価格づけと看護技術の向上

4-1. 看護サービスの価格づけと病院経営：看護技術向上への組織的取り組み

前章では，看護サービスにも「医療サービス」と同様に"出来高払い"を導入することを念頭においた私たちの研究結果を紹介した。その結果，一般人に理解しやすく情報の非対称性が小さいという観点から選び出された7つの看護技術について，看護師と一般人の想定する価格はほぼ同じ水準であり，看護サービスの需要と供給を大きく乖離させないような価格設定が可能であることが示された。このことは，全面的ではないにせよ看護サービスの"出来高払い"化が可能であることを意味する。

ここでは，こうした看護サービスの"出来高払い"化が病院経営に与える影響を考察する。

一般的に，どのようなサービスであっても価格づけされることにより，提供されるサービスの平準化が進む。サービス需要者は，価格に見合わないサービスは購入しないし，仮に購入してしまった場合には不満を持つ。価格相応と思えば納得して購入し，サービスに満足する。そのため，価格に見合わない低水準のサービスを提供すると長期的には需要者を失うので，サービス供給者には，提供するサービスを向上させるインセンティブが与えられる。逆に，価格よりも価値の高いサービスを提供すると，供給者に損失が生じるか，過剰な需要が発生することになるので，供給者は価格に見合うようにサービスの質を調整す

る。このように，価格づけにより，サービスの平準化が進む。

　看護サービスの価格づけに関しても，基本的には同じことがいえる。病院市場が競争的であれば（現在の日本の病院数と患者の自由選択性を考えれば，日本の病院市場はどこの国よりも競争的である），適切な看護サービス価格の導入によって，価格に見合った（高い水準の）看護技術サービスを提供できない病院は，長期的には入院患者数を減らすことになる。入院患者数の減少は病院経営に最も影響を与えるので，病院は看護サービスの向上を目指すことになる。逆に，価格以上の看護サービスを提供する病院は，損失が生じるか患者が集中することにより，看護サービス水準が低下する。このように価格づけの導入により，価格に見合う形で看護技術の平準化が進む。なお，仮に病院の統廃合によって病院数が減少したとしても，（保険者の統合が必要かもしれないが）欧米のように各病院の医療データ・経営情報の公開により，病院間の競争状態を維持することは可能である。

　ここで最も重要なことは，適切な価格設定により，劣悪な看護サービス水準の病院が市場から排除されることによって，全体の看護サービス水準が上昇することである。つまり，看護サービスの出来高払い化によって，非常に優れた看護サービスを提供する病院もなくなるが，同時に価格に見合わない看護サービスしか提供できない病院は存在できなくなり，入院患者はどこの病院を選んでも一定水準の看護サービスを受けることができるようになる。

　ここで，看護サービスの出来高払い化と病院における看護師の地位との関係を考えてみよう。前章でも述べたように，看護サービスは，入院患者に対する看護師数で決定される「入院基本料」（2000年から。1972～2000年は「看護料」）という形で"包括的"に決定されており，看護サービスの質や量は問われず，看護サービスの質は診療報酬点数という形では病院収入と直接的な関係を持たない。もちろん，看護サービスの質は，患者の"評判"というメカニズムを通じて，患者数を増やし病院収入に貢献してきた。しかし，それが病院内での看護師の評価に結びつくかどうかは別の問題であり，従来はほとんど結びついてこなかったと考えられる。それゆえ病院側には，看護師の技術向上を求めるインセンティブが小さく，第7章の職場研修プログラムの分析で示したように，

看護師経験3年目以上になると，看護技術研修がほとんどなくなる。

一方，「医療サービス」には診療報酬点数表において価格がついており，提供した量により収入が決定される"出来高払い"となっている。「医療サービス」は病院経営のなかで数字として目にみえる形となっているといえる。そのため，よりよい「医療サービス」の提供によって，患者数（需要）を増加させることができ，病院経営にとってプラスとなれば，医師はそのぶん評価されることになる。日本における医療水準の高さは，「医療サービス」に適切な価格がついており，それが「医療サービス」の平準化と全体としての質の向上をもたらす要因の1つとなっているからであると解釈できる。

看護サービスに"出来高払い"を導入することは，部分的にせよ，「医療サービス」と同様に，看護師の病院経営に対する貢献を数字として目にみえる形にすることを意味する。それは，看護師のやる気につながるだけでなく，看護サービスの質と量が，患者の"評判"という目にみえない形ではなく，数字という形をとって病院収入に直結していることが明確になることにより，病院が組織的に看護技術の向上に取り組む契機ともなるのである。

看護師の看護技術の向上は，個人の意欲だけでは続かない。組織的な取り組みがなされる可能性が，看護サービスの"出来高払い"化の大きなメリットである。病院の看護技術向上への組織的な取り組みは，個々の看護師間の看護技術の格差を縮小させ，病院で提供される看護サービスの質の平準化を進める。極端な場合には，価格に見合った看護サービスを提供できない病院が倒産することにより，生き残った医療施設が提供する平均的な看護技術水準の向上が期待できる。具体的には，第6章，第7章でみた各種の穿刺の介助などのように，看護師養成所でも職場研修でもほとんど実習や研修が実施されていない看護技術についても，適切な価格づけがなされれば，価格に見合うサービスを提供するための職場研修が行われるであろう。

4-2. 看護師・看護学生の経済感覚

ところで，前章では，看護サービスの価格評価について，看護師が一般人よりも後ろ向きであることも同時に示された。つまり，価格評価をせず，価格0

円とする者の割合は看護師のほうが一般人よりも高かった。ここでは，看護学生に対するアンケートを通じて，看護師がなぜ看護サービスの価格評価に対して否定的な回答を行うのかを考察する。

看護学生は，臨地実習において，病院などで実際に看護師がどのように看護サービスを提供しているのかを見学したり，実際に患者に対し看護技術を実施したりしており，患者に対する個々の看護サービスの提供場面をそれなりに体験している。このような臨地実習や看護基礎教育全般をとおして，看護学生は看護サービスの評価や価格づけに対してどのような認識を持つのであろうか。

大津（1997）では，愛知県下における3つの看護専門学校の3年課程（全日制・昼間定時制）と2年課程（昼間定時制）の看護学生で，調査の趣旨に同意が得られた498名を調査対象として，看護学生の看護サービスの価格づけについて調べている。ここでは，この大津のデータを用いて，看護学生の看護サービスの価格づけに関する意識を紹介する。

大津の調査は1995年2月～3月に，3つの看護専門学校に調査を依頼する形で実施された。調査方法は，調査の趣旨に同意の得られた学生に対し調査票を配布し，その場で回収するというものであった。有効回答数は441である。

調査項目は，年齢，性，医療機関での労働経験（パート・アルバイトを含む）の有無，診察料や入院費の支払い経験の有無，医療費への関心の有無，関心がない理由，看護に対して支払われる「看護料」の有無に対する認知，看護料への関心の有無，看護料に関心がない場合の理由と関心がある場合の理由，さらに，ここでは用いていないが，看護師が患者1人に行う援助に対して患者に支払ってもらいたいと思う料金についても調査している。

なお，調査時点の1995年には看護サービスは「看護料」として個別ではないまでも医療点数化されていた。2000年の「診療報酬点数表」の改正により，看護サービスは「基本入院料」に包括され，看護師の貢献がいっそうみえにくくなったのである。

調査対象者の属性は，表9-3にまとめられている。

この表をみると，看護学生441人の平均年齢は21歳となっている。働きながら学ぶ昼間定時制の看護師・准看護師養成所を含むため，医療機関（パー

表9-3 調査対象者の属性

変 数	平均値, 割合
年齢	20.9歳
18～19歳	33.1%
20～21歳	30.2%
22～23歳	27.2%
23歳以上	9.5%
医療機関での就業経験なし	34.2%
診察料の支払い経験なし	15.4%
看護料関心なし	40.6%
看護料知らない	33.1%
サンプル数	441

注：大津 (1997) のデータを用いて作成。

ト・アルバイトを含む) での就業経験比率は高く，就業経験がない学生は34％と少数で，7割近くの学生は何らかの形で，医療機関で働いた経験がある (または現在働いている)。また，診察料や入院費の支払い経験の有無では，医療費の支払い経験なしの学生は15％と少数にとどまり，ほとんどの学生は入院費や診察料などを実際に支払った経験がある。

しかし，将来看護師として働く目標を持っているにもかかわらず，看護料について知らないと回答している学生が33％も存在することは問題であろう。しかも，表9-4で示されているように，看護料についてほとんどの学生が学んでいるのである (関心のない学生のうち，"学校で学ばなかったから"は1.7％)。看護料への関心の有無をみると，看護料に関心のある学生が6割，関心のない学生が4割となっている。

つまり，看護料について学んでいるにもかかわらず，内容を理解していない学生が3人に1人，看護料に関心のない学生が4割を占めており，看護師という職業の経済面にあまり関心を持っていない状況が明らかになる。

表9-4では，看護料に対する関心の有無の理由をまとめている。

看護料に関心のない4割の学生のうち，関心のない理由として最も多いのは「特に意識していないから」で，関心のない理由の66％を占める。ついで「管理者や経営者ではないから」が15％，「看護は奉仕の気持ちを大切にする行為であり，料金とは関係ない」が14％と続く。学生が看護料に関心を持たないのは，看護師という仕事が経済活動でもあること，そして，看護サービスの経済的評価が看護料に表れていること，を教員自身が十分理解した上で教えていない状況をおそらく反映しているのであろう。

一方，看護料に関心のある6割の学生の回答としては，「よい看護を提供するためには，経済的基盤が必要だから」が26％，「看護が自立するためには，

表9-4 看護料への関心の有無の理由

	理　由	割合
看護料に関心がない学生の理由 n=179	看護は奉仕の気持ちを大切にする行為であり，料金とは関係ないから	14.0%
	管理者や経営者ではないから	14.5%
	学校で学ばなかったから	1.7%
	特に意識していないから	65.9%
	わからない	2.2%
	その他	1.7%
看護料に関心がある学生の理由 n=262	看護が自立するためには，経済的基盤が必要だから	24.0%
	よい看護を提供するためには，経済的基盤が必要だから	26.0%
	看護の給与を高くするためには，経済的基盤が必要だから	11.5%
	なんとなく	11.5%
	その他	27.1%

注：大津（1997）のデータを用いて作成。

経済的基盤が必要だから」が24％となっており，看護料に関心のある学生のうち半分が，よい看護サービスの提供や看護が自立するには，看護サービスが経済的に評価される必要があることを認識しており，経済的評価が看護料と関連があると理解している。

　このように，約6割の看護学生が看護料に関心を持つ一方で，将来看護師として働くことを希望しているにもかかわらず，看護料に関心のない看護学生が約4割もいること，さらに，そのうちの7割が看護料について特に意識していないという状況は，看護教育や臨床の場において，学生に対する看護料への意識づけが希薄であることを示している。看護師も一般社会で生きていること，看護サービスの経済的な評価が看護料に反映されていることを，看護教員が学生にしっかり教育する必要がある。

　なお，もし個々の看護技術が価格づけされ，看護サービス料が目にみえる形で評価されるようになれば，上記のように経済感覚のない看護学生も，看護サービス供給者としての自覚を持つ可能性が考えられる。

5. まとめ

　この章では，前章で取り上げた看護サービスの価格づけを含めて，看護師の

技術向上のためのインセンティブとなりうる制度を考察・提案した。2節の認定看護師・専門看護師制度のように，現在すでに実施されている制度に関しても，看護技術の維持・向上という側面から再考した。この章で看護技術向上のインセンティブになりうる制度として提案したいものは以下の4つである。

第1は，認定看護師資格制度を看護技術の評価制度へ変更することである。まず，現在の認定看護師制度の応募資格では准看護師を排除しているが，准看護師も含めたものとするのが妥当ではないだろうか。その上で，認定看護師を現在は存在しない看護技術水準の認定制度に特化させることを提案する。職能団体である日本看護協会による看護技術の評価制度は，看護師にとって，看護技術の維持・向上のインセンティブになりうるであろう。

第2は，看護師資格の統一である。看護技術面からいえば，看護師資格の統一は看護技術や知識の平準化を意味し，チーム・ワークを求められる看護師のパフォーマンスを高めるであろう。看護師資格統一のためには，准看護師が看護師資格を取りやすい環境を整えていくことが重要である。その意味で，働きながら看護師資格が取れる2年課程の通信制看護師養成所が2004年から始まったことを高く評価したい。ただし，入学要件が准看護師としての経験年数が10年以上となっているが，せめて3年程度まで入学資格を拡充してもよいと，下野は考えている。

第3は，免許更新制度の導入である。人命にかかわるということで，運転免許の更新制度が導入されているとすれば，同じく人命にかかわる看護師免許・准看護師免許の更新制度がないのは奇妙なことである。免許更新制度は，看護技術の維持・向上のインセンティブともなりうる。ただし，看護師免許制度の導入の大前提として，看護師の忙しさを解消する必要がある。

第4は，前章で検討した看護サービスの価格づけ（出来高払い化）である。看護技術の維持・向上との関連でいえば，看護サービスの出来高払い化は，病院収入と結びつく形で看護師の貢献が明確になるので，病院が看護師の看護技術の維持・向上に組織的に取り組む契機となる。その結果として，看護師間の看護技術の平準化と看護師全体の看護技術の向上が実現する。

制度が変われば，人の行動も変わる。看護師の看護技術向上への熱意を削ぐ

ことなく，看護技術の向上に組織的に取り組む体制が整えられることを強く願うものである。

終章

看護師の熟練形成を支援するための提言

1. 病院看護師の就業継続："看護師の忙しさ"の緩和と労働環境の改善

[提言1] 病院の統廃合による病床数の削減：患者5人に対して看護師1人を目指す

　足りないといわれる看護師であるが，医療データを国際比較でみると，"人口あたりの看護師数"は他の先進国並みとなっている。一方，自由開業制で診療科目の規制もなく，開業医に有利な「診療報酬点数表」により，民間病院数が多くなり，"人口あたりの病床数"は他の先進国の2〜4倍にもなっている。その結果，日本の"病床あたり看護師数"は他の先進国の半分以下となる。

　看護師1人で他の先進国の2倍以上の患者を看ているのであるから，看護師が忙しくないわけがない（病院勤務の医師も同じ状況である）。看護師や医師の精神的・肉体的な余裕のなさは，医療ミスの増加という形で患者の安全を脅かすことになる。忙しさの緩和のためには，すでに他の先進国並みになっている看護師の絶対数の増加ではなく，病床数（病院数）の削減こそが求められる。病床数を削減させない限り，病院勤務の看護師や医師は忙しさのなかで健康を害し，燃え尽きて，病院を去ることになるであろう。

　看護技術の維持・向上の面から考えても，精神的にも肉体的にも余裕のない状態の看護師に看護技術の維持やさらなる向上を求めるのは無理な要求であろう。看護師の置かれている労働環境を改善することなく個々の看護師に対し看護の質の向上を求めれば，看護師をいっそう忙しくすることになりかねない。

　2006年の10対1から7対1への配置基準の変更に伴い，看護師を雇えない

地方公立病院などの倒産が増え，これをマスコミなどは「医療の崩壊」として問題視しているが，この指摘は見当違いである。これまで人口の少ない市町村が公立病院や診療所を維持できたのは，地方交付税や補助金があったからであり，看護師の人員配置を手厚くすれば，低賃金で勤務条件の悪い公立・民間病院が必要な看護師を雇用できず倒産することは避けられない。そして，病院の統廃合や病棟閉鎖などを通じた病床数の削減は，病院から医師や看護師がいなくなるという「真の医療崩壊」を防ぐために必要であることを理解しなければならない。

看護師の人員配置を7対1，6対1，5対1と厚くしていかない限り，勤務条件の厳しさのために病院で働く看護師がいなくなりかねない。病院に勤務する医師や看護師が存在すればこそ，地域の病院の再編成も可能となる。その上で，開業医・診療所・保健所・訪問看護ステーション，看護師の活用などを通じて，広域での医療供給体制を整備し，医療水準を低下させないための政策も実行できるのである。　　　　　　　　　　（参照：第1章3-1節，第3章3-1節・5節など）

[提言2] "看護師"資格の統一

日本では，"看護師"として働くための資格が2つある。「看護師資格」と「准看護師資格」である。看護師資格は，3年課程の看護師養成所で学んだ後，看護師国家試験に合格することによって得られる。准看護師資格は，病院で就業しながら2年間の授業を受け，都道府県知事試験に合格することにより免許を得る。このように，2つの資格では，必要とされる看護知識や看護技術も異なり，准看護師の定義を文字どおり解釈するならば，准看護師は「医師や看護師の指示の下で就業する」ことになっている。

しかし，実際の看護の現場では，両者の職務内容に差はない。つまり，日本の病院においては，看護師も准看護師も同じように働くことを求められてきたために，2つの資格に上下関係はなく，実施できる看護技術の範囲も同じである。このように，1つの職務に2つの異なる看護師のグループが存在する日本の看護師制度は他国には例をみないものである。

看護技術の維持・向上の面からみても，看護師の技術水準の平準化がまず必

要であり，そのためには，日本看護協会が求めている看護師資格の統一が重要課題となる。しかし日本医師会の強い反対により，現在も准看護師養成所は継続しており，年1万人の准看護師が誕生している。准看護師養成所は看護師の絶対数の不足を補うために1951年に"暫定的な措置"として設けられたものであり，"人口あたり看護師数"がほぼ他の先進国並みになった現在においては，役割を終えたとして廃止すべきであろう。

同時に，現在就業する"看護師"の3分の1を准看護師が占めるという現状を十分理解する必要がある。准看護師の看護師資格取得を促進するためには，就業しながら学べる2年間の通信制看護師養成所の増設・定員増が有効であろう。そして，現在は入学資格が准看護師としての経験10年以上となっているが，下野は経験年数3年以上でも十分であると考える。

日本看護協会は准看護師養成所の廃止だけをいうのではなく，准看護師が看護師にスムーズに移行できる道筋を明確に示す必要がある。なお，看護師資格の統一は難しいと思われるかもしれないが，イギリスやタイでは2000年前後に2つの看護師資格の統一を行っていることを付け加えておく。

　　　（参照：第1章2節，第3章3-3節，第4章3節，第5章2節・3節など）

［提言3］三交代制から「二交代制」への転換を進める

病院は患者がいる限り24時間体制で稼動しており，病院で就業する看護師には夜間勤務が伴う。夜間勤務体制は看護師の就業継続に決定的な重要性を持ち，看護技術を維持・向上させるためには，就業継続が重要な前提条件となる。本書では，12時間ごとの「二交代制」の導入を提案する。

日本では三交代勤務の病院が大半を占めるが，最近では二交代制を好む看護師が多くなり，二交代制を採用する病院が増加している（2005年で25％）。ただし，厚生労働省の指導のもとに導入された日本における二交代制は，8時間ごとの三交代制を8時間の日勤と16時間の夜勤に組み直した制度である。16時間（休憩90分）もの長時間の夜間勤務に対しては，看護師の健康と患者の安全の観点から，日本看護協会や労働組合は反対してきた経緯がある。

長時間の夜勤時間にもかかわらず，看護師が三交代制よりも二交代制を選好

する理由は，日勤と夜勤という形で勤務時間が固定化され，家庭生活との両立が容易になることが大きな理由となっている。二交代制のもとでは，三交代制における準夜勤と深夜勤を同時に行うことになるため，夜勤回数が半分の月4回程度になり，三交代制のように勤務時間がめまぐるしく変わることがない。

しかし，8時間の日勤と16時間の夜勤からなる二交代制は日本独特の制度である。日本以外の先進国における「二交代制」とは，2時間以上の仮眠あるいは休息を含む12時間ごとの交代勤務を意味する。看護師の健康だけではなく入院患者の安全のためにも，16時間の夜勤を伴う日本独特の二交代制ではなく，他の先進国と同様に12時間ごとの「二交代制」（2時間以上の仮眠を含む）の導入を考えていくべきであろう。

12時間ごとの「二交代制」は，看護師の配置基準を守る時間が8時間から12時間にのびることを意味する。日本の病院においては，日勤時は看護師の配置基準を満たすとしても，夜勤（準夜勤と深夜勤）時には患者50人を看護師2〜3人で看るのが一般的となっている。12時間ごとの「二交代制」になれば，看護師数の少ない夜勤時間が短縮されるので，入院患者の安全性がより高まる。

(参照：第4章2節・4-2節)

[提言4] 病院事務職（間接部門）の増員

この提言は，看護師が看護師本来の仕事に集中するためのものである。

日本の病院は事務員が少なく，事務員のすべき仕事を看護師や医師がしている場合が少なくない。その理由は，看護師や医師の数は，診療報酬点数をとおして，病院収入を上げることになるが，事務員の数を増やしても目にみえる収入の増加はない。むしろ，事務員を減らすことで，短期的な収入を増加させることができるからである。

日本では，リストラクチュアリング（事業の再生）がリストラと短縮され，単に人員削減を意味するようになっている。短期的な病院収入増加の最も簡単な方法は，事務員を削減して，看護師や医師にその仕事をやらせることである。その結果，看護師の多くが"雑用"のために，本来の看護師としての仕事に十分時間を費せなくなっている。

看護師や医師の雑用を減らすためには，診療報酬点数表に，看護師対患者の基準となる人員配置を明示しているように，必要事務員の数を明示し，患者数に対する事務員数で診療報酬に変化をつける必要がある。何らかの見返り（ペナルティを含めて）がない限り，病院が自主的に事務員を増加させることを期待できないのは明らかである。
(参照：第3章3-2節)

［提言5］出産・育児期の看護師に対する優遇制度

　看護師の多くが女性であることを考慮すれば，出産・育児期をきっかけに看護師が離職する状況を改善する必要がある。この提言は，看護師の就業を継続させ，看護師全体の看護技術の維持・向上を図るためのものである。

　現在，日本には看護師資格を持ちながら就業していない看護師が55万人いるといわれるが，一度離職した看護師に対する再教育はあまり大きな効果を持たないことが明らかにされている。一度退職すると看護技術の維持は難しく，新しい看護知識の獲得にも時間がかかるからであろう。それゆえ，労働環境の改善を通じて，看護師の離職率を下げ，就業の継続を可能とする制度が必要となる。そのために重要なのが，［提言3］で述べた三交代制に代わる「二交代制」の導入とともに，出産・育児期の看護師に対する優遇制度である。具体的には，病院内保育所の設置，夜勤の軽減と就業時間の短縮など，家庭生活との両立を可能とする制度の充実である。

　専門的な知識と技術水準の維持が重要な看護師という専門職を考えると，現場を完全に離れる育児休業ではなく，就業時間の短縮，病院内保育所の設置など，育児期においても就業を継続できるような環境を整えることが大切であろう。

　出産・育児期において，夜勤も含めほかの看護師と同じように働くことを求められては，就業の継続は不可能である。欧米では，病床あたり看護師数が多く，人員の余裕があるので，出産・育児期の看護師には夜勤の免除，労働時間の短縮などの措置を講じることが可能となっている。ここでも，［提言1］の病床あたり看護師数の増加が，出産・育児期における看護師の夜勤回数の減少や勤務時間の短縮を可能とするであろう。
(参照：第4章2節・4-3節)

2. 継続的な看護技術教育の必要性：看護基礎教育と卒業後の研修

[提言6] 看護基礎教育における"基礎看護技術"，"臨地実習"時間の増加

　基礎看護教育で最も重要なのは基礎看護技術の実践能力を身につけることであり，そのために基礎看護技術教育に時間をかけることが大切である。イギリスやオーストラリアでは看護協会が看護技術水準を高く設定しており，大学での学習時間の半分は看護技術の実践に当てられている。しかし，日本における3年課程の看護師養成所の場合，「臨地実習」と学内実習を含めた看護技術の実習時間は全授業時間の4割程度である。

　基礎看護技術の獲得に力点を置いたという2009年度からの新カリキュラムでは臨地実習の一部を基礎看護技術に特化させているが，臨地実習の総時間数そのものは変わっていない。教員にとって負担の大きい看護実習であるが，看護教育担当教員を増やすことにより教員1人あたりの負担を減らし，学内，学外での基礎看護技術の実習時間を増やすことを期待したい（看護系大学は専門学校より学生あたりの教員数が少ない）。

　さらに，看護師養成所では，学内実習が困難とされる基礎看護技術（「診断・治療に伴う援助技術」に属する基礎看護技術）については，知識だけしか教えていない場合も少なくない。「臨地実習」を増やす形で医療に関係してくる基礎看護技術の実習を行うことが望ましいが，もし難しければ学内実習を大幅に増やす形で，基礎看護技術の修得を図っていく必要がある。そのためには，学内実習設備の改善とともに，看護技術教育担当教員の看護技術水準の向上も重要であろう。

　ちなみに，看護技術教育時間の不足を受けて，日本看護協会は，看護師養成を3年課程の専門学校・看護系短期大学等から4年課程の看護系大学に移行することを目指している。しかし，他の先進国でも看護師養成は3年間の専門教育として行われているように，看護師は実践の場で鍛えられる面を持つ。また，現在も経済的な理由により准看護師養成所を選択する学生がいることを考えれば，4年課程の看護系大学への移行は看護師志望者を減らす危険性もある。上記の理由から，下野は，教育期間の延長ではなく，基礎看護技術の実習時間を

増加させ，3年間の看護師養成所で学生が基礎看護技術を身につけられるようなカリキュラムを期待する。　　　　　　　　　（参照：第5章2節，第6章）

[提言7] **看護基礎教育と新人看護師に対する職場研修の連携**

　最近のデータによれば，10人に1人の新人看護師が，1年以内に離職しており，離職者の5％近くは看護の現場に戻っていない。看護師の養成には多額の費用がかかっていることを考慮すれば，新人看護師の離職率を引き下げる努力が必要であろう。そして，新人看護師の離職理由で最も多いのは，看護技術に対する自信のなさと不安である。

　看護技術の維持・向上には，基礎看護教育と新人看護師を雇う立場の病院での職場研修の連携が重要である。看護師養成所では実施が難しいとされる「診断・治療に伴う援助技術」を中心に学ぶ，医師と同じようなインターン制度があれば一番よいが，少なくとも新人看護師に対する実践的な看護技術研修は必要であろう。しかし，実際にはすべての新人看護師に対して職場研修が行われているわけではない。ようやく2010年4月から，すべての医療機関で新人看護師研修が"努力義務化"されたというのが実態である。

　さらに，大病院における新人看護師に対する技術研修でさえ，技術項目が限られており，平均的な実施率は20％を切り，看護師養成所で十分教えられていない看護技術中心というわけでもない。新人看護師に対する技術研修が"努力義務化"されたわけであるから，今後は看護基礎教育と職場研修の連携を意識し，看護師養成所で十分教育できなかった「診断・治療に伴う援助技術」に属する基礎看護技術を中心に職場研修を行っていくことが望ましい。

　なお，新人看護師に対する職場研修を充実させ，先輩看護師の指導のもとで経験をつませるには，やはり看護師数に余裕が必要となる。[提言1]で述べたように，病床数を削減して"病床あたり看護師数"を増加させることができれば，最初から新人看護師に一人前の働きと重い責任を求めることもなくなり，新人の成長を待つ余裕も生まれ，新人看護師の離職率を下げることも可能となろう。　　　　　　　　　　　　　　　　　　　　　（参照：第6章，第7章）

[提言8] 長期的な看護技術向上のための職場内・職場外の看護技術研修

　職場研修における看護技術の実践は1年目に集中しており，3年目以降の看護技術の実践的な研修はほとんど行われていない。3年目になると，プリセプター研修やリーダーシップ研修など，マネージメントにかかわることを期待される。しかし，ようやく仕事や職場に慣れた3年目の看護師に新人看護師の指導を任せるというプリセプター制度は，時間的・身体的な余裕のない職場環境で就業する看護師にとっては大きな負担となっている。

　就業して8年目になると，指導者研修や管理者研修が中心になる。しかし，誰もが管理者になりたいわけではないし，仮にマネージメントに興味があるとしても，看護師としての看護技術の水準を維持する必要がある。一般的に技術は繰り返し使っていないと，簡単に忘却するものである。

　それゆえ，看護技術の維持・向上のためには，職場研修として継続的な看護技術の向上を目指す看護技術の実践的な研修プログラムのあることが望ましい。病院の多くが長期的な看護技術の向上を目指す研修プログラムを持つようにするためには，看護サービスの質が病院収入に直結するような医療システム（看護サービスの価格づけなど，［提言9］を参照）を導入する必要がある。

　一方で，看護技術の向上を病院の職場研修だけに依存すると，病院ごとの職場研修の差により，"看護師"間の看護技術格差が大きくなる可能性もある。平均勤続年数が7年程度という現行の看護師（准看護師は10年）の転職傾向を考慮すれば，よりよいチーム医療を目指すためには職場内だけではなく，職場外の技術研修により"看護師"間の看護技術の格差を縮小させることも重要であろう。具体的には，日本看護協会など看護師の職能団体による職場外での看護技術研修が考えられる。知識の普及も大切ではあるが，日本看護協会が看護師にとって最も重要な専門性である実践的な看護技術の向上により力を注ぐことを期待したい。

（参照：第2章，第7章）

3. 看護技術向上のためのインセンティブの制度化

[提言9] 看護サービスの価格づけ＝看護サービスの出来高払い化

　現在の「診療報酬点数表」上における看護サービスの評価は，基本的に入院患者と看護師の比率によって決まる。2006年以前は，半世紀以上にわたり，入院患者10人に対し看護師1人が配置基準であった。現在は入院患者7人に対して看護師1人が基準となっている。

　このように，看護サービスの評価は看護師の人数でなされ，提供される看護サービスの質や量は病院の診療報酬には反映されない。そのような状況で，病院が自発的に看護サービスの向上に取り組むであろうか。看護サービスの価格づけ（＝看護サービスの出来高払い化）は，病院にとっての看護サービスの重要性を認識させることになり，病院が看護サービスの質の向上（看護技術の向上）に組織的に取り組むきっかけになる。

　第8章では，情報の非対称性の小さい7つの看護技術を取り上げ，一般人と看護師の想定する看護技術の想定価格に大差はなく，需要と供給を一致させるような看護技術に対する適切な価格設定が可能であるという結論を得た。看護サービスの大部分が基礎看護技術（現在は80項目）の集合であると考えれば，個々の看護技術に価格づけができれば，看護サービスの出来高払い化は可能となる。

　もちろん，看護サービスの出来高払い化は，過剰診療，過剰な検査，薬の出しすぎと同様に，過剰な看護サービスの提供というデメリットをもたらす可能性もある。しかし，3,500以上もある保険者を整理してせめて100程度に統合すれば，標準的な看護サービス，「医療サービス」支払いモデルを想定することも可能となる。標準モデルを想定してレセプトのチェックを行えば，看護サービスだけでなく，「医療サービス」，薬剤に関しても，過剰なサービス提供を抑えることが可能となるであろう。　　　　　（参照：第1章3-2節，第8章）

[提言10] 認定看護師資格制度の拡充

　日本看護協会によって導入された専門看護師，認定看護師制度のうち，専門

看護師は大学院修士資格が必要であり，現在就業する123万人の看護師にとっては，ほとんど縁のない制度である。ここでは，認定看護師制度を，看護技術の実技試験を行い，看護技術を評価するシステムに転換することを提案する。現在は看護技術水準自体を評価する制度は存在しないので，看護技術の評価システムの導入は，看護師全体の看護技術の向上をもたらす可能性を持っている。現在の認定看護師制度は1996年に創設されたが，17分野で総計4,400名にとどまっている。

　現行の制度の問題点は，①入学資格が，看護師資格者（助産師，保健師資格を含む）に限定されており，現在就業している"看護師"全体の3分の1を占める准看護師を排除した制度となっていること，②優れた看護技術の実践を評価する制度にもかかわらず，看護技術の実技試験がないこと，③6カ月・600時間以上という非常に長い教育課程を受講しなくてはならないこと，④他の看護師へのアドバイスや指導が入っていること，である。

　第1点については，看護師と准看護師との間で臨床の場での職務の差はないことを考慮すれば，入学資格から准看護師を除く理由はないと思われる。看護知識については，教育課程入学時における試験でチェックできる。

　第2点に関しては，経験年数5年以上という条件により，優れた看護技術を身につけていると想定しているが，経験年数とともに看護技術が向上するという関係が成り立っていないことは第2章で明らかにされたとおりである。看護技術の実技試験は必ず行うべきであろう。

　第3点の受講期間6カ月は長すぎる。第4点と関連して，リーダーシップや管理者育成は職場研修や日本看護協会の研修でも熱心に取り組んでいるので，その部分を短縮し看護技術向上だけに集中すれば，教育課程を半分以下の2〜3カ月に短縮できるのではないだろうか。

　認定看護師制度は，看護師の専門性を持ちたいという希望にそう制度であり，門戸を広くし，看護技術を重要視した制度として活用すれば，123万人の"看護師"全般の看護技術向上へのインセンティブになる可能性を秘めている。

（参照：第9章2節）

[提言 11] 看護師免許更新制度の導入

現在は一度看護師資格あるいは准看護師資格を取ると，一生資格を保持でき，看護技術を公的にチェックする機会はない。しかし，看護技術をチェックする制度が何もなく，看護技術の維持・向上が個人の意思と意欲に任されている状況において，看護技術の維持・向上は容易ではない。

運転技術の低下が人命にかかわる自動車免許は更新制を採っている。看護技術の低下は，運転技術以上に，直接的に人命にかかわってくることを考慮すれば，看護師についても何らかの形で定期的に看護技術をチェックする必要があると思われる。看護師免許の更新制の目的は，看護師としての最低限の知識と看護技術を維持しているか否かのチェックである。

仮に看護師免許の更新制度の導入が難しいとしても，何らかの形で看護知識や看護技術の実技試験を行う機会を設ける必要があるのではないだろうか。例えば，毎年一定時間の日本看護協会主催の看護に関する知識と技術実習の研修を受けるという形も考えられる。

（参照：第2章，第4章2節，第5章2節，第9章4節）

[提言 12] 日本看護協会による看護技術研修と看護技術評価

個々の看護師の看護技術の水準を評価することは，看護技術に関する知識を持たない一般人には困難である。例えば，一般人にとって，血圧測定は誰でもできる簡単な作業と考えられているが，看護師にとっては，患者の健康状態を知る専門的な看護技術である。仮に看護サービスの出来高払いが実現したならば，一般人に看護技術の意味づけを十分説明していくことは，看護に関する専門的な職能団体である日本看護協会の重要な役割になるであろう。

また，日本看護協会には，職場外研修として実践的な看護技術研修を増やし，さらに，個々の看護師の看護技術の評価に積極的に取り組むことを期待したい。現状においては，看護技術の維持・向上は看護師個人の意欲に任されており，看護師間の看護技術の格差は大きい。看護師にはチーム・ワークが必要であり，看護師間の知識や技術格差が大きい時にはよい仕事はできない。看護師全体の看護技術の平準化と向上を図るために，日本看護協会が個々の看護師の看護技

術の評価を行い，積極的に看護技術研修の機会を提供することは，職能団体としての評価を高めることにもつながるであろう。

(参照：第2章，第7章，第8章)

あとがき

　本書は，マクロ経済学，労働経済学，応用計量経済学を専門とする下野と，看護学部で看護技術教育を長らく担当してきた大津との長期の共同研究から生まれた。下野と大津は，介護保険導入前年の1999年から，医療・介護サービスに関する共同研究を行っており（名古屋市立大学経済学研究科附属経済研究所HPを参照），さらに，大津は2003年から下野のもとで博士課程院生として研究に取り組み，2007年に博士（経済学）号を取得した。異なる専門を持つ2人の知識のすりあわせと議論の結果がこの本となった。

　本書では，第2章で明らかにされた「看護師の技術水準は経験とともに向上していないこと，むしろ，新人看護師のほうが丁寧で正確な対応ができるのはなぜか」という問いに対する解答を与えている。著者の1人である下野は経済制度の分析を専門としており，医療・看護分野だけの専門家でないことが，日本の医療制度における看護師の位置づけを客観的に分析し，看護師の労働条件を改善するための具体的な提案を可能にしている。

　この本のもとになったのは大津の博士論文であるが，大津の博士論文が看護技術教育の視点から看護師の熟練形成とインセンティブに焦点を当てているのに対し，本書は下野が中心となって，看護師をめぐる問題を日本の医療制度全体から考察していること，博士論文の内容により経済学的な解釈を付け加えたこと，現状を説明するだけでなく問題点の解決を可能とする12の提言を行っていることなど，内容的には別のものとなっている。

　さて，この本の著者の1人である大津は，よりよい看護サービスの提供できる看護専門職業人の育成はどうあるべきかについて常に模索してきた。看護教育では，看護援助を提供する対象は生活している人であると教えているにもかかわらず，社会・経済制度を問題にせず，医療の持つ経済的側面について教えていないことに疑問を感じ，1990年に名古屋市立大学経済学研究科修士課程

に入学し経済学修士号を得た。その後、上記のように、下野との共同研究、大学院での学習、経済学を専門とする教員、主として下野ゼミの院生との議論や博士論文の作成を通じて、看護を知らない人々にも看護教育を理解してほしいと考えるようになり、より広い視点から看護教育について研究を行うようになった。

　下野は、大津や大日康史氏（現在、国立感染症研究所感染症情報センター主任研究官）との共同研究、大津の博士論文の指導を通じて、介護サービスだけではなく、医療制度を含めた研究を行うようになった。マクロ経済学・労働経済学を専門とする下野が驚いたのは、日本の病院に勤務する看護師（病院勤務の医師も同様）の置かれている厳しい労働環境と、看護師の労働環境の改善が進んでいない現状についてであった。そして、この本をまとめるにあたり、国内外の多くの医療関係の本や論文を読むにつれ、看護師の抱える問題は、看護師だけでは解決できないと思うようになった。

　実際、看護技術の維持・向上の必要条件である"看護師の労働条件の改善"は病院経営や医療政策と密接に結びついており、看護師だけで解決できる問題ではない。例えば、日本では自由開業制を採り、診療科目の規制をせず、開業医を中心とした医療政策を進めてきた結果として、欧米諸国の2～4倍にもなる現在の病床数（病院数）の過剰が生じている。"人口あたり看護師数"が他の先進国並みに達した（つまり絶対数での看護師不足はない）にもかかわらず、病院の看護師や医師が忙しいのは病床数が多いためである。"病床あたり看護師数"を他の先進国並みにしようとすれば、病院の再編成・統合・病棟閉鎖が避けられないが、病床数削減のように日本の根本的な医療政策と結びついた提案を日本看護協会が行えるであろうか。それが、看護技術分野の本ではなく、より一般的な本（経済的すぎるかもしれないが）として、大津の博士論文の内容を大幅に書き直して出版したいと思った理由である。

　看護師の時間的・身体的な余裕のなさ、看護基礎教育や職場での看護技術実習・研修の少なさ、看護技術向上に向けたインセンティブの欠如と組織的な取り組みの欠如が、看護師の看護技術の熟練を阻んでいる。看護技術の熟練を阻む理由のなかでも、特に"看護師の忙しさ"の原因が多くの人に理解され、病

院の再編とともに看護師の労働条件の改善が進むことを心より願っている。

看護師や医師の健康，技術水準，意欲は，患者の運命を左右する。

最後に，下野，大津は多くの研究者との出会いに恵まれ，研究者としての姿勢を学び，多くの議論を通じて，理論的にも政策的にも考えを深めながら研究を継続し，この本をまとめることができた。ここでは，特に，以下の方々に感謝したい。

まず，大津は30年以上看護技術教育を専門として，看護教育・研究に携わってきた。この本の看護技術に関する部分のもとになった研究には，看護技術とは何か，看護技術の教育をどのように行えばよいか，と議論してきた研究者仲間との研究成果も含まれている。特に，大平政子教授（元明治国際医療大学），三好さち子教授（元広島県立保健福祉大学），望月章子副校長（元静岡市立清水看護専門学校），浅井優子看護部長（名古屋ハートセンター），南美智子看護部長（元国立病院機構名古屋医療センター）との議論を通じて看護技術教育に関する考えを深めることができたことに感謝したい。さらに，大津を大学人として最初に迎えてくださった川口緋沙子教授（元横浜市立大学看護短期大学部）からは，看護技術教育を通じて大学人としての研究姿勢を教えていただいた。ここに感謝の意を表したい。

下野は2009年3月に名古屋市立大学大学院経済学研究科附属経済研究所を退職し，Oxford Institute of Ageing に研究の場を移した。1995年以降の名市大附属経済研究所時代には，医療・看護分野でのプロジェクト研究を中心に行った。特に，大日康史氏や大津とともに行ってきたプロジェクト研究においては，大津からは医療関係の知識を得，制度への評価やその機能に対する意見の異なる大日氏とは多くの議論を重ね，介護・医療政策を深く考えるようになった。その成果の一部は，下野・大日・大津『介護サービスの経済分析』（東洋経済新報社，2003年）としてまとめられた。さらに，研究分野も研究スタイルも異なるが，村瀬英彰教授（名古屋市立大学），桜川昌哉教授（慶応義塾大学経済学部），細野薫教授（学習院大学経済学部），チャールズ・ホリオカ教授（大阪大学社会経済研究所）などとの議論を通じて，経済理論・経済制度に対する理解を

深めることができたことに感謝したい。故上河泰男教授（元神戸商科大学），森口親司教授（元京都大学，現在帝塚山大学），橘木俊詔教授（元京都大学，現在同志社大学），村上雅子教授（元 ICU），雨宮健教授（スタンフォード大学）には，研究の楽しさと研究を継続することの重要性を教えられた。深く感謝する。

Oxford Institute of Ageing には，Visiting Research Fellow として快く受け入れていただき，研究の場を得ることで本書を完成させることができた。この間，OIA セミナーでの医療関係者との議論や各種資料・論文などにより，イギリスの看護師との比較で日本の看護師の置かれている状況をより深く理解することができ，本書の内容がより充実したものとなった。さらに，Oxford Institute of Ageing の引越し期間を含め，St Antony's Colleage には Senior Research Member として日本の資料を利用できる日本センター（Nissan Institute）の研究室の利用を許可していただいた。深く感謝する。

また，この本を書くにあたっては，名古屋大学出版会の編集者の橘宗吾さんに大変お世話になった。橘さんの的確で厳しい指摘により，本書は看護教育の専門家だけでなく，医療問題に関心を持つ幅広い方に読んでいただけるだけの分かり易さと一貫した内容を持った本になった。もちろん，この本に書かれている見解は我々のものである。

2010 年 4 月

オックスフォード大学高齢化研究所　下野恵子
愛知県立大学看護学部　　　　　　　大津廣子

参考文献

[日本語文献]

青木研・漆博雄（1996）「看護労働市場における職場移動について」，漆博雄編『看護労働市場の経済分析』統計研究会，pp. 41-61．

荒井蝶子（1982）「看護管理に関する研究のあり方」『看護研究』第15巻第5号，p. 19-30．

稲田三津子（1991）「看護婦不足の構造的決定要因と問題点」『商学論纂』第33巻第1号，pp. 177-203．

今井七重・大津廣子（2007）「介護福祉学生の座らせ介助時の動作の分析――運動経験者と運動未経験者との比較」『日本看護研究学会雑誌』第30巻第3号，p. 215．

今野浩一郎・下田健人（1995）『資格の経済学』中央新書．

岩下清子・奥村元子・石田昌宏・野村陽子・神田裕二・皆川尚史（2004）『2004年改定対応・診療報酬（介護報酬）――その仕組みと看護の評価』日本看護協会出版会．

岩下清子・奥村元子・石田昌宏・野村陽子・皆川尚史（1996）『診療報酬――その仕組みと看護の評価』日本看護協会出版会．

岩出博（1998）『これからの人事労務管理』泉文堂．

上田公代・坂本由紀子・田島朝信・薙野ミエ子（1994）「自然流産の要因と労働の関係――特に看護労働との関係」『母性衛生』第35巻第2号，pp. 203-206．

上畑鉄之丞（2000）『看護婦の交代勤務制の改善に関する研究』平成11年度厚生科学研究費補助金政策科学推進研究事業報告書．

梅谷俊一郎（1974）「看護婦不足問題の展望――労働市場論からの接近」，日本看護協会編『日本看護協会調査研究報告書』pp. 23-33．

漆博雄編（1998）『医療経済学』東京大学出版会．

漆博雄（1996）「看護婦不足の経済分析」『週間 社会保障』no. 1896, pp. 22-25．

大日康史（2003）『健康経済学』東洋経済新報社．

大津廣子（2006）『高齢者の医療機関への受診行動と選好要因に関する研究――看護サービスの質向上の要素』平成16年度～平成17年度科学研究費補助金（基盤研究(c)）研究成果報告書．

大津廣子（2005）「看護師の賃金と労働条件」『オイコノミカ』第42巻第1号，pp. 153-169．

大津廣子（1998）『看護婦教育の基礎看護技術教育のあり方に関する研究』静岡県立大学・平成9年度教員特別研究報告書．

大津廣子（1997）「医療費及び看護料に対する看護学生の関心度調査」『静岡県立大学短期大学部紀要』第10号，pp. 147-159．

大平政子・川口緋沙子・大津廣子（1998）「看護婦（士）・介護福祉士の国家試験における基礎看護（介護）技術の問題の分析」『名古屋市立大学看護短期大学部紀要』第10号，pp. 19-25．

大森文子（2003）『大森文子が見聞した看護の歴史』日本看護協会出版会．

岡邦雄（1996）『新しい技術論』こぶし文庫。
織田由紀子（2008）「英国における外国人看護師受入研修」日本赤十字九州国際看護大学 IRR, 第 6 号, pp. 13-22。
尾高煌之助（1989）「アジアの「熟練」序」, 尾高煌之助編著『アジアの熟練——開発と人材育成』アジア経済研究所, pp. 5-13。
小野旭（1996）『労働経済学 第 2 版』東洋経済新報社。
金井 Pak 雅子・安川文朗（1996）「看護の経済的価値とその評価」『看護管理』第 6 巻第 3 号, pp. 208-213。
川島みどり（1977）「看護実践の技術化——その必要性と可能性」, メヂカルフレンド社編『看護技術論』pp. 327-337。
川渕孝一（1996）「看護管理者のための医療経済学」『看護』第 48 巻第 10 号, pp. 144-156。
菅田勝也（1997）『看護サービスの経済的評価に関する研究』平成 8 年度厚生省看護対策総合研究事業研究報告書。
木内妙子・関根早苗（1997）「わが国におけるプリセプター制度の普及動向と今後の課題」『東京都立医療技術短期大学紀要』第 10 号, pp. 205-212。
郡司篤晃（1998）「医療の質とは何か」, 岩崎榮編著『医を測る——医療サービスの品質管理とは何か』厚生科学研究所, pp. 8-18。
小池和夫（2005）『仕事の経済学 第 3 版』東洋経済新報社。
小池和夫・猪木武徳（2004）『ホワイトカラーの人材形成』東洋経済新報社。
小池和夫（1981）『中小企業の熟練——人材形成のしくみ』同文舘。
厚生統計協会編（2005）『国民の福祉の動向』厚生統計協会。
厚生統計協会編（2005）『国民衛生の動向』厚生統計協会。
厚生統計協会編（2004）『国民衛生の動向』厚生統計協会。
小松美穂子（2002）「看護技術教育の課題——現代学生の特性を踏まえた教育」『インターナショナル ナーシングレビュー』第 25 巻第 2 号, pp. 41-44。
小山真理子（2007）「新カリキュラムがめざすこと」『看護教育』vol. 48, no. 7, pp. 555-562。
小山真理子（2005）『看護基礎教育の改善に関する研究』平成 16 年度厚生労働科学研究研究費補助金総括研究報告書。
小山真理子（1998）『18 歳女子の進学に対する意識の急激な変換と看護・介護職員の安定的な確保に関する研究』平成 10 年度厚生省政策科学推進事業報告書。
権丈善一（1993）「医療保障政策の政治経済学——日本の医療供給政策と看護労働力（Ⅱ）」『三田商学研究』第 36 巻第 5 号, pp. 13-47。
酒井一博・小木和孝（1992）「労働者問題としての夜勤・交代制度」, 労働科学研究所『勤務時間制・交代制』労働科学研究所出版部, pp. 91-122。
櫻木晃裕（2006）『女性の仕事環境とキャリア形成』税務経理協会。
佐々木勇美（2005）『歴史にみるわが国の看護教育——その光と影』青山社。
笹島芳雄（2001）『賃金』日本労働研究機構。
佐藤和子・天野敦子（2000）「看護職者の勤務条件と蓄積疲労との関連についての調査」『大分看護科学研究』第 2 巻第 1 号, pp. 1-7。
佐藤紀子（1989）「看護婦の臨床判断の「構成要素と段階」と院内教育への提言」『看護』第 41 巻第 4 号, pp. 127-143。

佐藤八重子（2002）「新人看護師に求められる技術と病院の役割」『インターナショナル　ナーシングレビュー』第25巻第2号, pp. 51-56。
滋野みゆき・布内敦子・中野綾美・真鍋裕紀子・大田加世・山本浩子・片田範子（2002）「アメリカ・イギリス・オーストラリアの看護技術教育」『インターナショナル　ナーシングレビュー』第25巻第2号, pp. 62-72。
下野恵子・竹内滋子（2010）「遺族厚生年金の課税化による税・社会保険料収入増の試算——非課税所得と租税・社会保険料負担の公正性」, 投稿中。
下野恵子・大日康史・大津廣子（2003）『介護サービスの経済分析』東洋経済新報社
下野恵子・大津廣子（2001）「病院における看護サービスの価格づけの試み」『季刊社会保障研究』第37巻第3号, pp. 259-273。
菅谷章（1974）『看護労働の諸問題』医学書院。
鈴木好和（2004）『人的資源管理論』創成社。
生産性研究所（1997）『ホワイトカラーのインセンティブとモティベーション』社会経済生産性本部。
大坊郁夫（2006）「コミュニケーション・スキルの重要性」『日本労働研究雑誌』第546号, pp. 13-22。
高木安雄（1995）「看護サービスの社会経済的分析」『看護』第47巻第5号, pp. 151-157。
高木安雄（1995）「看護サービスの社会経済的分析」『看護』第47巻第8号, pp. 171-180。
高橋方子（2001）「看護労働に対する看護職の意識構造」『日本看護研究学会雑誌』第24巻第5号, pp. 45-56。
田島桂子（2003）『看護基礎教育における看護技術の教育規準作成に関する研究』平成14年度厚生科学研究費補助金　総括研究報告書。
田島桂子（2002）『看護実践能力育成に向けた教育の基礎』医学書院。
多々良紀夫・塚出典子・Sara Harper・George W. Leeson編著（2006）『イギリス・ドイツ・オランダの医療・介護分野の外国人労働者の実態』国際社会福祉協議会日本国委員会。
田近栄治・古谷泉生（2005）「年金課税の実態と改革のマイクロ・シミュレーション分析」『経済研究』第56巻4号, pp. 304-316。
塚田一郎（1986）「勤労女性の母性保護的問題と新しい労働基準法」『助産婦雑誌』第40巻第10号, pp. 12-17。
角田由香（2007）『看護師の働き方を経済学から読み解く』医学書院。
長尾周也（1995）『大阪府立大学経済研究叢書第83冊　プロフェッショナルと組織』大阪府立大学経済学部。
中田健次郎・芹沢幹雄・大石邦枝・大津廣子・西村千尋・上濱龍也（1998）『大学生における骨密度の経年変化に関する調査・研究』静岡県若年者骨密度研究会。
中西悟志・角田由佳（1996）「看護労働市場の二重構造」, 漆博雄編『看護労働市場の経済分析』統計研究会, pp. 63-79。
中村靜治（1978）『現代技術論の課題』青木書店。
仁木立（1992）『90年代の医療と診療報酬』勁草書房。
西村周三（1992）「看護マンパワーの需給の現状と理論分析」, 厚生省保険局編『看護マンパワーの経済分析』pp. 9-36。
西村周三（1977）『現代医療の経済学的分析』メヂカルフレンド社。

西村周三（1975）「病院経営と看護職給与」，日本看護協会編『昭和50年度日本看護協会調査研究＜報告No. 2＞』日本看護協会，pp. 89-95。
日本看護協会編（2004）『平成16年版看護白書』日本看護協会出版会。
日本看護協会出版会編（2008）『平成20年看護関係統計資料集』日本看護協会出版会。
日本看護協会出版会編（2006）『平成18年看護関係統計資料集』日本看護協会出版会。
日本看護協会出版会編（2005）『平成17年看護関係統計資料集』日本看護協会出版会。
日本看護協会出版会編（2003）『平成15年看護関係統計資料集』日本看護協会出版会。
日本看護協会中央ナースセンター（2002）『平成13年版潜在看護職員の就業に関する報告書』日本看護協会。
日本看護協会調査・情報管理部調査研究課編（2007）『日本看護協会調査研究報告――2006年病院看護職員の需給状況調査』日本看護協会。
日本看護協会調査・情報管理部調査研究課編（2006）『日本看護協会調査研究報告――2004年新卒看護職員の早期離職等実態調査』日本看護協会。
日本看護協会調査・情報管理部調査研究課編（2004）『日本看護協会調査研究報告――2002年看護職員実態調査』日本看護協会。
日本看護協会調査・情報管理部調査研究課編（2003）『日本看護協会調査研究報告――2001年看護職員実態調査』日本看護協会。
日本看護協会調査・情報管理部調査研究課編（2001）『日本看護協会調査研究報告――2000年病院看護職員の需給状況調査』日本看護協会。
日本看護協会調査・情報管理部調査研究課編（1999）『日本看護協会調査研究報告――'97看護職員実態調査』日本看護協会。
日本看護協会調査・情報管理部調査研究課編（1991）『日本看護協会調査研究報告――'89看護職員実態調査』日本看護協会。
野島良子（1977）「看護における技術と身体」，メヂカルフレンド社編『看護技術論』メヂカルフレンド社，pp. 300-326。
野田孜編（1989）『岡山大学経済学研究叢書　サービス経済の基礎分析』岡山大学経済学部。
野村正實（1993）『熟練と分業――日本企業とテイラー主義』御茶の水書房。
広井良典（1997）『医療の経済学』日本経済新聞社。
病院管理研究協会編（1999）『看護必要度に関する調査研究』病院管理研究協会。
藤原志郎（1992）「看護労働における交替制勤務と生体負担」『産業医学』第34巻，pp. 223-235。
フュックス，V. R.（1974）『サービスの経済学』（江見康一訳）日本経済新聞社。
ベナー，パトリシア（1992）『ベナー看護論――達人ナースの卓越性とパワー』（井部俊子・井村真澄・上泉和子訳）医学書院。
細道太郎・馬淵義也・横田栄夫（1984）「看護婦の妊娠・分娩に関する実態調査とその検討」『周産期医学』第14巻第5号，pp. 741-746。
牧野秦典（2001）『小集団活動の機能と役割』八千代出版。
正木治恵（2004）「ベナー臨床看護実践の熟練度を意識化する」『看護管理』第14巻第3号，pp. 254-257。
増村美津子（1999）「看護婦（士）の看護技術における熟練過程」『神奈川県立看護教育大学校看護教育研究集録』第24号，pp. 234-241。

松浦克己／マッケンジー，コリン（2004）『Eviews による計量経済分析』東洋経済新報社。
マダラ，G. S.（2001）『計量経済分析の方法』（和合肇訳）シーエーピー出版。
二上芙美子（1986）「保健サービス労働力の供給分析」『季刊・社会保障研究』第 22 巻第 3 号，pp. 232-245。
水田真由美（2004）「新卒看護師の職場適応に関する研究——リアリティショックからの回復過程と回復を妨げる要因」『日本看護科学会誌』第 23 巻第 4 号，pp. 41-50。
宮下清（2001）『組織内プロフェッショナル——新しい組織と人材のマネジメント』同友館。
三好さち子・大津廣子・望月章子・浅井優子・南美智子・今西芳子・大平政子（2003）「看護師に必要な臨床判断能力に関する研究——体位変換実施時の意思決定プロセス」『人間と科学（広島県立保健福祉大学誌）』第 3 巻第 1 号，pp. 27-35。
宗像恒次（1974）「看護職の労働条件（給与・労働時間）に関する諸問題」，日本看護協会編『昭和 49 年度日本看護協会調査研究＜報告 No. 1 ＞』日本看護協会，pp. 63-76。
元木健（1975）「現代技術の教授法」，金子孫市・元木健編『講座 現代技術と教育 7 技術と教授』開隆堂出版，pp. 131-197。
安川文朗（1996）「医療経済からみた看護(1)」『看護管理』第 6 巻第 7 号，pp. 500-504。
安川文朗（1996）「医療経済からみた看護(2)」『看護管理』第 6 巻第 8 号，pp. 582-586。
山本あい子（2002）『諸外国における看護師の業務と役割に関する研究』平成 13 年度厚生科学研究研究費補助金総括研究報告書。
吉田澄人（2007）『医療提供体制の国際比較』日医総研ワーキングペーパー，no. 139。
リーボフ，ウェンディ／スコット，ゲイル（1997）『医療の質とサービス革命』（神尾友和・杉浦和朗監修）日本医療企画。
ロッシュ，G.（1980）『医療経済学入門——集合的サービスシステム』（藤野志朗訳，武見太郎監訳）春秋社。

[英語文献]

Amemiya, T.（1985）*Advanced Econometrics*, Harvard University Press.
Campolo, M., Pugh, J., Thompson, L. and Wallace, M.（1998）"Pioneering the 12-hour Shift in Australia——Implementation and Limitations", *Australian Critical Care*, vol. 11, no. 4, pp. 112-115.
Carol, R. and Antonio, F.（2005）"Nursing Career Fulfillment : Statistics and Statements from Registered Nurses", *Nursing Economics*, vol. 23, no. 1, pp. 25-30.
Crinson, I.（2009）*Health Policy : A Critical Perspective*, SAGE.
Crofts, L.（1999）"Challenging Shiftwork : a Review of Common Rostering Practices in UK Hospitals", *Nursing Progress*, issue 5, pp. 12-14.
John, P.（1996）"Intuition and Expertise : Comments on the Benner Debate", *Journal of Advanced Nursing*, vol. 23, pp. 665-671.
Kankaanranta, T. and Rissanen, P.（2009）"The Labor Supply of Registered Nurses in Finland : The Effect of Wages and Working Conditions", *Europian Journal of Health Economics*, vol. 10, pp. 167-178.
Kawaguchi, A., Yasukawa, F. and Matsuda, Y.（2008）"An Analysis of Job Search Behaviour of Inactive Nurses in Japan", *Journal of Clinical Nursing*, vol. 17, pp. 3275-3285.

Kennedy, P. D. (1995) "Performance Pay, Production and Morale", *Economic Record*, vol. 71, pp. 240-247.

Kundi, M., Koller, M., Stefan, H., Lehner, L., Kaindlsdorfer, S. and Rottenbucher, S. (1995) "Attitudes to Nurses towards 8-h and 12-h Shift Systems", *Work & Stress*, vol. 9, no. 2/3, pp. 134-139.

Lazear, E. P. (1989) "Pay Equality and Industrial Policies", *Journal of Political Economy*, vol. 95, pp. 561-580.

Philip, D. (1994) "Skilled Expert Practice : Is it 'All in the Mind'? A Response to English's Critique of Benner's Novice to Expert Model", *Journal of Advanced Nursing*, vol. 19, pp. 755-761.

Richard, W. (1973) "Equilibrium Vacancies in a Labor Market Dominated by On-profit Firms : The "Shortage" of Nurses", *Review of Economics and Statistics*, vol. 55, pp. 234-240.

Seki, Y. (2008) "Working Condition Factors Associated with Time Pressure of Nurses in Japanese Hospitals", *Journal of Occupational Health*, vol. 50, pp. 181-190.

Shields, M. A. (2004) "Addressing Nurse Shortages : What Can Policy Makers Learn from the Econometric Evidence on Nurse Labour Supply ?", *Economic Jornal*, vol. 114 (November), F464-F498.

Sinreich, D. and Jabali, O. (2007) "Staggered Work Shifts : A Way to Downsize and Restructure an Emergency Department Workforce yet Maintain Current Operational Performance", *Health Care Manage Science*, vol. 10, pp. 293-308.

Skåtun, D., Antonazzo, E., Scott, A. and Elliott, R. F. (2005) "The Supply of Qualified Nurses : A Classical Model of Labour Supply", *Applied Economics*, vol. 37, pp. 57-65.

Stephen, T. (1983) "Nursing Wages and the Value of Educational Credentials", *Journal of Human Resources*, vol. 18, no. 1, pp. 32-48.

図表一覧

図1-1	わが国の看護師養成制度	17
図2-1	経験年数別の側臥位における看護行為の実施割合	50
図3-1	看護師・准看護師就業者数の推移	61
図3-2	病床あたり看護師・医師数の国際比較	65
図3-3	広域化と病院の統廃合	83
図4-1	正看,准看,薬剤師,栄養士の実質年収の推移（2005年基準）	99
図4-2	今後,どのような形で仕事を継続していきたいか	101
図4-3	病院における夜勤の勤務形態	103
図4-4	三交代制と二交代制の比較	107
図4-5	産前の母性保護措置の状況	110
図4-6	産後の母性保護措置の状況	110
図4-7	職場における子育て関連のサービスや制度の有無	112
図6-1	「基礎看護技術」の学内実習時間の比較	142
図6-2	生活の援助技術の到達目標レベル	146
図6-3	診断・治療に伴う援助技術の到達目標レベル	146
図6-4	援助技術に共通する技術の到達目標レベル	146
図7-1	基礎看護技術と1年目研修実施率：生活の援助技術	164
図7-2	基礎看護技術と1年目研修実施率：診断・治療に伴う援助技術	165
図7-3	基礎看護技術と1年目研修実施率：援助技術に共通する技術	166
図8-1	各看護技術の価格分布	188
図8-2	各看護サービスの年代別平均価格（看護師）	192
図8-3	各看護サービスの勤務年数別平均価格（看護師）	193
表1-1	日本の医療保険制度（2006年）	21
表1-2	医療関連指標の国際比較（2006年）	23
表1-3	調査対象者の属性	34
表1-4	高齢者が求める看護師像	35
表2-1	調査対象者の属性	42
表2-2	看護師が着眼した情報,情報からの予測,選択した看護行為	45
表2-3	経験年数別の看護師グループ間の実践能力比較	46
表3-1	看護職の就業者数,需給見通し	62
表3-2	病床数あたり看護師・医師数の国際比較	66
表4-1	正看,准看の年収と他の医療職,産業計の平均年収との比較（女性のみ）	95
表5-1	看護基礎教育の教育内容と単位数	120
表5-2	諸外国の看護師養成・資格制度	124-126

表5-3	選択肢内容の分析基準	132
表5-4	分析基準別にみた基礎看護技術に関する選択肢内容の割合	133
表6-1	対象となる看護師養成所教員の属性	140
表6-2	看護系大学と専門学校の比較	144
表6-3	卒業までに目標とする到達レベル:技術カテゴリー別(平均値)	148
付表1	生活の援助技術の到達目標レベル	152
付表2	診断・治療に伴う援助技術の到達目標レベル	153
付表3	援助技術に共通する技術の到達目標レベル	154
表7-1	職場研修の有無	157
表7-2	経験年数別の研修内容	160-161
表8-1	価格に関する質問	183
表8-2	調査対象者の属性	184
表8-3	看護サービスの価格づけ:一般人と看護師	189
表8-4	各看護サービスに対する供給価格の分析(TOBIT分析)	195
表9-1	認定看護師の看護分野と登録者数	203
表9-2	専門看護師の専門看護分野と登録者数	206
表9-3	調査対象者の属性	218
表9-4	看護料への関心の有無の理由	219

索引

A-Z

Enrolled Nurse（EN） 73, 123, 125, 127
EPA（二国間経済連携協定） 1, 56, 76
Nurse Practitioner（NP） 85, 86, 207
Off-JT 157, 158, 170
Off-JT の利点 157
OJT 157, 158, 163, 165, 167, 170
OJT の利点 157
Registered Nurse（RN） 123, 127, 128
Sicko 23
VTR による看護行為の分析 4, 40-42, 50

あ行

アメリカの医療支出 23, 24, 28
アメリカの医療制度 19, 22-29, 64-66
アメリカの看護師資格 123, 124, 127, 128
アメリカの平均寿命 24
医学部の定員削減 27
医学部の定員増 27, 68
イギリスの医療制度 19-23, 25-29, 64-67
イギリスの外国人看護師受入 2, 58, 74-76
イギリスの看護師資格 2, 74-76
イギリスの看護師資格統一 73, 226
育児休業・休暇 110, 111, 185, 227
医師過剰 27
医師の養成 27, 67, 68
医師不足 27, 66-68, 207
一般医（GP） 85, 207
一般的な行動化 145
一般的な行動化と根拠 145, 147-149, 163, 164, 171
一般労働者の離職率 93
医療サービス水準維持のための政策 5, 78-87
医療サービスの広域化 87
医療制度の統合 21, 22
医療の空洞化（医療崩壊） 30, 58, 69, 82, 224
医療保険間の財政調整 20, 21
インセンティブの制度化 7, 9, 173, 201, 209, 213, 231
栄養士 95, 96, 98
演習時間の不足 149
援助技術に共通する技術 145, 147, 148, 151, 163, 164, 179, 181, 182
「援助技術に共通する技術」に関する研修実施状況 167
援助技術に共通する技術の到達目標レベル 146, 154
オーストラリア看護協会 54, 127, 128
オーストラリアの医療制度 22, 23, 25-29, 64-66
オーストラリアの看護師資格 93, 121, 123, 125, 127, 128, 135
乙種看護婦 14

か行

開業医の所得 66
外国人看護師の受入 5, 56, 58, 74-76, 87
介護保険の導入 4, 7, 26
外来診療 81, 85
かかりつけ医制度 85
学生の身体能力 139, 212
学内実習が困難な基礎看護技術 165
学内実習時の1クラス人数 143, 144
学内実習設備の改善 228
学校養成所の総定員数 17
家庭生活との両立 5, 90, 100, 102, 107, 112-114, 226, 227
過労死 57, 114
看護以外の業務 70
看護技術教育 1-3, 5-7, 52, 54, 91, 93, 117, 121, 131, 136, 138, 139, 143, 144, 150, 165, 171, 211, 212, 228, 235
看護技術研修 6-9, 53, 138, 155, 159, 162-164, 170, 172, 216, 229, 230, 233, 234
看護技術向上のインセンティブ 1, 6, 10, 54, 200, 202, 204, 220
看護技術向上のための組織的取り組み 9, 173, 200, 201, 214-216, 231

看護技術に関する職場研修　9, 169
看護技術に関する職場研修実施率　163-169
看護技術に対する価格づけの決定要因　193
看護技術の価格分布　188
看護技術の実技試験　136, 207, 208, 232, 233
看護技術の熟練　1, 9, 36, 40, 43, 112, 155, 156, 158, 159, 168, 172, 202, 206, 209
看護技術のチェック　10, 53, 129, 130, 207, 213, 214
看護技術の定着　43
看護技術の難易度　190, 199
看護技術の評価　4, 7, 52, 53, 134, 136, 178, 193, 204, 210, 220, 233
看護技術の評価システム　232
看護技術の平準化　10, 130, 173, 215, 220, 233
看護基礎教育　1, 5-8, 19, 38, 39, 42, 43, 48, 51-53, 63, 89, 91, 93, 119-122, 137-141, 144, 151, 155, 162, 165, 169, 173, 217, 228, 229
看護基礎教育と職場研修の連携　6, 162, 167, 168, 229
看護基礎教育の教育内容と単位数　119-121
韓国の医療保険制度　21
韓国の看護師資格　123, 126
看護系大学数　139
看護系大学のカリキュラム編成　143
看護行為の実施割合　50, 51
看護サービス価格　7, 31, 187, 190-192, 194, 196, 215
看護サービス供給者　189, 219
看護サービス需要者　36, 53, 180, 189
看護サービスの価格づけ　6, 7, 176, 177, 179, 181, 185, 187, 196, 202, 214, 215, 217, 219, 220, 230, 231
看護サービスの価格評価　197, 216, 217
看護サービスの質の平準化　197, 216
看護サービスの出来高払い化　7, 9, 197, 198, 215, 220, 231
看護師・看護学生の経済感覚　7, 216
看護師間の看護技術の格差　8, 15-19, 129, 130, 149-151, 210, 216, 233
看護師教育の基本的考え方　119
看護師国家試験　5, 8, 14, 16-18, 42, 56, 72, 73, 116, 117, 122, 129-136, 211, 224
看護師国家試験における看護技術関連問題　6, 130
看護師国家試験における技術教育の位置づけ　8, 130-136

看護師資格　2-5, 7, 8, 12, 14-18, 37, 42, 56, 72-74, 85, 87, 89, 97, 98, 114, 116-118, 122, 123, 127, 129, 130, 135, 136, 177, 201, 202, 204, 208-211, 213, 220, 224, 225, 227, 232, 233
看護師資格の統一　7, 10, 18, 37, 73, 97, 100, 113, 202, 210, 211, 220, 225
看護師・准看護師就業者数の推移　61
看護師・准看護師の就業者総数　3, 60-61
看護師数の絶対的な不足　16, 27, 39, 58-60, 63, 86
看護実践能力の評価　136
看護師等養成所の運営に関する指導要領について　118, 140, 142
看護師として身につけるべき能力　118
看護師に対する期待　1, 4, 12, 32, 36
看護師に必要とされる英語能力　76
看護師の忙しさ　5, 7, 13, 29, 36, 38, 39, 54, 56, 58, 64, 68, 72, 78, 82, 185, 187, 205, 214, 220, 223
看護師の送り出し国　75
看護師の過重労働　60
看護師の教育年数　16-19, 123, 212
看護師の経験年数と看護技術　4, 6, 39, 40
看護師の国際移動　2, 5, 74-76
看護師の実践能力　1, 4, 36, 39-41, 44, 139
看護師の就業継続　3, 7, 88-90, 102, 107, 109, 111, 113, 114, 223, 225
看護師の賃金水準　5, 74, 81, 88-90, 94, 196
看護師の月平均残業時間　57
看護師の定義　15
看護師の配置基準　63, 78, 80, 99, 103, 105, 108, 226
看護師の平均勤続年数　94
看護師の離職率　5, 63, 89-91, 93, 94, 101, 107, 113, 114, 227
看護師の労働供給　1, 5, 88, 102, 109
看護師の労働条件　1, 60, 81, 89, 90, 94, 112, 129, 135
「看護師不足」　2, 5, 13, 15, 56, 59, 63, 67, 74, 86
看護師免許の更新制度　8, 52, 128, 130, 135, 213, 220, 233
看護師養成所　2, 3, 8, 9, 16, 18, 27, 42, 60, 63, 67, 73, 86, 92, 100, 116-119, 121, 122, 134, 136, 138-141, 145, 148, 149, 151, 155, 156, 159, 162-172, 201, 204, 208, 210-213, 216,

索 引 249

228, 229
看護師養成所の専任教員　140
看護師養成の困難　5, 90
看護職員供給数　59, 62, 63
看護職員需給見通し　60-62, 64
看護職員需要数　59, 62, 63
看護職員の労働実態調査　36, 58, 70, 71
看護職員配置　9
看護職の就業者総数　3
看護専門学校　6, 8, 18, 61, 118, 122, 123, 134, 136, 141, 143, 171, 217
看護の実践能力　119, 120
看護料　31, 176, 184-186, 194, 215, 217-219
患者の条件に適した行動化　145, 147, 148, 163, 164
間接部門の人員不足　5, 70, 71
完全看護　14, 60
感染防止　158, 167, 168
管理者研修　159, 230
技術向上のインセンティブ　6, 130, 135, 197
技術試験　134, 211
技術の熟練過程　43
基準看護　31, 60
基礎看護学　93, 119, 121, 137, 138, 141, 142, 149, 150, 155
基礎看護技術教育　8, 93, 138, 143, 144, 150, 151, 156, 159, 164, 168, 169, 228
基礎看護技術教育における到達目標　6, 144
基礎看護技術項目　9, 145, 149, 163, 167, 168
基礎看護技術と1年目研修実施率：援助技術に共通する技術　166
基礎看護技術と1年目研修実施率：診断・治療に伴う援助技術　165
基礎看護技術と1年目研修実施率：生活の援助技術　164
基礎看護技術の学内実習時間　142-144, 150
基礎看護技術の標準履修時間　93, 142, 143
求職者が就業の際に重視する条件　102
急性期病床　23, 26, 66, 84
教育期間の延長　212, 228
胸腔穿刺の介助　151, 167
共済組合　19-21, 30
記録・報告　162, 167, 168
勤務医の待遇改善　66
組合管掌健康保険　20, 21
経験年数と看護技術の実施率　4, 50
経験年数別の看護師グループ間の実践能力比較

46
経験年数別の研修内容　160, 161
血圧測定　145, 180, 182, 190, 191, 194, 199, 233
言語能力の重要性　2
高額医療機器の普及率　25, 29
後期高齢者医療制度　20, 21
甲種看護婦　14
公立病院の経営　84
公立病院や診療所の統廃合　79
高齢者医療制度　20
高齢者保健福祉推進10カ年戦略（ゴールドプラン）　61
国民医療サービス方式（NHS）　19-22, 26
国民皆保険　30
国民健康保険　20, 21, 24, 30
子育て支援　90, 111
骨髄穿刺の介助　151, 167
コミュニケーション（コミュニケーション能力）　1-3, 75, 76, 87, 91, 92, 145, 167, 168, 212

さ 行

在宅医療　31, 82, 85, 86, 207
最頻値　189, 190, 199
三交代制　1, 7, 57, 102-108, 113, 114, 225-227
三交代制と二交代制の比較　106, 107
三交代制を主とする国　106
産後の母性保護措置　110, 111, 114, 227
産前の母性保護措置　109-111, 114, 227
3年課程の看護師養成所　18, 119, 121, 122, 137-139, 141, 212, 224, 228
時間あたりの看護サービス価格　191
事故防止　164
施設内保育所　111
指導者研修　9, 159, 230
社会保険方式　19-22, 26, 29, 67, 198
自由開業制　6, 7, 26, 29, 66, 80, 81, 223
就業継続の意向　101
就業時間の短縮　227
就業していない看護師資格者　3, 77, 87, 111
自由診療　22-24, 28
終生免許　129
自由標榜制　6, 69
10対1配置基準　57, 62, 63, 68, 80, 176
准看護師資格　4, 6, 8, 15, 16, 18, 37, 42, 73, 116, 118, 129, 135, 177, 201, 204, 213, 224,

233
准看護師制度　14, 16, 60
准看護師の就業選択　5, 72
准看護師の賃金水準　90
准看護師の定義　15, 224
准看護師養成所　16, 18, 37, 61, 116, 117, 121, 138, 217, 225, 228
准看護師養成所の廃止　37, 74, 117, 225
准看の平均勤続年数　95, 97
准看の平均年収　95, 96
準夜勤　7, 57, 78, 102-104, 106, 108, 114, 226
小規模公立病院の建設・維持　84
常勤看護職員離職率　93
情報からの予測　41, 44, 47-49
情報の非対称性　178-181, 191, 196, 199, 214, 231
情報の非対称性が大きい看護サービス　179
情報の非対称性が小さい看護サービス　178, 179, 181, 199
諸外国の看護師養成・資格制度　6, 8, 122-129
職域保険　19-21, 30
職能集団　54
職場外研修　170, 233
職場研修　1, 5-8, 19, 57, 138, 155-157, 159, 163, 164, 166-170, 172, 177, 208, 212, 216, 229, 230, 232
職場研修の有無　157
職場研修の問題点　6, 156, 168
職場研修プログラム　208, 215
職務内容の違い　123
助産師　3, 15-17, 59, 62, 86, 140, 157, 170, 200, 203, 232
新医療報酬体系　31
新カリキュラム　93, 119-121, 142, 150, 228
人口あたり医師数　25, 27, 64, 68
人口あたり看護師数　2, 19, 26-28, 38, 56, 58, 59, 64, 67, 75, 86, 117, 137, 185, 225
人口あたり病床数　6, 25, 28, 64, 65, 83
人口1,000人あたり医師数　66-68
人口1,000人あたり看護師数　7, 66, 67, 74
人口1,000人あたりの病床数　65, 66
新人看護師研修　156, 170, 229
新人看護師の実践能力の低下　170
新人看護師の離職率　3, 92, 93, 121, 162, 168, 169, 229
新人看護師の離職理由　8, 149, 229

新人看護職員研修ガイドライン　171
新人研修プログラム　159, 163
新卒看護職員の早期離職等実態調査　92, 149, 158, 242
診断・治療に伴う援助技術　145, 147-151, 156, 162, 163, 169-172, 180, 208, 228, 229
「診断・治療に伴う援助技術」の研修実施状況　166
診断・治療に伴う援助技術の到達目標レベル　146, 153
深夜勤　7, 57, 78, 102-104, 106, 108, 114, 226
診療科目の制限　6, 26, 69
診療所　1, 3, 4, 7, 13, 25, 26, 29, 33, 35, 39, 73, 81, 84, 86, 87, 97, 224
診療の補助　15, 59, 117, 137, 144, 145, 162
診療報酬点数　5, 29, 66, 68-70, 97, 177, 178, 180, 201, 205, 208, 215, 226
診療報酬点数表　4, 13, 25, 30-32, 37, 66, 72, 81, 87, 176, 178, 180, 201, 205, 216, 217, 223, 227, 231
スウェーデンの医療制度　22, 23, 26, 29
生活の援助技術　145, 147, 148, 151, 163, 165, 168, 179, 180, 182
「生活の援助技術」に関する研修実施状況　164
生活の援助技術の到達目標レベル　146, 152
正看と准看の賃金格差　95, 97, 100
正看の平均勤続年数　95, 97
正看の平均年収　95, 96
清潔を保つための援助技術　165
税・社会保障負担率　25
政府管掌健康保険　20, 21
全国規模の病院ストライキ　60
潜在看護職員の就業に関する報告書　101
選択した看護行為　41, 42, 44, 46, 48, 49
全病床数　79, 80
専門看護師　7, 53, 85, 202, 205-209, 220, 231
専門看護師の専門分野と登録者数　206
総病床数　25, 29, 66, 67
卒後臨床研修　170

た　行

第5次看護職員需給見通し　59, 62
タイの看護師資格　123, 126-128, 226
第6次看護職員需給見通し　62, 63
ダブル・チェック　78, 90
地域保険　19-21, 79

索引 251

チーム医療　76, 230
チームの効率　15
チーム・ワーク　1, 73, 76, 97, 210, 220, 233
地方交付税　79, 84, 224
着眼した情報　41, 42, 44, 46
中医協（中央社会保険医療協議会）　30, 31, 66, 177
中医協の専門委員　30
中央値　189-191, 199
中国の看護師資格　123, 126-128
注射に関する技術研修　167
長期療養者　7, 29, 82
通信制看護師養成所　18, 210, 211, 220, 225
通信制看護師養成所の入学資格　73, 210
付添婦　99
出来高払い　6, 9, 10, 32, 82, 176-178, 180, 196, 198-201, 214, 216, 220, 233
デンマークの看護師資格　123, 126, 127
ドイツの医療制度　22, 23, 25-29, 65-67, 84
ドイツの看護師資格　123, 125, 127, 128
同一労働同一賃金　97, 113
到達目標レベル　144, 145, 147, 151, 168, 169
トービット・モデル　193
特定看護師　86, 87, 207
都道府県知事試験　16, 224

な 行

7対1配置基準　57, 63, 68, 80, 103, 176, 224
二交代制（8時間と16時間の交代制）　1, 2, 7, 90, 102-108, 112-114, 225, 226
「二交代制」（12時間ごとの交代制）　5, 7, 102, 103, 105, 106, 108, 112, 114, 225-227
二交代制の導入　104
「二交代制」を主とする国　106
2005年の看護職員需要数　62
日勤　1, 57, 78, 102-105, 107, 108, 225, 226
2年課程の看護師養成所　16, 18, 73, 210
二八体制　60
日本看護協会　8, 15-19, 37, 52-54, 63, 73, 77, 92-94, 98, 100-102, 106, 112-114, 117, 121, 123, 129, 139, 149, 157, 158, 162, 170, 202, 203, 205-210, 212, 213, 220, 225, 228, 230-233
日本看護系大学協議会　139
日本の平均寿命　32
日本医師会　16, 37, 66, 69, 81, 117, 225
日本語能力　2, 76

日本の医療支出　23, 24, 37
日本の医療制度の特徴　4, 6, 12, 13, 19, 22-29, 37
日本の医療保険制度　4, 19, 30
日本の看護基礎教育　5, 117
日本の看護師養成制度　17, 117, 129, 130
日本の病院数　79, 215
日本の病床数の多さ　25
入院基本料　9, 31, 68, 176, 201, 215
在院日数（入院日数）　23, 25
認定看護師　7, 53, 202-205, 208, 209, 220, 231, 232
認定看護師教育課程　203, 205, 208
認定看護師資格制度の拡充　8, 10, 231
認定看護師の看護分野と登録者数　203
年収の規模間格差　96

は 行

排泄の援助技術　165
病院勤務医　27, 31, 66, 68, 81
病院経営　2, 7, 30, 32, 79-81, 84, 87, 99, 108, 197, 208, 214-216
病院経営と看護職給与　89
病院で働く准看護師数　4, 72, 97
病院内保育所　112, 227
病院の規模別割合　156
病床あたり医師数　79
病床あたり看護師・医師数の国際比較　64-66
病床あたり看護師数　5, 7, 12, 15, 28, 29, 38, 39, 48, 64, 67, 71, 74, 82, 90, 106, 109, 129, 185, 223, 227, 229
病床数の過剰　7, 19
病床数の削減　5, 7, 13, 26, 28-30, 38, 58, 63, 69, 78-80, 82, 85-87, 135, 223, 224
複数夜勤制　60
フライング・ドクター　86
フランスの医療制度　22, 23, 25-29, 65-67, 84
フランスの看護師資格　123, 124, 127
プリセプター　158, 159, 230
変則二交代制　102, 103, 112
包括払い　6, 32, 82, 176, 177, 198
訪問介護サービス価格　191, 199
訪問看護ステーション　4, 86, 224
保険外負担　184, 186, 194, 196
保健師　3, 15-17, 59, 62, 86, 140, 157, 170, 200, 203, 232

保健師助産師看護師学校養成所指定規則
　　118, 140, 143
保健師助産師看護師法　15, 118
保健師助産師看護師法施行令　118
保健師助産師看護師法第5条　117, 144
保健師助産師看護師法第17条　130, 133
保健師助産師看護師法第6条　15
保険者数　20, 21, 198
保健所　84, 86, 87, 224
母性保護措置　109, 110
本来業務以外の仕事　5, 70

　　　　ま　行

慢性期病床　26, 66, 67, 82
慢性期病床の削減　82
民間医療保険方式　19, 22, 23
民間病院の看護師の賃金　81
民間病院の統廃合　80, 81
民間病院の病床数　26, 79, 80
メディ・ケア（アメリカ）　23

メディ・ケイド（アメリカ）　23
モラル・ハザード　198

　　　　や　行

夜勤回数　1, 2, 7, 90, 103, 106, 107, 109, 114,
　　185, 226, 227
夜勤時間の制限　106, 108
夜勤時の看護師数　1, 2, 103, 108
薬剤師　30-32, 95, 96, 98, 113
腰椎穿刺の介助　151, 167, 172

　　　　ら　行

リーダーシップ研修　230
療養型病床群　99
療養上の世話　15, 117, 137, 144, 145
臨地実習　7, 93, 119-122, 127, 141, 142, 149,
　　150, 155, 211, 217, 228
臨地実習時間数　93, 120-122
レセプト　198, 231
労働者の健康と安全　105, 108, 114

《著者紹介》

下野恵子（しものけいこ）

岐阜県出身。名古屋大学経済学部卒業。経済学博士（神戸商科大学，現兵庫県立大学）名古屋大学経済学部助手，新潟産業大学経済学部講師，東京経済大学助教授，名古屋市立大学大学院付属経済研究所教授などを歴任。

著書 『資産格差の経済分析』（名古屋大学出版会，1991年），『個人貯蓄とライフサイクル』（橘木俊詔氏との共著，日本経済新聞社，1994年，日経・経済図書文化賞），『介護サービスの経済分析』（大日康史，大津廣子氏との共著，東洋経済新報社，2003年）など。

大津廣子（おおつひろこ）

三重県出身。日本福祉大学社会福祉学部卒業。博士（経済学）（名古屋市立大学）名古屋市立中央看護専門学校教育主任，静岡県立大学看護学部助教授，岐阜大学医学部看護学科教授などを経て，現在は愛知県立大学看護学部教授。

著書 『介護サービスの経済分析』（下野恵子，大日康史氏との共著，東洋経済新報社，2003年），『Evidence 基礎看護技術 II ── 診療に伴う援助技術』（三好さち子，望月章子氏との共編著，みらい，2004年），『コミュニケーションと共に学ぶ基礎看護技術』（岩脇陽子氏との共編著，メディカルレビュー社，2009年）など。

看護師の熟練形成

2010年9月30日　初版第1刷発行

定価はカバーに表示しています

著　者　　下　野　恵　子
　　　　　大　津　廣　子
発行者　　石　井　三　記

発行所　財団法人　名古屋大学出版会
〒464-0814　名古屋市千種区不老町1 名古屋大学構内
電話(052)781-5027／ＦＡＸ(052)781-0697

Ⓒ Shimono Keiko & Otsu Hiroko, 2010　　Printed in Japan
印刷・製本 ㈱太洋社　　ISBN978-4-8158-0647-7
乱丁・落丁はお取替えいたします。

Ⓡ〈日本複写権センター委託出版物〉
本書の全部または一部を無断で複写複製（コピー）することは，著作権法上での例外を除き，禁じられています。本書からの複写を希望される場合は，必ず事前に日本複写権センター（03-3401-2382）の許諾を受けてください。

西村周三著
保険と年金の経済学　　　　　　　　A5・240 頁
　　　　　　　　　　　　　　　　　本体3,200円

田尾雅夫／西村周三／藤田綾子編
超高齢社会と向き合う　　　　　　　A5・246 頁
　　　　　　　　　　　　　　　　　本体2,800円

井口昭久編
これからの老年学［第二版］　　　　B5・354 頁
―サイエンスから介護まで―　　　　本体3,800円

後藤節子／森田せつ子ほか編
新版 テキスト母性看護 Ⅰ　　　　　B5・254 頁
　　　　　　　　　　　　　　　　　本体3,700円

後藤節子／森田せつ子ほか編
新版 テキスト母性看護 Ⅱ　　　　　B5・310 頁
　　　　　　　　　　　　　　　　　本体4,300円

原田正文著
子育ての変貌と次世代育成支援　　　B5・386 頁
―兵庫レポートにみる子育て現場と子ども虐待予防―　本体5,600円

黒田光太郎／戸田山和久／伊勢田哲治編
誇り高い技術者になろう　　　　　　A5・276 頁
―工学倫理ノススメ―　　　　　　　本体2,800円